中国高等教育学会医学教育专业委员会规划教材
全国高等医学院校教材

供基础、临床、预防、口腔医学类专业用

医学导论

Introduction to Medicine

主　审　孙宝志

主　编　景汇泉　宋汉君

副主编　肖明朝　白咸勇　云长海
　　　　杨洪峰　唐启群

编　者（按姓名汉语拼音排序）

白咸勇（滨州医学院）　　　　　　孙宝志（中国医科大学）

陈　腾（山东大学齐鲁医院）　　　孙英梅（沈阳医学院）

陈琪玮（沈阳医学院）　　　　　　唐启群（河北联合大学临床医学院）

杜振宗（桂林医学院）　　　　　　陶利军（内蒙古医科大学）

景汇泉（沈阳医学院）　　　　　　肖明朝（重庆医科大学）

李　君（沈阳医学院）（秘书）　　许士奇（承德医学院）

李光明（天津医科大学）　　　　　杨洪峰（济宁医学院）

雒保军（新乡医学院）　　　　　　云长海（齐齐哈尔医学院）

马小茹（佳木斯大学基础医学院）　张金波（哈尔滨医科大学大庆校区）

宋汉君（佳木斯大学基础医学院）　邹和群（南方医科大学）

宋焱峰（兰州大学基础医学院）

北京大学医学出版社

YIXUE DAOLUN

图书在版编目（CIP）数据

医学导论/景汇泉，宋汉君主编. —北京：
北京大学医学出版社，2013.12（2019.8重印）
ISBN 978-7-5659-0710-4

Ⅰ.①医… Ⅱ.①景…②宋… Ⅲ.①医学—教材
Ⅳ.①R

中国版本图书馆 CIP 数据核字（2013）第 276172 号

医学导论

主　　编：景汇泉　宋汉君
出版发行：北京大学医学出版社（电话：010-82802230）
地　　址：（100191）北京市海淀区学院路 38 号　北京大学医学部院内
网　　址：http://www.pumpress.com.cn
E - mail：booksale@bjmu.edu.cn
印　　刷：北京东方圣雅印刷有限公司
经　　销：新华书店
责任编辑：李　娜　　责任校对：金彤文　　责任印制：罗德刚
开　　本：850 mm×1168 mm　1/16　印张：16.25　字数：458 千字
版　　次：2013 年 12 月第 1 版　2019 年 8 月第 2 次印刷
书　　号：ISBN 978-7-5659-0710-4
定　　价：29.00 元

序

北京大学医学出版社组织编写的全国高等医学院校临床医学专业本科教材（第2套）于2008年出版，共32种，获得了广大医学院校师生的欢迎，并被评为教育部"十二五"普通高等教育本科国家级规划教材。这是在教育部教育改革、提倡教材多元化的精神指导下，我国高等医学教材建设的一个重要成果。为配合《国家中长期教育改革和发展纲要（2010—2020年）》，培养符合时代要求的医学专业人才，并配合教育部"十二五"普通高等教育本科国家级规划教材建设，北京大学医学出版社于2013年正式启动全国高等医学院校临床医学专业（本科）第3套教材的修订及编写工作。本套教材近六十种，其中新启动教材二十余种。

本套教材的编写以"符合人才培养需求，体现教育改革成果，确保教材质量，形式新颖创新"为指导思想，配合教育部、国家卫生和计划生育委员会在医药卫生体制改革意见中指出的，要逐步建立"5＋3"（五年医学院校本科教育加三年住院医师规范化培训）为主体的临床医学人才培养体系。我们广泛收集了对上版教材的反馈意见。同时，在教材编写过程中，我们将与更多的院校合作，尤其是新启动的二十余种教材，吸收了更多富有一线教学经验的老师参加编写，为本套教材注入了新鲜的活力。

新版教材在继承和发扬原教材结构优点的基础上，修改不足之处，从而更加层次分明、逻辑性强、结构严谨、文字简洁流畅。除了内容新颖、严谨以外，在版式、印刷和装帧方面，我们做了一些新的尝试，力求做到既有启发性又引起学生的兴趣，使本套教材的内容和形式再次跃上一个新的台阶。为此，我们还建立了数字化平台，在这个平台上，为适应我国数字化教学、为教材立体化建设作出尝试。

在编写第3套教材时，一些曾担任第2套教材的主编由于年事已高，此次不再担任主编，但他们对改版工作提出了很多宝贵的意见。前两套教材的作者为本套教材的日臻完善打下了坚实的基础。对他们所作出的贡献，我们表示衷心的感谢。

尽管本套教材的编者都是多年工作在教学第一线的教师，但基于现有的水平，书中难免存在不当之处，欢迎广大师生和读者批评指正。

王德炳　柯杨

2013 年 11 月

前　言

　　医学导论课程是医学生跨入神圣医学殿堂的启蒙课程，是沟通自然科学和人文科学的桥梁与媒介，是实现医学生早期接触临床的有效路径，也是达到强化人文素质培养目标的最佳切入点之一。本教材精选教学内容，编写中在注重理念创新的同时，侧重人文思考，启迪学生对生命关怀的感悟。本教材的编写宗旨在于使学生对医学发展的历史和演变过程有一个全面的、系统的认识，了解医学教育和卫生事业的发展现状以及发展趋势，领会医学与社会、经济、文化等因素的密切联系，引导学生较深入地理解医学的科学性、艺术性与社会性。从理性的角度对医学发展与人类和社会进步的关系进行思考，使医学生对今后即将从事的职业有充分的了解和认识，为医学生热爱医学事业奠定基础。

　　本教材的各位编者来自基础医学、临床医学及医学人文的不同学科，具有丰富的教学经验和医学实践经历，热心医学教育改革，对医学人才培养的现状有深刻认识。由于他们从多年的医学教学和实践中深深感受到精湛医术与人文情怀完美统一的重要性，因此，在教材撰写的过程中从不同的视角阐述对医学的认识，为医学生提供了一座理解、沟通社会、医学和人文的桥梁，有利于学生医学人文素养和批判性思维能力的培养，潜移默化之中培养学生济世救人、恪守医德的高尚情操。

　　本教材共分为四篇：第一篇为医学沿革篇，介绍了医学的起源与发展、中医学的发展与现状、医学模式的转变、医学与哲学和医学进展；第二篇为健康与疾病篇，介绍了健康、病人、疾病与疾病治疗、康复医学、疾病预防与控制等知识；第三篇为卫生人员与医疗卫生服务篇，介绍了卫生人员、医学伦理与卫生人员职业道德、医疗中的人际沟通、医学相关法律法规、我国卫生工作方针与组织机构、我国的卫生国情与医药卫生改革；第四篇为医学生与医学教育篇，介绍了医学生的培养要求、医学学习、医学教育教学概论与现代医学教育思想。全书内容丰富，语言精练。教材定位于五年制临床医学及医学相关各专业的本科教材，同时适合高等医学院校素质教育教学使用，也可供生命科学及相关专业人员参考。

　　本教材是在中国医科大学孙宝志教授的悉心指导下，在各位参编人员的共同努力下完成的，同时，还得到了编者所在单位的大力支持。北京大学医学出版社的各位领导及老师对本教材给予了极大帮助，在此一并表示衷心感谢。

　　由于时间仓促，编者能力有限，本教材的失当之处在所难免，恳请各位专家和广大读者批评指正，不完善之处我们将不断总结，以便在今后工作中提高水平。

景汇泉　宋汉君

2013 年 8 月

目　录

第四篇　医学生与医学教育篇

第一篇

医学沿革篇

第一章　医学的起源与发展

医学是旨在保护和加强人类健康、预防和治疗疾病的科学知识体系和实践活动。研究医学的来龙去脉，对于揭示医学的发展规律，探讨医学发展方向有极大的现实指导意义。医学的起源与发展横亘古代医学、近代医学、现代医学三个阶段，本章节阐述了医学形成发展的历史过程，理清了医学的历史成就，展示了医学发展的历史规律，为深入理解医学涵义奠定了必要的基础。

第一节　古代医学

一、医学的起源

客观地说，医药的起源问题是学界长期争论的问题，至今没有统一的说法。但是，医学作为人类生存所必需，它必将随着人类社会的产生而产生，随着人类社会的发展而发展。在人类社会的早期，还没有单独存在医学的时候，医学知识和技术仅仅处于萌芽状态。据载，早期人类，"食草木之实"，"鸟兽之肉"，"饮其血，茹其毛"，"衣其羽"，"暮栖木上"。在这样的生活条件下，难以想象，人类会是没有创伤、没有疾病而健康的。据已发掘的40万～50万年前的北京猿人有1/3以上的人活不到14岁，1/4以上的人只活到30～40岁，寿命最长者超不过60岁。约18 000年前，山顶洞人死于童年的竟多达43％。骨化石研究发现，1万年前人类就患有关节炎、鼻窦炎、脊柱裂、骨结核、关节脱臼等疾病。由于人的内脏、软组织未能保存下来，故知之甚少，但可以推断原始人类难说没有此类疾病。因此，萌芽状态的原始医学即医和药起源于原始社会。历史和考古都证明，自从有了人类就有了医和药。

原始人在靠采集谋生的长期过程中，熟悉了植物的营养，并逐渐辨别出某些植物的有毒或无毒，以及某些植物的催吐、泻下和止痛作用等，久之便积累了简单的药物知识。欧洲古代称药物为"drug"（即干燥的草木）；我国"药"字从草，自古称药物为"本草"，都说明了人类最早使用的药物是由植物药开始的。

由于生产工具的进步、弓箭的发明，人类开始了狩猎及畜牧业。随着狩猎和畜牧业的发展，使人类认识了动物的营养，逐渐发现动物的脂肪、血液、骨髓和内脏都可用于治疗疾病，从而出现了动物性药物。后来，随着金属冶炼的出现，又发现了某些矿物的医疗效用，从而逐渐有了矿物药的产生。原始社会初期的医疗活动大都出自人类的自疗与互救，包括助产、内科和外科，多由家长、老年人及酋长担任。治疗工具也都是生活用具，如燧石、甲壳、骨针等，广泛地被用来开放脓肿、除去异物等。随着狩猎和畜牧业的发展，有了对损伤的简陋救助法，如创伤、骨折、脱臼的治疗。如对出血用烧灼法或压迫止血法；对骨折和脱臼进行复位。到了氏族社会末期，可能已有金属用具，进而对创伤实行缝合法。以后逐渐创造了断肢术、阉割术、开颅术等较为复杂的外科手术疗法。另外，原始人对局部的外伤疼痛采取了按摩、叩击、温熨、敷裹等方法，从而形成了原始的物理疗法和包扎术，也发现了许多适于治疗创伤的外用药物。上述的药物、手术、按摩、热熨等疗法，是原始人类与疾病进行斗争的手段，这些方法也为现今的医学疗法奠定了坚实的基础。

二、奴隶社会医学

原始社会末期，私有制和阶级出现，原始公社瓦解，国家产生，人类进入了奴隶制文明时代。人类历史上最早在亚洲、非洲和欧洲出现的国家都是奴隶制国家。奴隶社会最早出现于埃及、巴比伦、印度和中国，继而在希腊和意大利的罗马等地产生。中国的奴隶社会从公元前21世纪禹的儿子启开始建立夏，到公元前476年春秋时期结束。

奴隶社会时期，分工进一步扩大，人类对自然的认识和斗争更加深刻，出现了兼职或专职医生，实践中积累起来的医疗经验日益增多，被广泛汇集和应用，并把对自然界观察所得的一般知识直接用于解释人体和疾病现象，形成了早期的医学理论。如果说原始社会孕育了医学的萌芽，那么埃及、巴比伦、印度、中国及希腊和意大利这些文明古国的出现，为医学的理论化、系统化创造了条件。

三、封建社会医学

（一）西欧封建社会

公元476年，北方日耳曼民族入侵了西罗马帝国，标志着西欧奴隶制社会的结束和封建社会的开始。封建统治者勾结教会，建立起野蛮、愚昧的宗教统治，致使文化科学几乎陷于凋零的境地，医学的发展也受到了严重阻碍。因此，西方将5—15世纪的中世纪的欧洲称为"黑暗时期（the dark Ages)"。在中世纪，教会是思想文化领域中最高的权威。哲学、科学、文学都成为神学的附庸，为神学服务。教会认为，凡与信仰无关的知识都是无用的。在这样的情况下，医学也变成了"圣徒医学"，这样不仅禁锢了人们的思想，而且也窒息了医学的进步。中世纪医学由僧侣掌握，只有僧侣才懂得拉丁语言，保存了一些古代流传下来的医学知识。他们给人看病，也为病人祈祷，并利用病人求救心理进行传教，形成所谓的寺院医学。治病的手法为手摸、涂圣油和祈祷，辅以药物。把疾病的治愈与神的"奇迹"紧密地联系在一起，认为病愈是"圣迹"的体现。早期僧侣还兼治病，迷信与医药并用；以后则专用祈祷、忏悔，不许采用药物及手术。在医学领域，基督教义宣称：受到伤害的人体，世俗医学无法治疗，唯有基督才是至高无上的医师、灵与肉的救主。教会宣传人的肉体可妨碍灵魂的善举；疾病是对作恶的惩罚，人人应当忍受。宁可肉体上遭到磨难，甚至因此死去，而"灵魂"则不可玷辱。患病后，医药无济于事时，唯有祈祷才是最好的办法。由于盖伦学说中神秘的"灵气论"与"目的论"适合教会的需要，教会便把三种灵气用来论证基督的观点，从而使盖伦的医学论教条化，成为宗教神学的重要支柱。因此，医学中充满了宗教神学的色彩。在教会和封建统治者残酷的压迫和摧残下，欧洲的科学技术在几百年内进展缓慢，直到12世纪以后才逐步发展起来。

在11世纪末到13世纪末的十字军东征期间，在欧洲造成了很大的灾难，如导致麻风、天花、流行性感冒等传染病大流行。与此同时，也沟通了东西方的文化交流，工商业及交通事业有所发展，从而扩大了欧洲人的眼界，也刺激了自然科学的发展。欧洲人从阿拉伯人那里和东侵的过程中重新认识了古希腊文化，欧洲的文化科学从此有了转机。中世纪医学的中心是大学。大学是在12世纪兴起，到13世纪迅速发展起来。比较著名的大学有意大利的萨勒诺（Salerno）大学、巴都阿（Padua）大学、法国巴黎（Paris）大学等。学校根据渊源的不同，分三类：一是社会支持的大学；二是国立大学；三是教会大学。各校在校人数少，教师也很少，分别教授理论、临床和药物，学校仍实行师徒制。但课程设置较全面，多以希波克拉底、盖伦和阿维森纳的著作为主，并实行考试。学生毕业时授予医师学位。15世纪后半叶，随着人文主义的兴起和对古典著作的恢复，各大学日益强调医学世俗化的发展方向。各大学的教育组织日臻完善，开始了对占星学和魔术医学的第一次冲击。大学的创建是对整个文化事业最重要的贡献之一。医学院校的建立为培养医学人才、促进医学的发展、为近代实验医学的兴起起到了极为重要的作用。

(二)东方封建社会

中世纪东方医学却进入了繁荣时期。这主要表现在拜占庭帝国（4—15世纪）、阿拉伯国家（7—13世纪）和中国（盛唐时期）。中世纪东西方医学形成极其鲜明的对比。拜占庭、阿拉伯的医学有着共同的特点，都是在继承人类所创造的医学成就的基础上发展起来的。二者的不同只是拜占庭较早地吸收了希腊、罗马文化，而阿拉伯人则稍晚。拜占庭虽也吸收了东方文化，但侧重在西方，而阿拉伯则把东方文化（包括医学）统统囊括其中，并逐渐消化吸收，形成自己的体系，因而成为中世纪世界医学的交汇点，成为漫漫长夜中的一盏明灯。它不仅把中世纪医学推上一个高峰，而且为欧洲医学的发展奠定了基础。

四、文明古国早期的医学

(一)古代西方医学

1. 古希腊的医学　古希腊是欧洲文明的发源地。公元前8至6世纪，古希腊建立了奴隶制城邦国家。早期的古希腊医学主要有三种趋势：第一种是供奉医神伊司克拉比司（Aesclepios）的"神庙医学"；第二种是当时意大利南部的毕达哥拉斯派（Pythagoras）的"哲学医学"；第三种是比较实际的把医学视为特殊技艺的爱·奥尼亚学派。早期古希腊把医疗技艺知识委之于神的历史现象，也反映了当时人们对生命与疾病现象认识水平低下及防治疾病的束手无策。不过总的来说，古希腊医学受宗教的影响较小，民间医药的发展仍占主导地位。随着奴隶制文明的发展，公元前7世纪古希腊自然哲学蓬勃兴起。自然哲学者追索自然现象的本质、原因和变化，对生命现象也进行了广泛的研究。由于当时科学与哲学混为一体，许多哲学家对自然、生命与疾病的解释构成了古希腊医学理论的基础。泰利士（Thales）认为世界一切由水所生。阿那克西曼德（Anaximander）认为世界由水、土、火、气等四元素构成。毕达哥拉斯及其学派主张"数"为万物的最高根源，世界的生成与调和受数的支配。认为生命由土、气、火、水四元素组成，四元素又分别与干、冷、热、湿四特质配合身体的四种体液，即血液、黄胆、痰、黑胆。四体液的协调与平衡决定人的健康和体质。这种观点对许多医家，包括希波克拉底（Hippocrates）都有很大影响。公元前5世纪，希腊科学与文化发展到较高水平，许多假说导致以后科学上的重要发现。医学方面也是名医辈出，希波克拉底是具有科学精神的古希腊医学最为突出的代表人物。罗马名医盖伦称他为"圣者"（The godly）。欧洲从中世纪起，称其为"医学之父"（the father of medicine）。希波克拉底出生在医生世家，生活在伯力克王朝时代，正值希腊文化的繁盛时期。他敏于观察、善于思考、治学严谨，同时吸取了东方民族的医学成就和民间医疗经验，形成了具有特色的医学学术流派。希波克拉底学派的成就和特色表现在：解剖学与生理学、体液生理与病理学说、气质与体质、机体整体观和预防思想、重视疾病过程、提倡自然疗法等方面。

继希波格拉底之后，随着科学中心的转移，又涌现出不少医家，他们从不同方面研究医学，提出了不少有价值的见解，促进了希腊医学的发展。在亚历山大利亚时期，希洛菲利（Herophilus）是第一个公开进行人体解剖的医生。盖伦称他为最早作人体解剖的人。他在医学上的突出贡献是纠正了亚里士多德的"智力源于心"的看法，提出了"智慧之府"在脑的论点，发现了感觉与神经的联系，证明了动脉、静脉有别，认为脉搏是动脉的特征，对诊断很有意义。亚历山大利亚时期比较重视解剖、生理学的研究，积累了大量实际观察的资料。公元1世纪，随着亚历山大利亚政治、经济、文化的衰落，医学发展也逐渐缓慢，医学中心转移到了罗马帝国。

2. 古罗马的医学　古代罗马医学是西方医学发展史中的重要组织成部分，它是希腊医学的继承和发展，但也具有自身特点。罗马早期的医学宗教色彩很浓，疾病被视为神的惩罚，有病多求助于神，如马尔斯（Mars）、詹纳斯（Jauns）被奉为健康之神，卡乐门塔（Carmenta）为生育女神等。公元前80年罗马帝国正式成立。生产的发展和社会实践的需要对罗马医学提出了新的要求，也为医学的进一步发展提供了条件。在此时期名医辈出、学派峰起，军医、公共卫生以及医学教育等方面均有明显进步。罗马帝国最早用拉丁文写成的医书是公元前35—25年塞乐萨斯（A. Cornelius celsus）的《医学论》（De Medicine），也是除《希波克拉底文集》外现存最早、最有影响力的古典拉丁文医籍。罗马医学除了保留有希腊的独断学派和经验学派外，还有方法学派、灵气学派和折中主义学派。公元2世纪，古罗马医学有了很大发展，但各学派所提出的假说缺乏足够的解剖学和生理学知识基础，当时的医学迫切需要加强科学实验研究。名医盖伦（Galenus）适应了这一时代需要，他的成就使希腊医学在罗马达到了高峰，并促进了罗马医学迈入黄金时代。盖伦的知识渊博、多才多艺、治学至勤、著作颇多。他自称有著作125部，共约250万字。他的著作曾长期被医学界视为经典。他不仅是位杰出的解剖研究者，而且堪称实验生理学的先驱，还是一位优秀的临床学家。盖伦时代，教会不允许解剖人体，他却观看过人体解剖，观察过人体骨骼标本，所以积累了丰富的解剖学知识。

希波克拉底和盖伦代表着希腊和罗马医学的两座高峰。二者交相辉映、各有所长。盖伦在解剖生理学方面超过了希波克拉底。在病理思想上，盖伦重视局部较多，希波克拉底则倾向于整体分析。希波克拉底主要是名医生，而盖伦则力图把医学建立在哲学的基础上。在思想方法上，希波克拉底富于综合推理，更富有朴素的唯物主义思想，而盖伦则偏于分析，力图使医学论述去适应目的论的命题，因而著作中混杂着浓厚的唯心主义观点。正因为如此，使他陷入"目的论"和"灵气说"，并为中世纪教会所利用，对后世医学发展产生了不良影响。

（二）古代东方医学

1. 古埃及的医学　　古埃及人崇奉多神。他们崇敬大地，崇敬尼罗河，特别崇敬太阳神。埃及人认为灵魂不灭、相信来生，因此，对死者遗体进行加工保存、葬进坟墓，称为木乃伊（mummy）。久而久之，古埃及的木乃伊制作技术得到了积累，从此也积累了相当多的人体解剖知识，较早得知人的心脏与血液循环的关系，以及大脑对人体的特殊作用。当时医学著名人物是伊姆霍太普（Imhotep）。他是祭司，又是医神，同时是著名建筑师。他堪称埃及医学的奠基人，后被奉为"神圣"，成为医学的鼻祖。

埃及大部分医学资料都保存在用纸草写成的宗教典籍中，最早的埃及医学文献主要是开列各种药方。流传至今的纸草文有康氏纸草文（Kahan Medical Papyrus）、史密斯纸草文（Edwin Smith Papyrus）、埃伯斯纸草文（Georg Ebers Papyrus）等。康氏纸草文主要记载了有关妇产科疾病。史密斯纸草文记载了外伤病例，每例按检查、诊断、治疗、预后加以记录，并按预后分为治愈、可疑与无望三类；还描述了脑、脊髓受伤的严重结果，对瘫痪等病也有记述。埃伯斯纸草文记录有250种疾病和近数百种药物，并对疾病作了初步分类：肠病、呼吸道病、出血病、皮肤病及严重寒热病等；内科治疗上使用了吐、泻、发汗、利尿药物和灌肠、刺络等方法；外科治疗使用了脓肿切开、浅表肿块切除等；妇产科有妊娠诊断、催产、分娩、促进乳汁分泌的方法和药物的记载。纸草文所记载的药物种类复杂。动物药有牛、驴、骆驼、大象、狮子、狼、老鼠、蝙蝠、蛇和昆虫等。人体唾液、尿、胆汁都能入药。植物药已使用罂粟、海葱、植物油等。矿物类有铜、盐等。用药方式有含嗽、吸入、嗅、熏。剂型有软膏、丸剂、散剂等。

古埃及人除对遗体作精心处置外，对遗体掩埋、牲畜屠宰、居室清洁、沐浴更衣、饮食、性生活、包皮环切、堕胎等都有严格规定，这些规定虽有浓厚的宗教意义，但实践上具有一定的卫生学意义。另外，古埃及的医学教育已较为发达。随着宗教兴起，神庙不仅是祭祀的场所，也是哲学、医学活动中心。从第一王朝起，各神庙都设有医学校，其中设在希利奥波利斯的伊姆霍太普神庙的医学校，规模宏大，并藏有大量的医学图书。公元前6世纪，许多希腊人、犹太人、波斯人都来此学习。由此，埃及医学对以后医学的发展无疑产生了巨大影响。

2. 巴比伦的医学　公元前 2000 年时，阿摩利人占据巴比伦城，建立了古巴比伦王国，第六代国王汉谟拉比进一步统一了两河流域，建立起强大的中央集权的奴隶制国家，产生了著名的古代巴比伦文化。汉谟拉比颁布的《汉谟拉比法典》是世界上最早记述医疗的法典，也是人类历史上第一部较完备的成文法典，其中有关医学的条款是医学史上最早的医学法令。法典除说明对医生的报酬和惩罚之外，还说明了医生已成为一种独立的职业。巴比伦人崇拜多神，月神是最古老的医神，掌管药草生长。海神是驱除病魔、保护健康的全能之神，他善治百病，是卜师的首脑。医学由卜师所支配，充满神学迷信色彩。但巴比伦人特别注重天文观察，发展了占星术和太阳历。把一月分四周，用日、月、火、水、木、金、土 7 个星神名称命名一周的曜日，就是现在通行的七日一星期制的来历。巴比伦人把人体比作"小宇宙"。他们认为一切自然现象都影响人体，星体的运行也与人的吉凶祸福有关，故有许多星象诊断之法。还认为疾病是由外来奇形怪状的病魔入侵所致，如认为蝇、蚊和所有昆虫之神是引起疫病的原因，宫廷医生曾告诫国王："为了健康，必须注意苍蝇、逃避虱子。"说明他们已开始认识到昆虫传播疾病的作用。对动脉和静脉有了一定认识，认为前者是鲜红的，后者是暗红的，但又与昼夜联系在一起，说前者是白天的血，后者是夜间的血。误认为肝是血液的中心，是主宰生命的重要器官。认为心主精神、耳主意志。注意饮食、清新血液是长寿要诀。

根据出土的泥板记载的疾病已按身体部位分类，并以各种疾病症候群来观察病人，如热病、卒中、精神病、眼病、耳病等，还对风湿病、心脏病、皮肤病及各种性病有记载。对肺结核的描述尤为详细："病人常咳嗽，有稠痰，痰有时带血，呼吸有笛音，皮肤发凉，两脚发热，出汗，心烦乱……"在以巫术、占卜为主要治疗手段的同时，也应用一定药物，如当时名医奥罗德·纳内给国王治病时曾有处方记录，第一部分是病名，第二部分是药名，第三部分是用法。古巴比伦人有特殊的习俗，医者在诊治无方时，将病人置于过往路口，凡从病人身旁走过的人，都有义务根据自己的经验提出治疗该病的意见。这也是古代经验医学的一种很原始的诊治方式——特殊会诊。

3. 古印度的医学　印度是世界古代文明发祥地之一。古印度人已认识了许多疾病，早在《梨俱吠陀》中就记载了结核病、麻风、外伤等病，《阿闼婆吠陀》中记载了创伤、毒蛇咬伤、虫毒及妇女病等 71 种病名。到了《阿输吠陀》（译为生命经），出现了系统的医学理论，积累了相当数量的药物和治疗方法，将医学首次分为 8 科：拔除（外科处置）、利器（手术治疗）、身病（内科病）、鬼病（精神病）、小儿（围生期及儿科病）、解毒、长寿、强精等。《阿输吠陀》提出气、胆、痰的三原素说。三原素构成身体的 7 种成分，即血、肉、脂、骨、髓、精和经消化之食物。气、胆、痰三者必须平衡，其一原素太过或不足，平衡即破坏，疾病由之产生。此三原素说与古希腊的四体液说和中国的气、阴阳、五行学说，分别成为印度、希腊及中国古代的医学理论基础，说明了人们在认识人体和疾病过程中的共同规律。在诊断方法上已有视诊、触诊、打诊及简易听诊等方法。注意到用脉搏节律、用尝尿味来诊断有关疾病。治疗原则是根据气、胆、痰三要素平衡理论说，注意调整消化，改善营养或减食。古印度人已使用很多药物，文献记载达 500 种以上。《妙闻文集》中记载植物药达 760 种。内用药主要有吐剂、下剂、喷嚏剂。用药方法有滴入、含嗽、坐药、尿道注入等。而且对药物的毒性有了一定了解，当误服毒物时，给冷水或吐剂，或者放血。另外，古印度人很早就重视养生，发明了一种身心锻炼的特殊方法瑜伽术（Yoga），其流传至今、影响深远。

4. 阿拉伯的医学　阿拉伯医学是指中世纪时伊斯兰地区用阿拉伯文汇集的医学。就其内容而言，主要来源于希腊，同时也包括叙利亚、中国和印度等民族的医学在内。而医学在当时是中国以外的最先进的医学，为后来欧洲医学的复兴奠定了基础。在 8 世纪阿拉伯医学兴起，11 至 12 世纪在希腊医学的基础上，排除干扰，印度医学的一些积极内容逐渐形成了阿拉伯医学。阿拉伯医学对世界医学的发展作出了积极贡献，保存和翻译了大量的古代医著，弘扬了古代医学传统，发展了药物化学，创立了医院和临床教学，对今后欧洲医学的发展影响极大。阿拉伯医学中最杰出的代表是阿维森纳（Avicenna），是阿拉伯最著名的医学家，被誉为"医中之王"，在中世纪与希波克拉底及盖伦并称为医界三大明星。阿维森纳自幼酷爱学习，一生兴趣广泛，20 岁到宫廷任职，博学多闻，擅长医学和哲学，被人尊称为"卓越的智者"。其一生著作颇多，有 20 部关于科学、哲学、天文学、语言、诗歌的著作，还写出了与之等量的医学著作，主要有《医疗论》、《心脏病治疗》、《医典》等。《医典》（Canon Medicine）是医学方面的代表作。它的医学理论基础是建立在希波克拉底四体液学说上，是包罗世界各国医学成就的巨著。它以绝对权威的姿态为医学立法，因此书名为《医典》。《医典》总结了希腊、罗马、阿拉伯医学的成就，并吸收了中国、印度的医学经验。作者试图将所有的医学知识全部包括进去，尽可能系统地归纳基础理论和临床医学的各种知识，并把它们合理地统一起来，使医者有所遵循。全书包括了对生命、疾病、死亡的论述，以及对精神、环境、饮食、节气与健康关系的论述等内容，是一部医学的百科全书。著名医史学家西格里斯特（Sigerist H. E.）说："阿维森纳的著作的价值不完全在于枝节上的临床记述，主要是它给医学创立了系统，更善于把逻辑学应用到医学，使学医的人有所遵循。"

第二节　近代医学

文艺复兴时期的医学成就主要是建立了人体解剖学，这是一个划时代的突破。西医学就是在 16 世纪人体解剖学的基础上，经过 17 世纪的生理学，18 世纪的病理解剖学，19 世纪的细胞学、细菌学的发展，以及 19 世纪末和 20 世纪的临床医学的发展，才成为当今的医学科学。

一、"文艺复兴"时期的医学

（一）人体解剖学的发展

古罗马时期，教会反对进行人体解剖。这个时代的解剖图几乎完全是按照动物解剖而绘制的。例如医学家盖伦通过对猿和猪等动物的解剖研究，掌握了许多内脏解剖结构，并把这些结构照搬到人体上，导致错误百出。

文艺复兴时期，科学文化的显著特征之一就是注意对人体的描述和研究。列奥纳多·达·芬奇是意大利文艺复兴时期的著名思想家、工程师、哲学家和近代解剖的奠基人之一。他主张人应当认识世界，他勇敢地摆脱了传统观念的束缚，大胆实践、注重观察，先后解剖了 30 具尸体，仔细研究了肌肉的收缩和骨骼运动，描绘了内脏的位置和形态，绘制了 750 幅精细、准确的解剖图，堪称科学上的艺术珍品。在医学史上第一个正确描述了子宫形态结构和胎儿在子宫中的正常位置，第一个用精湛的绘图技艺绘出了人体解剖图，他的人体解剖图为世界医学作出了贡献。他原计划把观察到的结果写成解剖学教科书，但有志未成。后由 15 世纪人体解剖学的主要奠基人比利时学者维萨里（Vesalius，1514—1564）完成了这一工作。1543 年，维萨里在他 29 岁时出版了近代解剖学名著《人体之结构》（De Humani Corporis Fabrica），全书17 卷、633 页，附有精美而富有动态感的木版图 278 幅，这是世界上第一部科学的人体系统解剖学。书中根据自己所见，指出了盖伦解剖和记述的不是人体，而动物解剖的照搬，因而造成了不少不该发生的错误。《人体之结构》的问世，澄清了以前的科学和错误之处，标志着近代人体解剖学的诞生，促进了医学科学的发展。

（二）改革外科学

中世纪时，医生是分等级的。当时不少具有较丰富的临床经验和实际操作技能的外科医生处于较低的地位。法国的理发师兼医生、军医巴累（Pare A.，1517—1592）就是这样的医生。

他根据长期的外科实践，改革了传统的外伤疗法。他用软膏代替沸油处理火器伤、用结扎法取代烧灼法进行止血。他做过异位胎儿倒转术，提出过人造假肢和关节的设想。他不懂拉丁文，于是顶着传统压力，用他本国的文字法文写成专著《创伤治疗》。巴累用自己精湛的医术和大胆的创新精神促进了外科学的发展，提高了外科医生的地位。

（三）提出传染病的新见解

文艺复兴时期，内科学的一个较大进步就是对传染病提出新见解。1546 年，意大利医生夫拉卡斯托罗（Fracastro G.，1483—1553）在他的名著《论传染和传染病》一书中，把传染病的传染途径分为三种：第一种是单纯接触，如疥癣、麻风等；第二种为间接接触，如经衣服、被褥等传染；第三种为远距离传染。他认为传染病是由一种能繁殖的微小"粒子"引起的，这种想法与 19 世纪后期的细菌学观点非常相似。此外，夫拉卡斯托罗第一个把梅毒命名为"Syphilis"，该名称沿用至今。

二、17 世纪的医学

（一）生理学的发展

人体解剖学的发展促进了生理学的研究深化，机械、力学、计算概念和方法的应用为实验医学奠定了基础，而在生理学上具有决定意义的发展就是人体血液循环的发现，发现者是英国的威廉·哈维。

为探讨血液循环的真正通路，哈维首先应用活体解剖的实验方法，并应用度量的概念，精确地计算出每分钟心搏出血量和每小时心搏出血量：即如果心脏每分钟收缩 65 次，则心脏每分钟搏出血液量为 3.73kg（10 磅），每小时搏出 223.8kg（600 磅），这个重量是一个非常魁梧的人体重的 3 倍。如此大量的血液来自何处？怎样循环？经过反复进行动物实验和计算分析，哈维认为血液绝不可能来自饮食，也不可能滞留在体内组织而不返回心脏。所以他明确指出："生物体内的血液是循环地推动而且是不息地运动的。心脏以其搏动造成动作和功用，推动血液循环是心脏的运动及收缩的唯一目的。"哈维于 1628 年发表了名作《心血运动论》（*The Movement of the Heart and the Blood*）。在这本仅有 67 页的著作里，哈维以实验结果修正了旧观念，把前人关于心脏和血液的错误理论暴露无遗。他在书中论述到："无论从理论及实验方面都已证明血液因心室的动力流经肺，心脏将血输送到身体各部，继之从肌肉中的小孔渗入静脉，先自小静脉汇到大静脉，最后流到心房。"此书的面世标志着血液循环理论的建立。恩格斯对哈维的发现作出这样的评价："由于哈维发现血液循环，而把生理学确立为一门科学。"生理学家巴甫洛夫也评价说："哈维观察了机体的一种最重要的功能——血液循环，并由此给人类的精确知识的新部门动物生理学奠定了基础。"

（二）显微镜的应用

显微镜是在 17 世纪初出现的，伽利略是最早使用显微镜的人，但由于他制造的显微镜放大倍数小，应用价值不大。直到英国人胡克（Hooke R.，1635—1705）和格鲁（Grew N.，1641—1712）、意大利人马尔皮基（Malpighi M.，1628—1694）、荷兰人列文虎克（Leeuwenhoek A. E.，1632—1723）等对显微镜的进一步研究，才使显微镜的应用有了新的突破。

17 世纪最伟大的科学家和显微镜的研制者列文虎克，利用自己高超的磨制透镜技术，制成了放大 270 倍的单式显微镜。他一生研制放大镜和显微镜达 400 架之多，其最突出的贡献是关于毛细血管、原虫、细菌和红细胞等的发现，他 1680 年被选为荷兰皇家学会会员。

组织学奠基人马尔皮基是胚胎学和比较解剖学的先驱，他利用显微镜进一步证实了哈维的血液循环理论，观察了蚕从卵到蛹的生活史及鸡胚胎的发育，促进了近代胚胎学的进步。他还研究了人体的皮肤、腺体、肾、肺、脾等组织结构。他不仅对组织结构进行观察描述，还注重推理和感觉，辅之以探索，能够将形态结构与功能联系起来加以分析。

英国物理学家、杰出的科学仪器设计者胡克多方面改进显微镜，创用了人工观察源。他观察了各种昆虫、头发、霉菌、化石及软木等大量物品，1665 年出版《显微图志》一书。他看到蜂巢状中空的小室结构，并称其为"细胞"（cell）。胡克的这一重要发现为 19 世纪自然科学三大发现之一的细胞学说的建立，铺下了一块关键的基石。显微镜在医学中的应用，开创了细胞学、组织学和微生物学等重要科学领域，极大地促进了医学科学的进步。

（三）近代临床医学之父西登哈姆

在 17 世纪，不少的医生热衷于解剖学和生理学的研究，而忽视了临床治疗，似乎忘记了医生的职责。针对这种现象，西登哈姆（Sydenham T.，1624—1689）医生指出："与医生最有直接关系的既非解剖学之实习，也非生理学之实验，乃是被疾病所苦之病人。故医生的任务首先要正确探明痛苦之本质，也就是应多观察病人的情况，然后再研究解剖、生理等知识，以导出疾病之解释和疗法。"西登哈姆强调临床医学的呼吁，赢得了人们的支持，医生们开始回到病人床边，从事临床观察和研究。由于西登哈姆对推动临床医学发展的贡献，被誉为近代临床医学之父。

此外，西登哈姆非常重视人体本身的抗病能力。1666 年，他在《对热性病的治疗法》一书中强调，无论致病因素对身体多么有害，人体内总有一种自然抵抗力，可将这种致病因素驱出体外，以恢复健康。他的这种观点与古希腊医学之父希波克拉底的"自然治愈力"学说非常吻合。

三、18 世纪的医学

（一）建立病理解剖学

人体解剖学在 18 世纪已发展得十分完善。凡是肉眼能看得到的正常器官，几乎被解剖无遗。通过大量的尸体解剖，解剖学家和外科医生除了加深对正常器官的认识外，还结合死者的病史认识到疾病过程中器官的异常变化，标志着病理解剖学研究的开始。为病理解剖学的建立作出杰出贡献的是莫干尼（Morgagni B.，1682—1771）。他是意大利著名的解剖学教授，也是临床医生。他的许多病人在死后都是由他亲自解剖。莫干尼发现一些生前有咳嗽、吐痰、咯血等症状的病人，死后的肺常有异常改变。他在《论疾病的位置和原因》这本杰作中指出，所有疾病的发生都有一定的定位，脏器变化是疾病的真正原因。他把尸解发现的"病灶"与临床症状联系起来，从中找出产生疾病的原因。这种思想对其后的整个医学界有极大的影响，西医诊断学从此重视找"病灶"。莫干尼也就成为病理解剖学的创始人。

（二）发明叩诊法

叩诊法的发明人是奥地利医生奥恩布鲁格（Auenbruger L.，1722—1809）。他的父亲是位酒店的老板。幼年时，奥恩布鲁格常看到父亲用手指敲击大酒桶，根据敲出的声音推测桶内的储酒量。这种敲击测酒量法既实用又方便。后来，奥恩布鲁格当了医生，对通过叩击胸壁能否发现胸部病变这项研究很有兴趣。他借鉴父亲的做法，用手指末端轻叩胸壁，然后通过仔细比较叩击声音的变化和不同，判断有无疾病。经过反复的实践和验证，他终于发明了沿用至今的叩诊法。1761 年，他用拉丁文撰写了《用叩诊人体胸廓发现胸腔内疾病的新方法》一书，但他的发明并没有引起当时医学界的注意，相反，还受到一些名医的嘲笑和轻视，直到他的著作问世数十年后，才被法国名医高尔维沙所重视，并继续研究了 20 年。1808 年，他充实了奥恩布鲁格叩诊法的内容，叩诊法才得到医学界的广泛重视和应用。1838 年，维也纳名医用声学原理解释了产生不同叩击音的原理，从而为叩诊奠定了理论基础。随后叩诊方法又得到进一步改进，即医生用自己的左手中指作叩板，右手中指作叩锤，这就是沿用至今的叩诊方法。

（三）开展临床教学

17 世纪以前，欧洲的医校没有实施临床教学。学生在医校读书，只要成绩及格就可领到毕业证书。17 世纪中叶，荷兰的莱顿大学开始实行临床教学。18 世纪，临床教学兴盛起来，莱顿大学在医院设立了用于临床教学的教学病床，使医学生有了医学实践的环境。当时世界上最著名的临床医学家布尔哈夫（Boerhave H.，1668—1738）博学多才，临床教学经验丰富，教学方式新颖。他充分利用教学病床开展床边教学。他在病理解剖之前，充分给学生提出临床症状与器官病理改变的关系，开创了临床病理讨论会（C. P. C）的先河，促进了临床教学的开展。

（四）发明牛痘法预防天花

在 18 世纪，由中国经阿拉伯国家，再传入欧洲的种人痘法已被用来预防天花，收到一定的效果。英国乡村医生贞纳（Jenner E.，1749—1823）在总结前人经验的基础上，发明了种牛痘预防天花的方法，并发表了著名论文《关于牛痘的原因及其结果的研究》。1980 年，世界卫生组织（World Health Organization，WHO）宣布，天花在全世界范围内已被消灭了。这是人类依靠自己的智慧和力量战胜的第一种传染病。

四、19 世纪的医学

（一）细胞学和细胞病理学

由于显微镜的不断改进（1823 年复式接物镜、1830 年无色镜片、1886 年油浸装置等），使人们对动植物体内的微细内部结构有了进一步的认识。植物学家施莱登（Schleiden M. J.，1804—1881）发现许多植物细胞内含有细胞核，认识到细胞核是细胞的重要组成部分。生物学家施旺（Schwann T. H.，1810—1882）认为动植物的组织都是由细胞构成，不过动物的细胞比植物细胞复杂得多，复杂动物体内的每一部分都是由单一细胞组成的。1839 年，他发表了《关于动植物结构和生物相似性的显微研究》一文，建立了细胞学说。

光学显微镜技术的发展和细胞学说的建立，促进一些学科分化出新的学科，如细胞病理学等。18 世纪建立的病理解剖学只是对器官的病理形态作了较详细的描述，提出病灶的概念。而 19 世纪德国的病理学家微尔啸（Virchow R.，1821—1902）却从细胞水平开展病理学研究，提出细胞病理学。他认为细胞的形态改变和功能障碍是一切疾病的基础，并指出了形态学改变与疾病过程和临床症状之间的关系。1885 年他出版了《细胞病理学》一书，全书 14 万字，有144 幅精美插图，其基本观点是细胞是机体生命的最小单位，细胞来自组织，机体是细胞的集合体，细胞是疾病发生的基础，一切病理是细胞病理，因而疾病的本质是细胞局部的改变。细胞病理学确认了疾病的微细胞物质基础，充实和发展了形态病理学，开辟了病理学的新阶段。虽然细胞病理学从细胞的角度充实和发展了形态病理学，但是它片面强调局部变化，而忽视了病理现象是一个发展过程，这是机械唯物论的一种反映。

（二）比较解剖学和胚胎学

比较解剖学是 19 世纪的一门新兴学科，法国的曲维尔（Cuvier G.，1779—1832）率先开展了这方面的研究，他对脊椎动物与无脊椎动物的解剖结果进行了系统的比较。受他的影响，英、德、美各国都先后有了比较解剖学家，开展异体同功（如蝴蝶的翅膀与蝙蝠的翼）、异体同源（如蝙蝠的翼和狗的前肢）等方面的研究。

胚胎学在 19 世纪有了较大的发展，成为一个明确的学科。德国人贝尔（Baer K.，1792—1876）对胚胎学的研究有很深的造诣。他提出"胚层说"，认为除极低等的动物外，一切动物的发育初期都会产生叶体的胚层，随后由胚层发育成动物器官。他的胚胎学专著《动物的发育》是一本很出名的书。

（三）实验药理学的建立

由于化学技术的进步，在 19 世纪已能把一些植物药的有效成分提取出来。19 世纪初，在德国建立了第一个药理实验室，出版了第一本药理教科书，标志着独立的药理学科的建立。19

世纪中叶，已能人工合成一些药物。人们在取得上述成效以后，以临床医学和生理学为基础，以动物实验为手段，开始探讨药物的性能、作用及其作用机制，从而建立了实验药理学。

（四）诊断学的进步

19 世纪，诊断学进步的一个表现是诊断手段和辅助诊断工具的多样化。其中叩诊法的推广和应用以及听诊法的发明，成为 19 世纪初诊断学的两大进步。随后，又有许多物理学器械和光学器械不断地发明并应用于临床，如血压计、注射器、X 线、胃镜、支气管镜等。又由于有机与分析化学的进展，临床医学逐渐广泛采用化学分析的检验方法来协助临床诊断，如血、尿、便三大常规的检验等，极大地提高了诊疗效果，促进和完善了诊断学。

（五）细菌学的发展

巴斯德（Pasteur L.，1822—1895）不仅是法国著名的自然科学家、化学家，也是一位杰出的细菌学家。当时法国的葡萄酒和啤酒由于运输时间过长出现变酸变苦，影响了法国的出口业，巴斯德积极为国家解决这个难题。经过研究，他不仅发现酒的变质与微生物有关，还发明了能消灭酒中微生物的巴氏消毒法，即把酒加热到约 60℃，持续 20～30 分钟。这样既杀死了致酒发酵的微生物，又不使酒因高温而蒸发。此外，他还采用隔离病蚕防止蚕病传染的方法有效控制了蚕病，使法国的蚕丝业免遭惨重损失；成功研制减弱炭疽杆菌毒力的疫苗；晚年时研制出狂犬疫苗，有效地预防了狂犬病的发生。

科赫（Koch R. L.，1843—1910）出生在德国的克劳斯特镇。他探讨了炭疽杆菌的生长条件，以及与牛羊和人类的关系。他指出，在动物体内培养了几代的炭疽杆菌，仍可引起动物患上炭疽病。科赫还潜心研究细菌学技术，有不少的建树。例如建立了把细菌干燥在玻璃片上的方法、给细菌拍照的方法、将细菌的鞭毛染色的方法等。1882 年又发现了结核分枝杆菌，翌年又发现了人的霍乱弧菌和结膜炎杆菌等。鉴于这些学术成就，科赫于 1880 年成为德国政府卫生研究所的研究员。1905 年获得诺贝尔生理学或医学奖。

（六）免疫学的进步

免疫的做法起源很早。中国的种人痘预防天花以及 18 世纪贞纳发明的牛痘接种法都可以说是免疫学的先驱。自动免疫和被动免疫模式的建立是从 19 世纪开始的。这两种免疫也称为特异免疫，因为它们是针对特定的病原体或是其产生的毒素而使机体产生免疫效应，达到防病或治病的目的。巴斯德把毒力减弱的炭疽杆菌注射到健康的牛羊，以预防炭疽病的发生，这是属于自动免疫。1890 年贝林（Behring E. L.，1854—1917）和北里柴三郎用白喉抗毒素防治白喉，使白喉病人的死亡率大幅度降低，这是被动免疫。

（七）外科学的进步

麻醉法的发明。19 世纪中叶，一氧化二氮（又称笑气）、乙醚、氯仿先后在临床上被用作全身麻醉药，提高了止痛和手术效果，这是外科学的一大进步。在这些全身麻醉药被发现不久，人们又在寻找只使手术部位失去感觉而不影响全身知觉的麻醉药。1884 年，维也纳医生科勒（Koller C.，1857—1944）成功地在眼、鼻等部位的手术应用可卡因（cocaine）作为局部麻醉药。之后美国人科宁（Corning L.）把可卡因注射到脊椎管内，发现可使下半身的感觉丧失。麻醉法的发明扩大了手术的范围，减轻了病人的痛苦，成为 19 世纪医学的一件大事。

无菌手术法。匈牙利产科医生塞麦尔威斯（Semmelweis J. P.，1818—1865）虽然不知道什么是微生物，但是他凭着实践和经验，有效地预防了产褥热。他发现由医学生接生的产妇的死亡率比由医生和护士接生的高得多，原因是医学生们常常在上完解剖课后，没有洗干净手就去给产妇接生。因此他认为产褥热主要是由于接生医生的手不干净引起的。于是塞麦尔威斯提议，从 1847 年 5 月中旬起，第一病房的医生在检查孕妇或产妇之前，都要用漂白粉溶液清洗双手，并用刷子仔细刷洗手指甲。这项简单的措施实行了 2 个月，就使第一病房的产褥热死亡率骤降。1861 年，塞麦乐威斯发表了关于产褥热的病因和预防的论著，介绍了预防产褥热的办法。英国外科医生利斯特（Lister L.，1807—1912）对伤口感染的认识比塞麦尔威斯深刻得多。他从巴斯德有关发酵是由微生物引起的理论中得到启发，提出了"伤口中的腐烂和分解过程是由微生物引起"的见解，猜想败血症等疾病是由微生物引起的。1865 年，他将苯酚消毒法应用于复杂的骨折手术中获得成功。他还用苯酚消毒手术台、手术室及伤口等，大大地减少了创伤化脓症和手术后的死亡率，但是还没有完全解决伤口感染的问题。直到 1886 年，德国人别格曼（Von Bergmann E.，1836—1907）采用热压消毒器进行消毒，外科才真正进入无菌手术时代。

（八）预防医学的兴起

18 世纪开始，人们已开始重视预防医学，特别是英国产业革命以后，城市人口集中、卫生环境恶化，促使预防医学向群体疾病防治迈进了一步，但是实施的程度和范围很有限。到了 19 世纪，预防医学进入了环境卫生阶段。人们注意对流行病学和环境卫生学方面进行调查研究，例如英国于霍乱大流行期间，开展对该病传染来源的调查，经过统计分析，显示霍乱的传染媒介是饮用水。于是从保证水源清洁着手，防止霍乱进一步蔓延。当时的一些社会事业家也深入到工人阶层，了解他们的生活和工作状况，并把搜集到的资料向社会公布，促使社会卫生改善。1856 年，英国的大学率先开设了公共卫生课程，使预防医学从医学中独立出来。

19 世下半叶，研究职业病的劳动卫生学，研究食品的食品卫生学、食品营养学等也相继建立。由于 19 世纪对环境卫生的重视及改进，有人把此阶段的预防医学工作称为第一次卫生革命的重要组成部分。

（九）护理学的确立

护理工作历史悠久，但长期以来不受重视。从事护理工作的护士地位低、素质差、待遇低。中世纪护士的待遇与杂工人员的一样，他们中的大多数既无专业知识又无护理经验。19 世纪下半叶，护理学作为一门科学迅速发展起来。护理学的奠基人是英国的南丁格尔（Nightingale F.，1820—1910）。她结合自己的亲身体会总结了护理工作的原则、经验、规律和培训的方法，为护理工作科学化作出了巨大贡献。

第三节　现代医学

医学科学和实践在 20 世纪有了空前迅速的发展，从 20 世纪物理学的革命开始，化学和生物学都产生了革命性的变化。20 世纪 50 年代后，技术科学也取得了前所未有的飞速发展，以原子技术、电子计算机技术、空间技术为代表的现代三大技术，以及自动化、半导体技术的出现，这一系列的进步推动着医学的发展。医学学科一方面越分越细，研究越来越深；另一方面，学科间的关系越来越密切，科学研究朝着综合性方向发展，使医学在基础理论、临床诊断和治疗等各方面都发生了深刻的变化，包括医学观念的变化、医学模式的转变、医学各学科的分化和综合、医学研究技术的改进、医学科学的社会化趋势等，形成了现代医学体系。

一、现代医学体系的建立与完善

医学的体系结构即医学领域内的结构组成。它是根据一定的目的和医学现状及发展趋势划分不同学科群的方法。研究医学的体系结构，有益于我们在整体上认识和把握医学的发展方向，学习和掌握合理的知识结构，改革医学教育，促进卫生立法及医疗卫生事业的发展。由于现代科学技术的推动，现代医学已发展为精密、定量、高度分化与综合的庞大科学知识与技术体系。随着自然科学和社会科学的发展，医学学科之间及医学与其他学科之间的相互交叉、相互渗透、相互联系增多，从而形成了现代医学比较完整的科学体系。

关于医学体系结构的划分，历来存在着不同的分类方法，如根据时代，分为古代医学、近代医学、现代医学等；根据医学发展的不同阶段，分为经验医学、实验医学和现代医学；根据国家、民族和地域，分为中国医学、印度医学、阿拉伯医学等；根据治疗手段，分为内科（系统）、外科（系统）；根据专业性质分为眼科学、耳鼻咽喉科学、妇产科学等。上述分类方法都有一定的价值和根据，也有存在的必要。但现代医学是一个庞大的学科群，关系错综、内容庞杂。就其整体来说涉及科研、教学、应用和管理等实践活动。如何有益于开展上述几个方面的工作，促进医学科学的发展，应该有一个统揽全局的划分方法。近年来，针对现代医学的体系结构出现了一些新的观点，例如把现代医学划分为四个组成部分，分别是基础医学、应用医学、理论医学和医药工程技术等。这些新的分类方法反映了处于变化之中的现代医学的一些特点，都是对医学本身进行反思的有益尝试。

（一）基础医学

基础医学的主要研究内容可大致划分为三个方面：人体形态结构研究、人体机能研究和疾病原因及机制的研究。

（二）应用医学

指维护和促进人类健康、预防和治疗疾病、使机体康复的学科群。包括：预防医学、临床医学、康复医学、特种医学等。

（三）技术医学（医药工程技术）

医学技术泛指为了研究人类的生命活动及其规律，研究疾病的发生、发展及其转归规律的物质手段、技能和方法的体系。医学技术是医学实现其诊治疾病、增进健康目的的重要手段，也是推动医学科学发展的重要条件。

（四）理论医学

理论医学是医学与社会科学相结合的交叉边缘学科群。有广义和狭义之分。广义的理论医学是指与基础医学和应用医学相并列的，以医学本身为研究对象，由诸多学科构成的学科群体。狭义的理论医学是指作为广义理论医学的分支学科的医学概论，这是一个独立的单一学科，它以医学本身为研究对象，以医学的过去、现在和未来为研究内容，探讨医学科学理论，实践，技术发生、发展的基本规律，使人们能够从宏观上对医学有所了解和把握。

二、现代医学的未来

在未来医学发展的过程中，医疗卫生信息技术、基因组学研究、干细胞技术、纳米生物技术、中西医结合应用于诊疗，对医学的发展都将产生重大影响。本书第五章将会对医学的进展作详细的介绍，本章不作重复。

（雒保军 郭丽君）

第二章 中医学的发展与现状

中医学（traditional Chinese medicine）是以自然科学为主体，多学科知识相交融的传统医学科学，是我国人民在长期的生产、生活和医疗实践中逐步形成并发展的科学、系统、完整、独特的理论体系。在古代哲学思想指导下构建成的一套以整体观念和辨证论治为基本特点的中医学理论体系，经历了由简单到复杂、由局部到系统、由实践积累到理论形成的过程。中医学有着悠久的历史，经历了数千年沧桑巨变，现在依然为中华民族的繁衍昌盛乃至世界人民的卫生保健事业作出巨大贡献，是中华民族优秀传统文化的一个重要组成部分。

第一节 中医学理论体系的形成与发展

一、中医学的起源

根据考古发现，在距今约一百多万年前，我们的祖先就已在广袤的土地上生活、劳动着，他们凭借一些稍经敲打的简陋石器和原始群团的活动，在与自然界和猛兽的长期斗争中，求得了生存，自发地形成对医学的感性认识，并逐步积累了原始的医药卫生知识。

原始人在长期的生活实践中，逐渐学会缝制衣服，从赤身裸体发展到以兽皮、树皮充当衣服，标志着人类卫生保健文明的开始。火的使用和人工取火，推动了人类由生食走向熟食，使食物易于消化，减少了肠胃病的发生。原始社会的生产力极其低下，人们都是共同采集、成群出猎，共同享用得来的食物。由于饥不择食，自然会误食某些有毒的植物，而发生呕吐、腹泻，甚至昏迷、死亡等情况。当然有时也会因为偶然吃了某些植物，使呕吐或腹泻减轻甚至消除。人们正是经过无数次这样的尝试和长期的经验积累，才逐渐认识了哪些植物对人体有害，哪些植物对人体有益，并进而有意识地加以利用，如食物、食疗、药物概念的产生和认可，初步积累了一些植物药的知识。正如《淮南子·修务训》记载："神农……尝百草之滋味，水泉之甘苦，令民知所避就。当此之时，一日而遇上七十毒"，生动地反映我们祖先发现植物药的过程。到了氏族公社后期，生产工具不断改进，不仅有了石刀、石锄、石杵等多种石制工具，还发明了弓箭，因此狩猎、捕鱼有了显著的发展，为原始人提供了较多的肉类食物。经过实践，人们又逐渐认识了某些动物药，如《山海经》关于"河罗鱼……食之已痈"和"有鸟焉……名曰青耕，可以御疫"的记载，是对我国古代人们从食用动物中发现动物药的佐证。后来，随着金属冶炼时代的到来，矿物药也相继出现。

原始社会，人兽杂处，碰撞搏斗在所难免，而部落间的械斗也是经常发生的。对于外伤，人们用泥土、野草、树叶和树皮等敷裹伤口。后来人们逐渐发现了一些适合于敷治外伤的外用药，这便是外治法的开始。

针灸术的起始一般定在新石器时代。人们首先是掌握了两头打制、挖制和磨制的技术，能够制出种类较多的石器，继而开始有了适合医用的砭石，久而久之发展成为针刺术；原始人在烘火取暖时，发现身体某些病痛得到缓解，进而用兽皮或树皮包上烧热的石块或砂土，贴附在身体的某一部位，以解除某些病痛，成了原始的热熨法。后来经过不断改进，采用树枝或干草作燃料，进行局部固定的温热刺激，治愈了许多病痛，从而形成了灸法。

由上可见，中医学起源的历史也是人类文明史的一部分，它是古代劳动人民长期为了自身的生存和发展与疾病乃至一切危险因素作斗争的文明史。它来源于感性认知，服务于理性实践。人类在长期的医疗实践活动中，逐渐形成了医疗理性认识，经过反复验证，不断更新、创造和发展，形成了中华民族特有的传统医药理论体系。

二、中医学理论体系的形成与发展

（一）中医学理论体系的形成

先秦两汉时期，科学文化日趋繁荣，不论社会科学，还是自然科学、生物科学都取得了长足的进步。在哲学、文学和史学等方面诞生了不少名著，为中医学理论体系的形成奠定了基础。在阴阳五行哲学思想的指导下，以天人合一的系统整体观，运用朴素辩证的科学思维方式，对以往的医药学实践经验进行系统总结、概括，形成了中医学的概念、规律、病因、病机等基本理论结构，从而初步建立了中医学的科学理论体系。如《黄帝内经》、《难经》、《伤寒杂病论》和《神农本草经》等医学典籍的相继问世，标志着中医学理论体系的初步形成。

《黄帝内经》包括《素问》和《灵枢》两部分，是我国现存最早的一部古典医籍，大约成书于春秋战国至秦汉时期。原书各9卷，每卷9篇，合计162篇。该书运用了阴阳五行学说，阐明了因时、因地、因人制宜等辩证论治的原则，体现了人体与外界环境统一的整体观念，奠定了中医学理论体系的基础。它总结了秦汉以前的医学成就，是我国早期的一部医学总集，代表了当时我国医学的最高成就。千百年来，它始终有效地指导着我国传统医学的临床实践，在国内为历代医学家所重视，而且对世界医学的发展亦有重要影响。

《难经》原名《黄帝八十一难经》，共计3卷（亦有分5卷的），作者及成书年代皆不详，传说为战国秦越人（扁鹊）所作，大约成书于西汉时期。该书内容简要、辨析精微，在《内经》的基础上，对经络、命门、三焦的论述有所发展，补充了《内经》的不足，是继《内经》之后的又一部中医经典著作。

《伤寒杂病论》为东汉末年张仲景所著，经宋代林亿等整理后，分为《伤寒论》及《金匮要略》两书。全书概括了中医的望闻问切四诊、阴阳表里寒热虚实八纲，以及汗吐下和温清补消等8种治疗方法。此书理、法、方、药齐备，正式确立了辩证论治法则，并具体指导临床实践，为我国临证医学的发展奠定了坚实的基础。

《神农本草经》是我国现存最早的药物学专著。成书年代说法不一，一般认为大约成书于东汉时期。全书共收载药物365种，其中植物药252种、动物药67种、矿物药46种。根据药物性能、功效的不同，分为上、中、下三品：上品为君，主养命以应天，一般来说，是毒性小或无毒的，多属补养类药物；中品为臣，主养性以应人，有的有毒，有的无毒，多属补养而兼有攻治疾病作用的药物；下品为佐使，主治病以应地，大多是除寒热、破积聚等攻治疾病的药物，其中有毒的居多，不可久服。这是中国药物学中最早、最原始的药物分类方法。书中还概括地论述了药物的四气（寒、热、温、凉）、五味（酸、苦、甘、辛、咸）、七情（单行、相须、相使、相畏、相恶、相反、相杀）等药物学理论，为中药理论体系的形成与发展奠定了基础。

（二）中医学理论体系的发展

1. 两晋隋唐时期　该时期是中医学理论体系的内容得到充实和系统化阶段。在脉学、病因、证候、临床治疗学等方面出现了不少专著。如晋朝王叔和著《脉经》，是我国第一部脉学专著；晋朝皇普谧著《针灸甲乙经》，是我国现存最早的针灸学专著；隋朝巢元方著《诸病源候论》，是我国第一部探讨病因、病机和证候学的专著；唐朝孙思邈著《千金要方》，该书首列妇人方3卷、少小婴孺方2卷，关于妇、儿病的特殊论述很详细；孙思邈所著《千金翼方》其内容以本草、伤寒、中风、杂病和疼痛等记述尤为突出。

2. 宋金元时期　该时期百家争鸣，中医学的理论体系发生了突破性的进展。如南宋陈无择的《三因极一病证方论》提出了著名的"三因学说"。"金元四大家"刘完素、张子和、李东垣和朱丹溪。刘完素主张六气（风、寒、暑、湿、燥、火）皆从火化，认为病因以火热为多，提倡火热学说，用药多属寒凉，被称之为"寒凉派"。张子和提出"邪去正安说"，在治疗上善于运用汗、吐、下三法，尤其注重下法，被称之为"攻下派"。李东垣提出"胃气为本说"，提出"补中益气"即补脾益胃的治疗方法，被称之为"补土派"。朱丹溪提出"阳常有余，阴常不足"之说，被称之为"滋阴派"。

3. 明清时期　是中医学理论的综合汇通和深化发展阶段。清代的主要医学成就是温病学说，医家总结了几百年来治疗热性病的经验，如吴鞠通《温病条辨》、叶天士《温热病篇》、王孟英《温热经纬》等书。这些著作对温病的病因、病理和辨证论治作了比较系统的论述，弥补了"伤寒论"的不足，对我国劳动人民的健康起了重大作用。明代李时珍撰成《本草纲目》一书，共25卷，总共16部、60类，载药1892种，附方11 096条。该书对后世药物学的发展作出了重大贡献，为祖国医药学的一份宝贵遗产，后来传到日本、欧洲，译成日、英、法、德、俄等多种文字。

三、中医学独特的理论体系

中医学理论体系有三个基本特点，即整体观念（holism）、恒动观念和辨证论治。整体是指统一性、完整性和相互联系性。中医学理论认为人体是一个有机的整体，人与自然界息息相关、密切相连，人体受社会、生存环境的影响，这种机体自身整体性思想及其与内外环境的统一性，称之为整体观念。整体观念包括：人是一个有机整体、人与自然界的统一性、人与社会环境的统一性。

恒动，就是不停顿的运动、变化和发展之意。中医理论认为：一切物质，包括整个自然界，都处于永恒而无休止的运动之中。"动而不息"是自然界的根本规律，运动是物质的存在形式及其固有属性，自然界的各种现象包括生命活动、健康、疾病等都是物质运动的表现形式，因此，运动是绝对的、永恒的，摒弃一成不变、静止、僵化的观点，这称之为恒动观念。

辨证论治（treatment based on syndrome differentiation），是中医诊断疾病、治疗疾病的基本方法，是中医临床的诊疗特点，也是中医学的基本特点之一。辨证是将望、闻、问、切等诊法所收集来的资料、症状和体征，在中医理论指导下，通过比较、分析和综合，辨清疾病的原因、性质、部位、发展阶段及正邪之间的关系等，最后概括、判断为某种性质的证，因而辨证的过程就是对疾病病情作出正确的全面分析、推理、判断、诊断的过程。论治是根据辨证的结果，确定相应的治疗原则和方法。辨证是确定治疗的前提和依据，论治是治疗疾病的手段和方法，二者密切相连、不可分割。

以上三个特点是中医学所独有的。随着中医学的不断发展，其内容也将会不断地完善和提高，在防治疾病的实践中发挥出更大的作用。

第二节　中医学概况

一、阴阳五行

阴阳学说（The Theory of Yin-Yang）认为宇宙间任何事物都具有既对立又统一的阴阳两个方面，经常不断地运动和相互作用。这种运动和相互作用是一切事物运动变化的根源。古人长期生活在自然环境中，接触到日月往来、白天与黑夜、夏热与冬寒、晴天与阴天等两极现象的变化，因而自然地产生了阴阳两个对立面的感性认识，而后逐渐引申到一切事物或现象的研究之中。凡是光明、温暖的事物或现象便归属于阳；凡是黑暗、寒冷的事物或现象便归属于阴。《类经》说："阴阳者，一分为二也。"便是古人对"阴阳"认识的精辟论述。阴阳学说渗透于中医学的各个方面，构筑了中医学理论体系的基本框架，指导着历代医学家的理论思维和诊疗实践。阴阳学说在中医学中的应用包括：用阴阳归属人体组织结构，概括生理功能，说明病理变化，指导疾病诊断、治疗。中医学认为疾病的发生、发展及其变化的根本机制在于阴阳失调，故在诊察疾病时，应当善用阴阳归纳机体的种种征象，从而对病理状态的总体属性作出判断，制订相应的治疗原则。如辨别声息分阴阳：语声高亢洪亮、言多而躁动等为阳，大多属于实证、热证；语声低微无力、少言而沉静等为阴，大多属于虚证、寒证。呼吸有力、声高气粗者，大多属于阳证；呼吸微弱、动则气喘者，大多属于阴证。

五行学说（the five elements）同阴阳学说一样，也属哲学概念，是一种认识和分析事物的思想方法。"五行"，就是自然界中"木、火、土、金、水"这五类物质。五行学说是指这五类物质的运动变化，以及它们之间的相互关系，以相生、相克作为解释事物之间相互关联及运动变化规律的说理工具。祖国医学中，首先以归类的方法，说明人体各部位之间与外在环境之间的相互关系（表2-1），其次是在五行归类的基础上，以五脏为中心，以五行的相生、相克关系，说明人体各部位之间在生理过程中的关系。在病理情况下，也以这种关系分析判断病情。

表2-1 事物五行属性归类表

自然界									五行	人体								
五时	五味	五色	五谷	五化	五气	五方	五季	五音		五脏	五腑	五官	五体	五华	五志	五液	五神	五声
平旦	酸	青	麦	生	风	东	春	角	木	肝	胆	目	筋	爪	怒	泪	魂	呼
日中	苦	赤	黍	长	暑	南	夏	徵	火	心	小肠	舌	脉	面	喜	汗	神	笑
日西	甘	黄	稷	化	湿	中	长夏	宫	土	脾	胃	口	肉	唇	思	涎	意	歌
日入	辛	白	谷	收	燥	西	秋	商	金	肺	大肠	鼻	皮	毛	悲	涕	魄	哭
夜半	咸	黑	豆	藏	寒	北	冬	羽	水	肾	膀胱	耳	骨	发	恐	唾	志	呻

二、脏象学说

"藏象"一词，首见于《素问·六节脏象论》。藏，指隐藏于体内的脏器。象，其义有二，一指脏腑的解剖形态，"象者，像也。论脏腑之形象，以应天地之阴阳也"（《黄帝内经素问集注·卷二》）。其二指脏腑的生理病理表现于外的征象。"象"是"藏"的外在反映，"藏"是"象"的内在本质，两者结合起来就叫做"藏象"。"藏象"今作"脏象"。脏象是人体系统现象与本质的统一体，是人体脏腑的生理活动及病理变化反映于外的征象。中医学据此作为判断人体健康和诊断、治疗疾病的依据。

脏象学说（theory of visceral manifestations）是研究脏腑形体官窍的形态结构、生理活动规律及其相互关系的学说。它认为人体是以心、肝、脾、肺、肾五脏为中心，以胆、胃、大肠、小肠、膀胱、三焦等六腑相配合，以气、血、精、津液为物质基础，通过经络内而五脏六腑、外而形体官窍所构成五个功能活动系统。这五个系统不仅都受天地四时阴阳的影响，与外界环境息息相通；同时互相之间也紧密联系，从而使人体局部与局部、整体与局部，以及人体与外界环境成为一个复杂的网络结构。

五脏：心、肝、脾、肺、肾合称五脏。从形象上看，五脏属于实体性器官；从功能上看，五脏是主"藏精气"，即生化和贮藏气血、津液、精气等精微物质，主持复杂的生命活动。所以说："五脏者，藏精气而不泻也，故满而不能实（《素问·五脏别论》）。"满，指精气盈满；实，指水谷充实。满而不能实，就是说五脏贮藏的都是精气，而不是水谷或废料。

六腑：胆、胃、小肠、大肠、膀胱、三焦合称六腑。腑通"府"有府库之意。从形象上看，六腑属于管腔性器官；从功能上看，六腑是主"传化物"，即受纳和腐熟水谷、传化和排泄糟粕，主要是对饮食物起消化、吸收、输送、排泄的作用。所以说："六腑，传化物而不藏，故实而不能满也（《素问·五脏别论》）。"六腑传导、消化饮食物，经常充盈水谷，而不贮藏精气。因传化不藏，故虽有积实而不能充满。但应指出，所谓五脏主藏精气、六腑传化糟粕，仅是相对地指出脏和腑各有所主而已。实际上，五脏中亦有浊气，六腑中亦有精气，脏中的浊气，由腑输泻而出，腑中的精气，输于脏而藏之。

奇恒之腑：脑、髓、骨、脉、胆、女子胞六者合称奇恒之腑。奇恒之腑，形多中空，与腑相近，内藏精气，又类于脏，似脏非脏，似腑非腑，故称之为"奇恒之腑"。所以说："脑、髓、骨、脉、胆、女子胞，此六者，地气之所生也，皆藏于阴而象于地，故藏而不泻，名曰奇恒之腑（《素问·五脏别论》）。"

脏象学说的特点：以五脏为中心的整体观是脏象学说的基本特点。脏象学说的研究对象是具有生命活力的人。人体是以五脏为中心的、极其复杂的有机整体。人体各组成部分之间，在形态结构上密不可分，在生理功能上互相协调，在物质代谢上互相联系，在病理上互相影响。人体的生理病理又与外界环境相通应，体现了结构与功能、物质与代谢、局部与整体、人体与环境的统一。以五脏为中心，从系统整体的观点来把握人体，是脏象学说的基本特点。

脏象学说贯穿在中医学的解剖、生理、病理、诊断、治疗、方剂、药物、预防等各个方面，在中医学理论体系中，处于十分重要的地位。

三、病因病机

病因，泛指引起人体发生疾病的原因，又称"致病因素"、"病邪"等。致病因素有多种，诸如气候异常、戾气侵袭、精神刺激、饮食失宜、劳逸不当、跌扑损伤及虫兽所伤等，均能导致疾病发生。常见的致病因素有：外感致病因素，包括六淫（风、寒、暑、湿、燥、火）、疠气；内伤致病因素，包括七情（喜、怒、忧、思、悲、恐、惊）、饮食失宜、劳逸失度；以及"其他致病因素"，包括痰饮、瘀血、外伤。

病因具有相对性的特点：一是指有些致病因素的致病与非致病具有相对性。如六气（风、寒、暑、湿、燥、火），是自然界六种不同的气候变化，七情（喜、怒、忧、思、悲、恐、惊）及饮食劳逸等，正常情况下是人体的正常情志反映和生理需要，并不导致机体发病，只有在异常情况下才会演变为致病因素；二是指病理产物与病因具有相对性。如痰饮、瘀血等是疾病发展过程中形成的病理产物，这些病理产物一经形成，反过来又可引起新的病理改变，此时它则成为新的致病因素。

四、诊法与辨证

诊法，是指中医诊察和收集疾病有关资料的基本方法，主要包括望、闻、问、切四法，简称"四诊"（the four diagnostic methods）。望诊是对病人的神色形态、舌质、舌苔、排泄物、分泌物进行观察，以了解疾病的变化；闻诊是听病人语声大小、呼吸粗细、咳嗽的轻重及闻某些气味，以了解病情；问诊是询问病人的自觉症状、病因、病情变化、诊治经过及既往史等情况，以了解病情；切诊是通过切脉、按肌肤、按四肢手足、按胸腹、按俞穴等，以了解疾病的变化。

人体是一个有机的整体，人体皮肉筋骨脉、经络与脏腑息息相关，且以脏腑为中心，以经络相通联，外部的征象与内脏功能关系密切，因而局部病变可影响全身，内脏病变也可从神色、形态及五官、四肢、体表等外在征象反映出来。《丹溪心法》说："欲知其内者，当以观乎外；诊于外者，斯以知其内。盖有诸内者必形诸外。"所以，通过望、闻、问、切四诊来收集有关疾病的全部资料，进行科学的整理和归纳，并进行分析、综合、推理、判断，以探求疾病的本质，从而为辨证论治提供充分的依据。

中医学的辨证方法主要有八纲辨证、脏腑辨证、六经辨证、卫气营血辨证和三焦辨证等，其中八纲辨证（阴、阳、表、里、寒、热、虚、实）是各种辨证的总纲。脏腑辨证主要应用于内科杂病，它是其他各种辨证的基础。六经辨证（太阳、阳明、少阳、太阴、少阴、厥阴）是《伤寒论》辨证论治的纲领，是东汉张仲景所创立，用于对外感伤寒发生发展过程中所表现出的证候进行分类归纳的一种辨证方法。卫气营血辨证是将外感温热病在其病程发展过程中所表现出的证候，进行分析、归纳，概括为卫、气、营、血四个不同阶段的证候类型，用于说明其病位深浅、病情轻重，以及各阶段的病理变化及其传变规律，为临床治疗提供依据。

五、预防与治则

中医历来十分重视对疾病的预防，明确地提出了"治未病"的预防思想。在《素问·四气调神论》中说："圣人不治已病治未病，不治已乱治未乱，……夫病已成而后药之，乱已成而后治之，譬犹渴而穿井，斗而铸锥，不亦晚乎。"强调"防患于未然"的原则。所谓治未病，包括未病先防和既病防变两个方面的内容。

中医的治则有调整阴阳、扶正祛邪、标本缓急、因人因地因时制宜等。中医认为，疾病的发生是人体阴阳失调的结果，所以调整阴阳是治疗疾病的根本法则。方法是补其不足、损其有余。疾病的过程就是正气与邪气相互斗争的过程，治疗疾病就是要扶助正气、祛除邪气。治病求本也是重要原则之一，但在运用时要根据标本缓急不同，急则治其标，缓则治其本，标本兼治。因人制宜，就是要根据病人年龄、性别、体质等情况，区别对待。因地制宜，就是根据不同地区的地理环境特点来处方用药。因时制宜，就是根据不同季节的气候特点来考虑处方用药的差别。

第三节　中医学的现状与发展

一、中医事业快速发展

新中国成立后，党和政府对中医药事业的发展极为重视。在 1950 年第一届全国卫生工作会议上，就制定了包括"团结中西医"在内的三大卫生工作方针。1958 年，毛泽东同志在卫生部党组关于"西学中"班的总结报告上批示："中国医药学是一个伟大的宝库，应当努力发掘、加以提高"，强调了发扬祖国医学遗产的重要性。在 1982 年颁布的宪法中，将"发展现代医药和传统医药"正式载入宪法总纲第二十一条，传统医药的发展有了法律的保证。1986 年，中央人民政府批准成立国家中医药管理局，加强了对全国中医药事业的全面领导。1996 年由党中央、国务院召开的全国卫生工作会议上，在新时期卫生工作方针中明确强调"中西医并重"，极大地促进了中医药事业的进一步发展。

新中国成立后，数以万计的中医师被分配到国家医疗、教学、科研机构工作，并对几十万在职中医师进行培训。全国还陆续办起了一些中医医院。到 1992 年，全国县以上的中医医院已有 2187 所，病床 234 333 张，中医技术人员 362 612 人。目前，全国已有中医药大学及中医学院 30 所，地市以上研究机构 57 所，还陆续招收、培养了一批又一批的硕士研究生和博士研究生，使中医药人员队伍进一步得到壮大，专业素质显著提高，同时还掌握了大量现代科学研究技术，具备国际交流的能力，为新世纪中医药的发展奠定了人才基础。中医学院、中医药大学等高等院校及各种研究机构相继成立，已成为我国卫生战线防病治病的重要卫生力量。

二、中医科学研究取得突出成果

近年来，中西医结合工作，无论在人才队伍的建设方面，还是在对中医基础理论研究及临床研究方面，均有了较深入的发展，取得了一些重要的成果，受到了国内外医学界的赞扬。

在中西医结合队伍的建设方面，从 1956 年开始，全国各地普遍开办西医离职学习中医班，培养了一批热爱中医，学习中医，掌握中、西医两套本领的医生，成为从事中西医结合工作的骨干。随着中西医结合工作的进一步深入，中西医队伍逐步扩大，已成为我国卫生工作中一支不可缺少的重要力量。

运用现代医学科学手段，在中医基础理论的研究方面取得了很大成就。如对脏象学说中"肾"的研究，通过补肾法不同药物配伍组成复方，以"肾-骨-髓-血-脑"中肾精亏虚所导致的疾病为切入点，研究了"肾主骨"与佝偻病和骨质疏松的关系；"肾主骨生髓，髓生血"与肾性高血压和肾性贫血的关系；"髓通脑"、"脑为髓之海"与精神分裂症和老年痴呆的关系；"肾主生殖"与性激素调节的关系；"其华在发"与黑色素代谢等的关系，对中医肾本质的部分内容作了传承性的基础与临床研究。又如对脏象学说中"肝"的研究，从肝及肝脾相关、肝肾同源角度研究神经-内分泌-免疫网络，丰富肝脏学说的科学内涵。再如"脾"的研究，有学者认为，慢性肾衰竭以脾肾两虚为多，或为气虚，或为阳虚，而慢性肾小球肾炎迁延所致的肾衰竭尤为常见。治疗从脾肾入手，以补益脾肾、温化湿浊方药为主。治疗 IgA 肾病时重视脾肾相关理论，补肾方面，不论温补肾阳或滋补肾阴，并据肾虚损之阴阳偏胜，或于阴中求阳，或于阳中求阴，强调平补。证的本质特别是"阴虚证"、"阳虚证"、"血瘀证"的研究，脉诊的研究，经络及气功的研究等均已取得了可喜的成就。如"血瘀证"与人体内皮细胞、一氧化氮、降钙素、单核细胞及白细胞等均关系密切。

在临床研究工作中，如中西医结合治疗骨折，中西医结合治疗急性阑尾炎、溃疡病急性穿孔、急性肠梗阻、急性胰腺炎、胆道蛔虫症、胆道结石及泌尿系统结石、异位妊娠等急腹症，以及抗疟中药"青蒿素"研究的成功，均是中西医结合的硕果。针刺麻醉的创造，在麻醉学发展史上写下了新的篇章。目前我国应用针刺麻醉不仅可以进行一般小手术，也适用于开颅、心内直视手术、腹腔复杂手术、股骨颈三刃钉内固定术等。全国已做各种针麻手术约 200 万例以上，用于各种手术 100 多种，有些手术的优良率达 80％～90％。关于针麻原理的研究，也取得了初步的成绩，提出了一些新的研究课题，为今后进一步运用现代科学知识和方法，结合传统医学的理论，研究针麻原理打下了基础。针刺麻醉的应用目前虽然还有不足之处，但它确实使我国在这个学科领域内跃居世界领先地位，这也是我国对世界医学发展的一项新贡献。

三、中西医结合对世界医学的成就及新进展

中医对世界医学的影响尤其深远，早在 16 世纪的《种痘新书》就被世界医学界誉为"人工免疫法"的先驱。明代李时珍的《本草纲目》被译成多种文字流传国外。直到近代，由于中医事业的辉煌成绩，更引起了国际医学界的重视。从 20 世纪 70 年代以后，数度出现了国际性"中医热"、"针灸热"和"中药热"，说明中医学在国际上具有独特的优势和强大的生命力。在国外，成立了不少中医团体和医疗机构，中医科研和中医教育也受到空前重视。

为了加强对中医的认识和学术的交流，许多国家，尤其是发达国家，已相继成立中医学术团体。法国是西方最早研究针灸的国家，早在 17 世纪就出版了有关中医的书籍，并使用针灸

治病，其后，陆续成立了全国性针灸组织 10 余个，还有"国际针灸学会"、"国际耳针协会"、"地中海针灸学会"和"世界针灸医师与针灸学会科学联盟"等国际性针灸团体，出版了《针刺学》、《经络》等学术刊物；美国接受针灸术虽晚，但在 20 世纪 70 年代初期也掀起了"针灸热"，成立全国性针灸学术团体 3 个，以及"国际疼痛研究协会"（研究针刺镇痛）、"国际针刺与电疗研究协会"等国际性的学术组织，与针灸相关的刊物亦相继问世；日本的中医学术团体则更多，仅针灸学术团体就有 20 多个，针灸师 10 余万人；在加拿大、韩国、新加坡等国家，中医的影响就更大。到 20 世纪 90 年代初，世界上已有近三分之二的人口接受过包括中药、针灸、气功、按摩等方法治病防病，其中以发达国家较为明显。

许多国家已不满足于对中医的运用，还注意到中医理论体系的特殊性、神秘性和合理性，产生了探索中医治病原理的愿望。日本科学技术厅曾组织 10 余所研究机构的专家教授，制订了"关于科学地证实'证'、经穴及确保生药资源的综合研究"的规划；近来，日本又以 15～20 年时间和 33 亿美元为代价，围绕中医的奥秘制订了"人体新领域研究计划"。韩国学者在中药方剂的实验研究方面，除了进行一般的镇痛、镇静、解热、镇痉和抗炎等中枢神经系统药理作用研究外，还尝试对方剂作有效成分的化学提取。法国太空研究中心的生命科学部已与我国中医界合作，运用中医学原理研究如何克服人体在失重情况下的反应。法国也很重视对中医古典文献的研究，已经将《内经》等 10 部医籍译成法文出版，国内共有 18 家中医研究机构，出版学术刊物近 10 种。不断壮大的国际中医研究队伍和不断提高的科研水平，必将加快中医现代化前进的步伐。

自 1975 年受 WHO 的委托，我国开始在北京、上海、南京举办国际针灸培训班，为世界各国培养针灸人才，来中国学习、进修中医的人数日益增多。近 20 年来，仅设在这 3 个城市的国际针灸培训中心就为 120 多个国家和地区培养针灸医师 5000 余人。目前，许多中医院校和医疗机构也采取了多种形式为世界各国培养中医人才。同时，有些国家如日本、法国、韩国、新加坡等也在创办自己的中医教育，为中医学在世界范围的广泛传播作出了贡献。

事实证明，中国医药学是一个伟大的宝库，它在现代科学发展的进程中所体现出的科学价值，不仅为医学家、科学家及广大群众所重视，也受到越来越多的国家和人民的关注与信赖，它必将成为全人类的共同财富。

（胡　燕　宋焱峰）

第三章 医学模式的转变

医学模式（medical model）是指在不同历史阶段和科学发展水平条件下，人们在观察和处理人类的健康和疾病问题时的标准形式和方法。医学模式的核心是科学的医学观。它研究医学的属性、职能和发展规律，是人们从总体上认识健康和疾病及其相互转化的哲学观点，包括健康观、疾病观、诊断观、治疗观及死亡观等。医学模式包括了医学认知模型（一定历史时期人们对医学自身的认识）和医学行为模式（一定历史时期医药实践活动的行为范式），即医学模式既体现医学观，也体现方法论，影响着某一时期整个医学工作的思维及行为方式，是医学理论研究和技术实践的指导思想。医学模式的演变是自然规律和必然进程。迄今为止，医学模式的发展主要经历了神灵主义医学模式、自然哲学医学模式、机械论医学模式、生物医学模式和生物-心理-社会医学模式等五个阶段。

第一节 神灵主义医学模式

一、神灵主义医学模式产生的背景

在远古时代（大约从原始社会末期到奴隶社会初期），生产力极其低下，人们还处在蒙昧状态中，科学的思维方法尚未确立，对许多自然现象和自身的生理、病理现象如雷鸣、闪电、云霓、风雨、旱涝、疾病、死亡等既不能认识和解释，又无从掌握和控制。于是产生了对超自然力量（supernatural force）的崇拜，原始的宗教观念占据了人们意识形态中的统治地位，这就使得人们对健康和疾病的认识是一种超自然的理解。

二、神灵主义医学模式的内涵及其意义

神灵主义医学模式（spiritualism medial model）是用超自然力量的作用来解释人类健康和疾病的医学观，也被称为巫医模式。它是一种唯心主义的医学观，它把自然现象和自身的生理、病理现象都归结为神驱鬼使，认为世界上存在着超自然的神灵在支配着人类的健康与疾病，生命与健康乃神灵所赐，疾病和灾祸是天谴神罚、妖鬼作祟；死亡是"归天"，是天神召回灵魂；要"治疗"疾病需求神问卜来祈祷神灵的宽恕，或使用巫术等手段消除邪恶等超自然力量；通过行善积德可以预防疾病、健康长寿。在人类社会的早期阶段，世界范围内的几个文明古国都产生了类似的神灵主义医学模式。如古巴比伦人认为病魔像一头怕见到自己形象的怪鹰，于是家家户户门前悬挂黏土做的怪鹰以驱灾辟邪；古埃及人相信灵魂不灭，将死者的遗体加工制成木乃伊；我国古代神农被视为尝百草的药神，《山海经》还记载了掌管医药的灵山十巫等。

在这种把病因归咎于某种超自然力量的医学理论引导下，医学实践方式就以巫医的占卜、祭祀、祈祷、念咒等为主，但有时也会使用一些简单的药物或体操疗法等治疗方法。医术和巫术混杂在一起是神灵主义医学模式的一个特征。

神灵主义医学模式是在早期落后的生产力和科学技术水平下人类认识能力局限性的体现，

反映了原始的宗教思想和唯心主义的哲学观。从本质上说，不论是在知识形态层面上，还是在实践层面上，神灵主义医学模式都是荒诞的，它既未揭示人体疾病的本质，也未给人们提供治疗疾病的科学方法。所以在医学史界，对神灵主义医学模式比较普遍地采取了全盘否定的态度。但我们应该看到，神灵主义医学模式是有一定的历史作用的。它增强和鼓舞了人们战胜疾病的勇气和力量，保存和传播了原始人类的医药经验，如古埃及人留下来的纸草文记载了止咳药、吸入药、熏蒸药、坐浴药、灌肠药等一百多种药物以及妇科和外科方面的治疗方法等，从而在一定程度上为古代医学的诞生创造了条件。

第二节　自然哲学医学模式

一、自然哲学医学模式产生的背景

原始社会的解体和奴隶制国家的形成，将社会生产力和科学技术推进到一个新的水平。在此历史条件下，人们逐渐对宏观宇宙、世界万物有了较粗浅的认识与理性的概括，形成了朴素唯物的、自发辩证的自然哲学观。在古希腊，"科学之父"泰勒斯提出"万物起源于水又复归于水"。之后又有阿克那西曼德和阿克那西美尼等提出了万物的本原是"无限"、"气"、"火"等。德谟克利特进一步提出了原子论，并把原子称为"元素"，认为物质是由极小的原子构成的。恩培多克勒提出的"四根说"认为世界万物由水、气、火、土四种元素构成。而在我国，形成于商周时代的阴阳五行概念，凭借着直观方法，以抽象的哲学原则为基础，从运动的、发展变化的和相互联系的观点出发，把天、地、人融为一体，从整体上对自然界进行思辨性研究。自然哲学医学模式（natural philosophical medical model）是以这些朴素唯物主义的自然哲学理论为基础的思维方式来解释健康和疾病的医学模式。从某种意义上说，自然哲学医学模式是由自然哲学进化而来的。

二、自然哲学医学模式的主要内容及其局限性

随着生产力的发展和文化的进步，人们逐渐摆脱了原始的宗教观念的束缚，开始对自然现象有了初步的理解与认识，自然哲学观逐渐形成。自然哲学者追索自然现象的本质，求其共同要素，把生命现象也作为重要的对象进行研究。随之，在古希腊、中国、古埃及、古印度等地相继产生了朴素的、辩证的整体医学观。

在古希腊，"西方医学之父"希波克拉底在恩培多克勒的"四根说"的基础上，提出了"四体液"学说（图3-1），认为人体是由心脏产生的血液、脑产生的黏液、肝产生的黄胆汁和脾产生的黑胆汁四种体液组成，它们的混合比例变化决定了人的健康、疾病和性格。四种体液处于平衡状态即为健康，失衡则导致疾病，而治疗疾病就需要对体液进行调整。同时强调人体与自然相统一，认为研究病人所处的内、外环境比研究疾病更为重要。在我国，这一时期也形成了以天人合一思想为特色、阴阳五行学说为基础的自然哲学医学模式。阴阳五行学说认为世间万物皆由金、木、水、火、土五种元素构成，其被纳入中医理论体系，与人体的肺、肝、肾、心、脾相对应，五行相生、相克（图3-2）。若生克适度、推动平衡则构成生命或健康。同时认为致病因素有内因——喜、怒、忧、思、悲、恐、惊，即"七情"，也有外因——风、寒、暑、湿、燥、火，即"六淫"。

由此可见，这一时期不论是中医还是西医的整体观和辩证论都是类似的，都认为不仅人是一个整体，而且人与外部环境也是一个整体；人体不仅需要内部平衡，也需要与外界环境保持平衡。这就意味着开始把健康与疾病和人类生活的自然现象与心理活动联系起来进行观察和思考，也就是用自然哲学理论为基础的思维方式来解释健康与疾病。

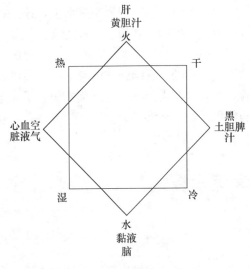

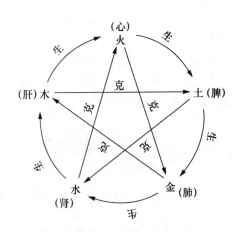

图 3-1   "四体液"学说   图 3-2   五行生克图

自然哲学医学模式包含了朴素唯物论与自然辩证法的成分，开始用直观的"元素"来解释生命、健康和疾病，对人体和疾病本原的认识已摆脱了超自然力量的束缚，这是医学模式的历史进步。在此医学模式引导下产生的系统的中国古代医学沿用至今，对祖国医学的发展起到了重要作用。但自然哲学医学模式受经验哲学和科技水平的限制，建立在直观的基础上，有时依赖思维性的推测来弥补观察的不足，忽视了实验研究的作用，这样就存在一定的缺陷。随着时代的进步和医学科学技术的不断发展，其局限性日益突出，从而不可避免地被更进步的医学模式所取代。

第三节   机械论医学模式

一、机械论医学模式产生的背景

15 世纪下半叶，新兴资产阶级要求发展与资本主义相适应的思想和科学文化，掀起了"文艺复兴运动"，极大地推动了生产力的发展和科学技术的进步。从哥白尼的"日心说"到开普勒的"天体运行理论"，从伽利略所领导的实验科学的兴起到牛顿确立了力学的"三大定律"，形成了古典力学的理论体系。随着这一系列自然科学的进步，人们逐渐从宗教神学的禁锢中解放了出来，形成了用"力"和"机械运动"去解释一切自然现象的形而上学的机械唯物主义自然观。

二、机械论医学模式的内涵及其影响

机械论医学模式（mechanistic medical model）是以机械论的观点和方法来观察和解释健康与疾病的医学模式。它认为一切事物都可用物质的机械运动予以解释，人的生命、感觉和思维活动都是人体各部分机械运动的结果。这种机械唯物主义人体观的主要代表人物包括笛卡尔、拉美特利等。法国著名哲学家、物理学家笛卡尔的"动物是机器论"试图完全用物理学中的机械定律来解释生命现象，认为人与动物的不同就在于"人是有灵魂的机器"。法国哲学家、医生拉美特利则提出人体是一架会自己发动自己的机器，体温推动它，食物支持它；疾病是因机器某部分故障、失灵所导致，医生的任务就是修补、完善机器。

机械论医学模式使医学摆脱了宗教神学、经院哲学以及唯心主义哲学的影响，并把实验方法引入了医学领域，医学研究得到了迅猛发展。1628 年，英国医生哈维发表的《心血运动论》提出了人体血液循环理论，标志着近代生理学的诞生；瑞士医生桑克托瑞利用伽利略的机械力学原理发明了体温计、脉搏计以及多种外科手术器械；17 世纪 50 年代，荷兰人列文·虎克发明了显微镜，打开了研究微观世界的大门；生物学家博雷利运用力学原理对肌肉收缩、心脏的搏动、咀嚼和胃肠蠕动等方面进行了研究；"病理学之父"莫干尼创立了"器官病理学"，随后法国医生毕夏创立了"组织病理学"，把对机体的研究推进到了组织水平。但机械论医学模式完全用力学尺度来衡量有机的过程，把复杂的生命现象简单地用机械原理来解释，忽视了人体的社会属性、生物性和心理变化的复杂性，从而必然导致对人体生命活动的观察研究和疾病病因分析的机械性、片面性和局限性。

第四节　生物医学模式

一、生物医学模式的产生及其特点

生物医学模式（biomedical model）的诞生与 18 世纪下半叶和 19 世纪的工业革命及科技发展密切相关。随着生物学理论及显微技术的建立和应用，解剖学、组织学、生理学、病理学、寄生虫学、药理学、免疫学等医学基础学科得到了蓬勃发展，医学的研究逐渐从宏观步入微观，并进入到分子水平，同时从定性研究发展到精密的定量研究。19 世纪划时代的三大发现——能量守恒和转化定律、生物进化论和细胞学说，揭示了自然界的辩证本质，促使物理学、生物学、化学渗透到包括医学在内的各个科学领域中。19 世纪中叶，法国化学家、微生物学家巴斯德利用显微镜观察到了许多病原微生物；随后德国科学家科赫发现了炭疽杆菌、结核分枝杆菌和霍乱弧菌等，并创立了微生物学的一些基本实验技术，如分离纯化、培养、接种、消毒、细菌染色及显微摄影等，开启了"细菌学时代"。至 19 世纪下半叶，已先后发现了二三十种病原菌，揭开了结核病、鼠疫、霍乱、伤寒等传染性疾病的神秘面纱，为解决工业化和都市化导致的日益突出的传染病问题打下了理论基础，同时也推动了外科灭菌法和无菌技术的使用。生物电的发现使医学进入了实验生理学阶段。1895 年德国物理学家伦琴发现了 X 射线，推动了诊断学的发展。在基础医学发展的基础上，临床医学和预防医学也得到快速发展，如外科手术三大难题（疼痛、感染和失血）基本得到了解决。这些都使得人们对健康和疾病的认识逐渐深入，生物学科体系逐步形成和完善，且分科越来越细，研究越来越专，从而形成了一个庞大的医学体系。

生物医学模式是人们以生物学知识为基础，主要从人体的生物属性来观察和分析健康与疾病的医学模式。它重视疾病的生物学因素，并以此来解释、诊治和预防疾病。其最主要的特征是认为任何疾病都要有生物学上的证据，即要求任何疾病都可以在器官、组织、细胞或生物大分子水平上找到可以检测的形态变化或生理生化上的异常，都可以确定出生物的或理化的特定原因，都应找到特异的治疗手段，疾病完全可以用偏离正常的可测量的生物学（躯体）变量来解释。这种注重实验的科学的唯物主义医学模式极大地推动了医学的发展。

二、生物医学模式对医学发展的作用及其不足

生物医学模式的产生和发展，使人类的卫生保健事业真正地进入了科学的时代。19 世纪在欧洲工业化开始较早的国家，工业化、都市化导致的卫生问题特别是传染病问题日益突出。随着细菌学的发展和生物医学模式的逐渐形成，人们对抗感染治疗及疾病发病机制的认识提高到细胞分子水平。20 世纪上半叶，以改善公共卫生等社会措施为基础，在生物医学模式的指引下，采用预防接种、杀菌灭虫和抗菌药物这三大武器进行疾病防治，在较短的时间内取得了

明显成效，急、慢性传染病和寄生虫病的发病率和病死率显著下降，这是人类第一次卫生革命的重大胜利。在疾病诊断方面，借助细胞病理学、X线、心电图等手段，可以对一些器质性疾病作出较准确的诊断。在疾病治疗方面同样有较大的进步，如在外科手术中注意无菌操作，并联合应用麻醉剂和抗菌药物，有效地减轻了病人的痛苦，防止了伤口感染，提高了治愈率。

随着社会的进步和医学科学的发展，生物医学模式的不足之处也逐渐显现出来，主要表现在生物医学模式过分强调人的生物属性，不考虑或很少考虑社会和心理因素在疾病发生、发展和转归过程中的作用。正如美国罗彻斯特大学精神病学、内科学教授恩格尔所说，"在它的框架内没有给病患的社会、心理和行为方面留下余地。"生物医学模式受"心身二元论"和"还原论"的影响，在医疗研究和实践中把躯体和精神割裂开来，将复杂的人的生命运动以偏概全地理解为纯生物学过程，而没有认识到人体是一个心身统一的整体，是与社会相适应的一个完整的实体，因此，无法真正理解人体的奥妙，揭示疾病的本质；同时，认为生命过程可以分解、还原成为物理的、化学的单体，采用分解还原的方法研究人体的结构功能和疾病的病理变化，忽视了健康与疾病过程的复杂性，妨碍了对生命过程众多因素综合变化的全面认识。如在病因学研究方面，生物医学模式关注的是物理因素、化学因素或细菌、病毒、寄生虫等生物因素，也就是外因，而很少考虑到心理情绪和精神状态对人体的影响，社会因素同样也没有受到应有的重视。因此，随着医学的发展，心理因素和社会因素在疾病发生、发展过程中所起到的作用越来越受到重视时，生物医学模式已经无法圆满解释和有效解决当今困扰人类健康的所有问题，其局限性日益突出，更完善的医学模式的出现成为必然。

值得注意的是，虽然目前占主导地位的是生物-心理-社会医学模式，但并不意味着生物医学模式已经被完全取代了或者过时了。在很多疾病尤其是传染病的防治上，生物医学模式仍旧和过去一样发挥着重要作用。自1980年WHO宣布天花灭绝后，几乎所有的人都乐观地认为，借助公共卫生事业和现代医学技术水平的进步，人类在不久的将来能完全消灭传染病。然而事与愿违，以人类免疫缺陷病毒（HIV）导致的获得性免疫缺陷综合征为代表的新兴传染病接踵而至（表3-1），同时结核病、疟疾等曾一度被成功遏制的老的传染病又再次蔓延。1993年WHO宣布进入"全球结核病紧急状态"，并于2012年全球结核病报告中指出，结核病仍然是当今一个主要的传染病杀手；虽然罹患结核病的人数较以前有所下降，但全球负担仍然很重，在2011年有870万新发病例，估计有140万人死于结核病，包括50万名妇女，使该病成为全世界妇女的主要杀手之一。2003年在全世界30多个国家和地区流行的严重急性呼吸综合征（severe acute respiratory syndrome，SARS，又称传染性非典型肺炎）也为传染病的防治工作敲响了警钟。这些都表明了生物医学模式在当前和以后仍具有存在的必要。

表3-1　20世纪80年代后发现（传播）的主要新兴传染病

时间（年）	病原体	疾病名称	主要感染途径
1981	人类免疫缺陷病毒（HIV）	获得性免疫缺陷综合征（AIDS）	性传播、血液传播、母婴传播
1982	大肠埃希菌O157：H7型	肠道出血性大肠埃希菌感染症	经食物传播（食用被污染的食物）
1989	丙型肝炎病毒	丙型肝炎	血液传播、性传播、母婴传播等
1996	朊病毒	牛海绵状脑病（疯牛病）	经食物传播（摄食疯牛病病牛的脑、脊髓等部位）
1997	禽流感病毒（AIV）	禽流感	接触感染禽鸟及其内脏、排泄物等
2002	SARS病毒	严重急性呼吸综合征（SARS）	接触传播、经飞沫传播

第五节　生物-心理-社会医学模式

一、生物-心理-社会医学模式产生的背景

生物-心理-社会医学模式（bio-psycho-social medical model）是从整体、系统的角度来认识健康和疾病的医学模式。它是在生物医学模式的基础上形成的一个能更好地适应现代人类卫生保健需要的新模式，它的产生有着复杂的社会和历史背景。

（一）现代医学科学的发展要求有与之相适应的医学模式

20世纪以来，随着科学技术的不断进步，现代医学也得到了迅猛发展。医学研究一方面从微观入手，以分子生物学的建立和发展为基础，向医学的各个领域渗透，逐步深入探究生命活动和疾病过程的内在机制；另一方面向宏观扩展，从生物、心理、社会三方面的综合水平来观察和分析人类的健康与疾病，这与WHO于1948年提出的"健康"的概念——"健康是整个身体、精神和社会生活的完满状态，而不仅仅是没有疾病和体弱"相吻合。对医学问题的认识由单纯的人体的生物属性扩大到了心理学、社会学等学科的范畴，这在一定意义上促进了医学模式的转变。

（二）疾病谱和死因谱的改变提高了对心理和社会因素的关注

第一次卫生革命的胜利，使急、慢性传染病和寄生虫病的发病率及病死率显著下降，全球范围内的疾病和死因结构逐渐发生变化，影响人类健康的主要疾病和死亡原因由过去的以慢性传染病为主逐步转变为以慢性非传染性疾病（主要指心血管疾病、癌症、慢性呼吸系统疾病和糖尿病等）为主。研究表明，在世界所有地区，慢性非传染性疾病死亡人数正在上升。如果这种趋势继续下去，到2015年，死亡人数估计将上升到每年4120万。正如WHO助理总干事Ala Alwan博士所说："对付这些疾病是21世纪可持续发展的重大挑战之一。"

近几十年来，世界各国，尤其是高收入国家先后出现了以心脏病、脑血管疾病和恶性肿瘤占据死因谱主要位置的变化趋势（表3-2）。这些疾病均与心理紧张、吸烟、酗酒、环境污染等心理、行为和社会因素关系密切。而目前呈现升高态势的意外死亡（道路交通事故、暴力等）、自杀、酒精中毒、吸毒及各种心因性疾病则更明显地与心理和社会因素相关。我国卫生部（现称国家卫生和计划生育委员会）和科技部于2006年开始在全国范围内进行了第三次居民死亡原因抽样调查，结果显示慢性非传染性疾病死亡率占总死亡率的比例从20世纪90年代初的76.5％上升到82.5％；心脑血管疾病、恶性肿瘤和其他慢性退行性疾病成为我国城乡居民最主要的死亡原因，其中脑血管病和恶性肿瘤是我国前两位死亡原因，分别占死亡总数的22.45％和22.32％；我国城乡居民的肿瘤发病死亡构成正在发生变化，与生态环境、生活方式相关的肿瘤呈现持续性增长势头。1991年WHO对全球1岁以上人口进行的主要死因归类调查结果显示，生物因素占15％，环境因素占17％，卫生服务因素占8％，而行为生活方式因素占60％。这就对现代医疗保健提出了要求：不能仅仅停留在生物医学层面，必须同时关注生物、心理、社会因素的综合影响。这一要求促使生物医学模式向生物-心理-社会医学模式转变。

（三）卫生保健需求的提高呼唤新的医学模式

随着社会经济的发展，国民收入增加，人民生活水平不断提高，对健康和疾病的认识也发生了变化。健康不单单是指身体方面的，也包括心理方面的。疾病的范畴也延伸到了精力不足、体力不支及食欲减退等。人们要求有良好的生活、劳动条件与生活方式，平衡的心理及健康的心态。这些对卫生保健服务需求的提高呼唤新的医学模式。

总之，原有的生物医学模式已经不能满足医学发展和社会发展的需求，在它的基础上进行了扩大、完善而产生了生物-心理-社会医学模式。

表 3-2   高收入国家十大死亡原因（WHO，2008 年）

疾病名称	死亡人数（百万）	占死亡总数比例（%）
缺血性心脏病	1.42	15.6
卒中和其他脑血管疾病	0.79	8.7
气管癌、支气管癌、肺癌	0.54	5.9
阿尔茨海默病和其他痴呆	0.37	4.1
下呼吸道感染	0.35	3.8
慢性阻塞性肺疾病	0.32	3.5
结肠癌和直肠癌	0.30	3.3
糖尿病	0.24	2.6
高血压性心脏病	0.21	2.3
乳腺癌	0.17	1.9

二、生物-心理-社会医学模式的内涵及其实践意义

1977 年，恩格尔在《科学》杂志上发表了题为"需要新的医学模式：对生物医学的挑战"的论文，指出了生物医学模式的局限性，并率先提出了"生物-心理-社会医学模式"的概念。

生物-心理-社会医学模式最主要的特征是把人看做一个完整的、心身统一的社会实体。与生物模式相比较，生物-心理-社会医学模式在生物因素的基础上引进了心理因素和社会因素。正如恩格尔提出的"为了理解疾病的决定因素，以及达到合理的治疗和卫生保健模式，医学模式必须考虑到病人、病人生活在其中的环境以及由社会设计来对付疾病破坏作用的补充系统，即医生的作用和卫生保健制度"。生物-心理-社会医学模式既从生物学角度，也从心理学（病人）和社会学（病人生活在其中的环境）角度来认识健康和疾病，把人看做是一个具有生物属性和社会文化属性的整体，同时把人和其所处的自然、社会环境也看做一个整体来考虑，并以此来完善医疗保健体系。

生物-心理-社会医学模式的建立，解决了旧的生物医学模式无法回答的问题，在医学科学研究、医院职能、医疗保健事业及医学教育等方面都有很大的实践意义。

基础医学是生物医学研究的主要承担者，新的生物-心理-社会医学模式在强调与重视心理因素和社会环境作用的同时，并不忽视生物医学研究，且对它提出了新的要求，如心理因素或社会环境因素在众多慢性非传染性疾病的发生、发展过程中起到了什么作用，其具体作用机制是怎样的，都需要通过精确的生物实验来阐明，从而能明确心理因素和社会环境因素的影响，以采取必要的措施加以预防。

在临床医学实践方面，生物-心理-社会医学模式要求临床医生注重病人的患病体验，细致地了解病人的心理、家庭、社会背景、工作环境等，注重医患双方的良好合作，改变传统的生物医学模式指导下的"见病不见人"、"治病不治人"，使医疗服务模式由"以疾病为中心"向"以病人为中心"转变，结合心理因素和社会因素，对病人所患疾病进行全面的分析和诊断，从而制订出整体的、综合性的治疗方案。

随着医学模式从生物医学模式向生物-心理-社会医学模式转变，人们认识到预防疾病、促进健康在更大程度上依赖于社会，预防医学向社会预防为主的方向发展。要实现 WHO 提出的"人人享有卫生保健"的目标，就必须充分认识到心理、行为及社会因素对健康的影响，把预防医学扩大到生物-心理-社会综合的预防保健。

生物-心理-社会医学模式对卫生服务的影响，主要表现为"四个扩大"。①从治疗服务扩大到预防服务，即除提供针对疾病的综合治疗措施外，还要采取以消除影响健康的危险因素、

促进健康为目的的预防保健措施，如包括病因预防、"三早"预防和临床预防的三级预防措施；或1992年国际心脏保健会议提出的维多利亚保健宣言里的健康四大基石（合理膳食、适量运动、戒烟限酒和心理平衡）等。②从生理服务扩大到心理服务，即不仅要从生理上医治病人的疾病，还要解除病人精神上的痛苦，要注重心理治疗，同病人进行思想和情感交流，以增强其战胜疾病的信心，促进健康的恢复。③从技术服务扩大到社会服务，即医疗机构不再是单纯的治疗中心，而要扩大自己在维护人类健康中的职能，为社会提供各种卫生咨询，进行卫生健康宣传，指导人们形成健康的行为和生活方式，提高人们的保健意识。④从院内服务扩大到院外服务，即医疗服务不再局限在医院中，而是深入到了社区甚至家庭中，为广大居民服务，同时发展以社区卫生服务站为主体的社区卫生服务，有针对性地开展慢性非传染性疾病、地方病与寄生虫病的健康指导，提供急救、康复及临终关怀服务，并可开展家庭出诊、家庭护理、家庭病床等家庭卫生保健服务。

在医学教育方面，为适应医学模式的转变，医学教育已经进行了一系列的改革和调整，并取得了一定的成效，但仍然存在一些问题。医学教育需要进一步更新教育理念，优化医学专业课程体系，适当增设心理学、社会医学、行为医学、伦理学、医学哲学及医学史等社会科学和人文科学课程，大力发展以预防保健为方向、以群体为对象、以社区为基地的社区医学教育，以改变医学院校"重科学、轻人文"、"重生理治疗、轻心理治疗"、"重医院服务、轻社区服务"等现象，培养现代医学模式需要的具备优良综合素质的医学人才。

目前，大多数人把现代医学模式认定为生物-心理-社会医学模式，但仍有一些学者在文献中指出生物-心理-社会医学模式存在的不足之处，并提出了自拟的医学模式，如与生物-心理-社会医学模式的思维方式相近的"自然-生物-心理-社会医学模式"、"生物-心理-社会-伦理医学模式"等，还有在系统思维方法指导下提出的"协同医学模式"、"大生态医学模式"、"四维空间医学模式"、"天、地、人三才医学模式"及"全息时空系统医学模式"等，从而在生物-心理-社会医学模式的基础上，形成了关于后生物医学模式的争鸣景象。

总之，从远古时代至今，随着社会的不断进步，科学技术推动了医学的发展，导致医学模式进行了数次历史更替。医学模式的历史更替是其不断进步、逐渐完善的过程，使医学模式由唯心论走向唯物论，从形而上学迈向辩证法，从经验认识上升到科学的理性认识。作为不可缺少的思想理论基础，医学模式对医学科学与卫生事业各个领域的理论和实践工作都起着重要的指导作用。因而历史上医学模式的每一次更替，不仅仅是理论上的飞跃，同时也伴随着医疗卫生实践工作的巨大进步。医学模式的演变是社会和医学发展的自然规律和必然进程，未来必将会有更完善、更系统的医学模式出现，以更好地适应科学发展的需求，为促进人类健康作出贡献。

（李笑岩　白咸勇）

第四章　医学与哲学

哲学（philosophy）是人们对世界的根本看法，是对所有自然知识和社会知识的概括和总结。哲学既是世界观，又是方法论。这是哲学的基本概念。医学和哲学之间存在着紧密联系。哲学在医学理论的建立和发展中起到了极其重要的作用。哲学思想对于医学生学习医学理论和掌握临床思维方法十分重要，只有应用基本的哲学思想才能正确地认识疾病。学习和掌握基本的哲学思想，是成为一个合格医生的基本前提。在临床工作中，学习和了解哲学知识对临床疾病诊断和治疗具有重要的指导作用，可以帮助我们鉴别疾病的现象与本质，在诊断和治疗疾病时认清疾病的主要矛盾，把握疾病不同时期矛盾的主要方面，学会用矛盾对立统一和发展转化的观念分析和处理疾病，并且学会具体病人具体分析，在合理应用循证医学指南对疾病共性的认识的同时，千万不要忽略临床经验对疾病个性的认识。同时，加深哲学修养对于学生在将来作为科学工作者进行医学研究并取得成就也具有十分重要的意义。

第一节　哲学在医学发展史上的作用

一、古代医学的起源和发展与哲学的关系

古代朴素唯物主义（ancient naive materialism）思想是古代中医学和古代西方医学建立和发展的共同哲学基础。中医学理论体系的形成和发展与朴素唯物主义和辩证法的关系更令我们熟悉。中医学的理论体系包括阴阳五行、脏腑经络、病因病机、诊法辨证、治则方药，无不体现了辩证法（dialectics）的思想。

阴阳起于《易经》，说明万物对立统一的规律。在战国时期引入了医学，说明人体的生理、病理现象，指导诊治疾病。依照中医理论，五行即金、木、水、火、土，它们之间存在着生化、制约的关系，即所谓"五行相生相克"，提出"肺金制约肝木"、"肾水制约心火"、"脾土生万物"、"肾水滋肝木"等辩证观点。《内经》中利用五行之间相生相克的变化规律来解释人体的生理、病理现象，表达了各器官系统之间的联系和在发生疾病时的相互影响，以此指导疾病诊治。望、闻、问、切诊法辨证是中医学诊治疾病的基础。张仲景提出了太阳、阳明、少阳、太阴、少阴、厥阴等六经辨证体系，以后发展为阴阳、表里、寒热、虚实八纲辨证，都是中医学的辩证思想。

中医学之所以从古到今始终保持着在中国的主流医学地位，究其原因既有中医学自身的特殊性，又有中国历史环境的特殊性，但决定性因素当然还是中医学自身的本质特性。其中最本质的特性乃是中医学具有坚实的哲学思想基础，这是除西方现代医学以外，中医学区别于其他国家和地区传统医学的最本质的东西。自古到今的中医学家们始终坚持唯物的观点、发展的观点、对立统一的观点等基本哲学思想来进行中医学研究和实践。

西方现代医学与中医学一样，也以唯物辩证法为思想基础。从古以来的中医学实践始终坚持矛盾共性和个性的结合，始终坚持实践对理论的检验。中医学虽然接触西方现代科学的时间相对较晚，但始终坚持用现代科学实验的研究方法完善其理论，包括疾病的发病机制、诊断、治疗以及预防等各个方面的理论。特别值得一提的是，"治未病"这一早期诊断、早期治疗、

以预防为主的医学思想的提出，甚至早于西方主流医学。

二、古典哲学思想在近代医学发展中的作用

近代西方医学的发展与西方古典哲学（western classical philosophy）的诞生有着密切关系。18 世纪和 19 世纪是西方现代医学理论体系的建立和完善时期。在此阶段，由于资本主义生产的迅速发展，人文主义思潮的兴起和天文地理等领域的新发现，人们开始摆脱中世纪经院哲学的束缚，对自然界进行系统的实验观察。这个时期辩证法等哲学思想的广泛传播无疑起到了内在的推动作用。

德国古典哲学诞生和发展的时期正好是西方近代医学理论形成的初期。1548 年建立于德国的耶拿大学是德国古典哲学的摇篮，前后数百年间有许多世界著名的哲学家在此学习、讲学和研究，他们为辩证法以及其他重要哲学思想的诞生和发展作出了重大贡献，这些重要的哲学思想在近代西方医学的发展中发挥了十分重要的作用。

17 世纪和 18 世纪在欧洲文艺复兴运动中诞生的机械唯物主义（mechanical materialism），是对神学和经院哲学的反对，是继朴素唯物主义之后发展起来的形而上学的唯物主义思想，包含着辩证法因素，认为世界是物质的，同时认识到事物是运动的。尽管机械唯物主义还未达到辩证唯物主义的高度，并且具有机械的、形而上学的性质，但它比古代医学的建立和发展所依赖的朴素唯物主义思想又前进了一步，因此对西方近代医学的发展起到了重要作用。当时兴起的以牛顿力学为代表的机械力学理论，启发医学家用力学定律来解释疾病现象。特别是在 18 世纪的法国，许多医生在进行医学研究的过程中，其思想上都不同程度地带有机械唯物主义的色彩。当时机械唯物主义在医学界的代表人物有卡巴尼斯（Cabanis）医生和拉美特利（Lamettrie）医生。在拉美特利的研究中，将人体生理学研究与物理学研究结合起来，采用机械原理来解释人体的各种功能。

三、唯物辩证法思想为现代医学理论的建立发挥了重要作用

出自耶拿大学的伟大哲学家康德、费希特、谢林、黑格尔、希勒、马克思等，他们为自然辩证法（dialectics of nature）、唯物辩证法（materialistic dialectics）以及其他重要哲学思想的诞生和发展作出了重大贡献，其中的代表作包括费希特的《自然法学基础》、谢林的主观辩证法《哲学评论》、黑格尔的自然辩证法《小逻辑》、马克思的《德谟克利特和伊壁鸠鲁自然哲学的差异》、戈特洛布·弗雷格的《现代逻辑学和形式逻辑学》。其中唯物辩证法等哲学原理的创立，为西方医学从孤立的实验观察发展成为充分体现矛盾的对立统一和相互转化等唯物辩证法思想的现代医学理论，起到了十分重要的理论指导作用。

19 世纪的进化论、细胞学说、能量守恒和转化定律等自然科学的三大发现由于揭示了自然界的辩证性质，促进了辩证唯物主义自然观的确立，这不仅对于自然科学本身，而且对于完整的现代医学科学理论的建立发挥了重要作用。

四、现代医学体系的革命性变化是哲学思想的进一步体现

转化医学（translational medicine）和循证医学（evidence-based medicine）的诞生，以及分子生物学、系统论等科学领域的迅速发展，引导现代医学体系正在从传统的专科划分，以及基础和临床的完全分隔，朝着系统医学（systemic medicine）和整合医学（integrative medicine）的方向快速发展，推动着现代医学体系的革命性变化。导致这一医学科学进步的内在动力便是辩证唯物主义和历史唯物主义（historical materialism）的哲学思想。

（一）系统医学的哲学思想

20 世纪末到 21 世纪初的近 20 年时间，是现代医学理论体系向系统医学和整合医学方向

迈进的革命性变革时期，导致这一变革的根本原因是现代医学科学工作者对医学科学内在规律的更深入的认识，是对立统一、矛盾转化、事物发展变化等唯物辩证法哲学思想推动医学发展过程的进一步体现。

（二）转化医学的哲学思想

过去医学研究与临床脱节，医学教育与实践脱节，医学理论与应用脱节，实际上是医学工作者在医学实践中对矛盾的对立统一及矛盾转化理论等基本哲学思想的忽略。数十年内，没有及时认识疾病谱和发病率的巨大变化，这显然是因为忽视了任何真理在时间和空间上的相对性，以及唯物辩证法的事物发展观等基本哲学思想。转化医学的提出，正是因为近来医学界认识到上述错误并且积极实践哲学思想的结果。

（三）替代医学的哲学思想

主流医学（essential medicine, mainstream medicine）与非主流医学（non-essential medicine）的矛盾，贯穿了近代和现代医学发展史的全过程。而最近30年里，国际上众多医学组织乃至许多发达国家的政府，都在积极对非主流医学的物质基础和治疗机制进行深入研究，在肯定其效果的基础上，协调其与主流医学的关系，争取形成整合医学体系。

非主流医学偏离主流医学的思想，与主流医学产生一定的对立。相对于主流医学而言，其治疗的理论缺乏符合现代科学理论的证据基础。但是任何矛盾都会遵循矛盾的转化这一基本哲学规律。许多非主流医学的治疗方法曾经在不同的时期保护着一些地区人民的健康。近年来多个国家的非主流医学受到本国政府和学术机构的高度重视。20世纪中期以来，国内外对针灸进行的大量研究已经大部分阐明了其治疗机制，可以说是非主流医学向主流医学转化的典型范例。与此相反，许多在历史上曾是主流的医疗方式，随着时代的变迁已经成为非主流医疗方式，但其中具有科学价值的成分又经过现代科学研究形成新的理论和新的治疗方法。人类主要疾病种类的变迁、人口年龄与社会经济结构的改变，也影响着主流医学与非主流医学这一对矛盾的相互转变。

（四）循证医学的哲学思想

循证医学的诞生和发展充分体现了唯物辩证法的事物发展观，体现了矛盾的否定之否定、事物螺旋式发展的基本哲学规律，在人类医学领域再一次证明真理的相对性、"实践是检验真理的唯一标准"。循证医学的意义还在于，它不仅是对照搬、照抄书本上现有医学理论的教条主义的否定，也是对完全只依靠医学工作者个人经验的经验主义的否定。从这一点来讲，循证医学的诞生是现代医学发展在哲学思想上的重要进步。学习循证医学应该和培养医学生正确的哲学思想即唯物辩证法思想结合起来。

第二节   哲学在医学学习中的重要性

一、严格区别主观认识与客观疾病本质的不同

医生对疾病的了解只是医生大脑中对疾病的认知，归根结底是人脑中的主观思想；而疾病是客观事物，是独立于医生大脑里面的主观思想的客观存在。因此，医生大脑中对疾病的认知并不等同于疾病这一客观事物的真实本质。医生的诊断结论和疾病本身的内在本质是完全独立的两个事物，不能把者两者等同起来。简而言之，千万不能认为医生对疾病的诊断，就是疾病本身的真实本质。如果一个医生大脑中对疾病的认知十分接近疾病这一客观事物的真实本质，那么这个医生对该疾病的诊断就可能是正确的，在此基础上的治疗就更可能是有效的；反之，如果一个医生大脑中对疾病的认知与疾病这一客观事物的真实本质有偏差，甚至背离了疾病这一客观事物的真实本质，那么这位医生对该疾病的诊断就必然是不正确、不全面甚至完全错误

的，在此基础上的治疗就更可能无益甚至是有害的。事实上，多数国家医疗管理机构公布的医生诊断的正确率不超过 50％，也就是说半数医生大脑对疾病的认知（也就是医生对疾病的认识）背离了疾病这一客观事物的真实本质和内在联系。

二、医生主观认识与疾病本质间发生偏差的主要因素

（一）时代的局限

我们对疾病的认识，总是在一定的历史时期，借助于该时期有限的科学技术手段对疾病的主观认识，该时期医学理论本身是否真实反映了疾病的客观本质？该时期有限的检查诊断手段是否可靠？都可能影响医生大脑对疾病这一客观事物的真实本质和内在联系的认识，可能发生偏差甚至导致完全的错误。

（二）医学家知识的有限性

教科书会对各种疾病的表现、诊断依据和治疗原则进行详细的讲述，但医学生必须明白，这些讲述也不是疾病本身告诉我们的，而是部分国家、部分地区、部分医学工作者根据自己有限的临床经验，根据有限的甚至不科学或者不可信的研究数据分析总结出来的。即使某一位专家对某一疾病提出过"最权威"的阐述，但终究只是人脑对疾病的主观认识，并不一定真实反映了某一疾病在不同国家、不同地区的客观本质。

大多数医学专家真正掌握的只是一部分医学知识，对其他众多庞杂的自然科学和社会科学知识了解并不多或者不了解，而其他领域的知识往往被后来的科学研究证实对于我们认识疾病的规律十分重要。许多疾病涉及很多学科，而专家们往往只是某个专科的专家，甚至只是某些疾病的某种疗法的专家，我们无法要求专家们用有限的时间和精力去掌握各个专科的知识，因此教科书上对某种疾病的认识往往存在片面性。

（三）疾病分类的科学性

教科书上将疾病进行了各种分类。医学生也必须明白，这些分类不是疾病本身告诉我们的，而是部分国家、部分地区、部分医学工作者在他们有限的知识的基础上，根据他们对疾病的有限认识人为作出的分类，即使这种分类曾经获得过高度的评价，但终究只是人类对疾病这一客观事物的主观认识，不同国家、不同地区的疾病不可能都千篇一律地如此进行分类。

（四）国家和地区的差异

教科书上的知识多数是部分国家、部分地区、部分专家的研究结果，不一定是"放之四海而皆准"的普遍真理。任何医学理论都只是部分国家、部分地区基于当地有限的科学技术对疾病的认识，而不同地区的疾病存在不同的内在联系甚至有着本质性差异，包括疾病谱、发病率、临床特点、治疗反应等方面。

（五）疾病的变迁

教科书上疾病的知识都是在一定历史时期对疾病的认识。基本的哲学观点告诉我们，事物是发展变化的。各国各地区的疾病在疾病谱、发病率、临床特点、治疗反应等方面，总在不断发生变化。医学生在课堂所学习的教科书，往往是数年前编写的。而且几年前编写这些教科书时，也是根据编者更早以前从医学刊物或其他知识沟通渠道获得的知识来编写的。编者几年前所获得的那些知识，当年可能就已经不是最新的知识了。

三、应用哲学思想正确理解和掌握医学理论

循证医学是现代医学史上最伟大的进步之一，其目的是对传统医学理论不断进行基于现实环境的临床实践检验，肯定其适合现实环境下疾病规律及其诊断和治疗的合理部分，修正其中

在现实环境下已经发生变化的疾病规律及其诊断和治疗有偏差的部分。依照基本的哲学思想，我们必须辩证地看待循证医学。

首先，循证医学主要研究的是某一特定疾病这一矛盾在大多数病人身上表现出来的共性，其意义是让年轻的医学工作者能简单明了地认识某一特定疾病这一矛盾的基本规律；但是这一医学研究方法并不研究某一特定疾病这一矛盾在不同病人表现出的具有差异的个性（这种个性的差异在某些病人是相距甚远的），因此它的局限性会使得年轻医学工作者在具体临床工作中面对具有不同特点的具体病人时，无法作出适合该病人疾病的矛盾特殊性的正确有效的而不是有害的诊断和治疗决策。

其次，循证医学依然存在片面性，至多也只是针对一定病人人群的相对真理。由于循证医学的基石是随机对照试验（RCT），然后要在收集足够数量的相关 RCT 数据资料基础上进行系统评估，进而才能得出具有普遍代表意义的结论。同时 RCT 研究的基本原则又包括了随机分组、对照、盲法和前瞻性研究四个方面，但是，多数被认为是循证医学研究的文献报告也并不完全符合上述四个基本原则，其科学性存在不同程度的缺陷，在此基础上的系统分析就会出现更大的偏差。

此外，医生仅仅依靠循证医学结论，而没有充分的临床实践经验，不可能救治成千上万的急危重症病人以及无数的疑难杂症。循证医学不能成为现今的年轻学者否定医学发展的历史以及医学前辈丰富临床经验的借口，这便是历史唯物主义的思想。换言之，循证医学的结论可以指导临床实践，但无法替代医学工作者的临床经验，两者既对立又统一，不可偏废。

四、哲学思想与 PBL 教学

依照哲学思想，引导医学生学会发现临床问题的能力，学会带着问题学习，学会通过学习和实践寻找解决临床问题的答案，是现代医学教育十分重要的内容。这也是西方国家已经实践多年的 PBL 教学［practice（problem）-based learning，以问题为基础的学习］的哲学思想基础。

所谓 PBL 教学即是从实践中学习，首先是带着学生来到临床病人身边，先学会观察病人、观察疾病，即观察病人表现与我们正常人有何异常，这便是医学学习（也就是认识事物）的第一步，即学会发现问题。这正如毛泽东同志曾经说过的那样，"问题的来源主要是生产实践和科学实验"。

当医学生学会观察问题之后，便要引导他们学会如何寻找解决问题的答案，这一过程便是引导医学生学会如何从现有的医学著作和文献中寻找对疾病的解释，也就是从生物学、解剖学、病理及病理生理学等方面认识疾病的过程；进一步的任务，还要引导医学生从诊断学、药理学等方面寻找诊断、治疗疾病的方法。这种 PBL 教学方式，不仅能训练医学生的学习能力，还能从临床实践中直观地认识疾病，这比较符合唯物主义认识论的基本思想，而且学到的知识印象深刻。同时，这样的教学方式引导医学生从相关的各种基础理论到临床诊断治疗学进行系统地学习、系统地认识疾病。这正是当前被广泛重视的系统理论思想，符合哲学思想中的系统论原则。

国内不少医学院校正在积极探索和实践 PBL 教学，包括依照系统医学的方法编写各器官系统的典型病例，探讨如何引导医学生学会从现有的医学著作和文献中寻找问题答案的教学路线，以及按照系统医学理论编写出完全不同于传统医学教材的 PBL 教案和讲义，并且培训医学院校的教师胜任 PBL 教学的技巧和能力，走出一条符合中国国情的系统医学教育的新路子。

第三节　哲学对医学实践的指导作用

一、哲学思想与疾病诊断思维能力的建立

诊断是医生作为认识主体借助于现实有限的科学和技术手段，按照医生大脑内在思维方式对作为客体的病人临床疾病的主观认识，归根结底是医生主观上的认识，并不一定把握了病人的疾病这一客观事物的真相（objective truth），而疾病又不可能开口说话告诉医生它或它们到底是什么病。因此在临床诊断思维中，一定要遵循基本的哲学思想，区别现象（appearance）与本质（essence），鉴别假象（false appearance），把握病人疾病的主要矛盾（principal contradiction）和次要矛盾（secondary contradictions），把握病人疾病矛盾的主要方面和次要方面，还要把握病人整体功能与病变局部的关系，并且正确处理矛盾的普遍性和特殊性之间的关系。

（一）区别现象与本质

实验室检查是对病人的血液、体液、分泌物、排泄物等进行物理学、化学和生物学等检查，都只是事物表面的现象，可以受到体内和体外多种复杂因素的影响，并不是疾病本质性的东西，因此多数只能为临床诊断提供间接依据，仅依靠实验室检查常常难以对疾病作出诊断。几种疾病可以在实验室某项检查结果上有同样的异常表现，这样的异常结果更不能反映疾病的本质。一般来讲，单纯某项检查结果的异常不能作为确诊某一疾病的证据。某一项或几项实验室检查结果的异常，必须和医生所询问到的病史、物理检查的发现以及其他辅助检查结果结合起来进行综合分析，才能得出对疾病正确的诊断。

（二）假象的鉴别

要学会对各项检查结果进行正确的评价，鉴别真伪。阳性的结果必须复查核实，两次检查结果如果有矛盾也需要复查。对各种实验室检查、影像学检查以及其他辅助检查的结果，应该结合不同病人的具体情况进行正确的评价。不同年龄、不同性别、不同种族、不同的基础疾病，或者存在其他疾病正在接受各种药物治疗等因素，都会影响检查的结果。

病人现患疾病本来应该表现出某种检查结果的异常，如果因为受到前述因素的影响而看起来结果很正常，这在医学上叫做假阴性；反之，病人现患疾病本来不应该出现某种检查结果的异常，如果因为受到前述因素的影响而看起来结果异常，这在医学上叫做假阳性。要熟悉各种实验室检查容易导致假阳性、假阴性的因素。

由于实验室质量控制和技术原因，往往同一个检查项目在不同医院有不同的正常值，而书本提供的正常值只能供参考。此外，任何实验室检查都有一定的允许误差，某项检查结果如果出现不能解释的异常，则应该复查。医生不能对于与自己的初步诊断相符的检查结果就盲目相信，对于不符合自己初步诊断的检查结果就视而不见。理论上讲，所有异常的实验室检查结果均应该复查，所有前后有矛盾的检查结果也应该复查。

（三）把握矛盾主次和因果关系

在临床医学实践中，负责某一个病人的主诊医生常常会面对来自不同检查部门的不同技术层面的诊断报告，比如检体诊断、病理诊断、实验室诊断、X线诊断、心电图诊断等，这些不同检查层面的诊断可能互有差异，甚至各执一词，常常使临床医生难以从中理出头绪，无法辨别主要矛盾和次要矛盾，无法理清其因果关系。因此，在临床教学中，十分重要的一环就是教导医学生学会用系统医学的思路去分析理解上述错综复杂的诊断概念，去粗取精、去伪存真，学会把握病人疾病的主要矛盾，明确不同诊断之间的因果关系，找到反映病人疾病本质的诊断依据，从而得出正确的疾病诊断。

医学生还必须学会，病人告诉你的主要不适不一定是他或她最主要的疾病。对于来看你的病人，要依靠你敏锐的观察、丰富的经验、严密的逻辑思维，判断他或她最主要的疾病是什么，最危险的疾病是什么，最核心的疾病是什么。对于疾病主诉的定义一直争论不休。过去强调应该把病人反映的最主要的不适（症状）作为主诉，现在则认为应该把那些最能反映病人最本质、最主要疾病的症状作为主诉。后一种认识更符合唯物辩证法矛盾论的哲学思想，因此，这样的主诉对疾病的诊断价值更大。

（四）把握矛盾的主要方面和次要方面

系统医学要求医学生学会系统而全面地诊断疾病，把握矛盾的主要方面（principal aspect of a contradiction）和矛盾的次要方面（secondary aspect of a contradiction）。

其一，要鉴别疾病是器质性的（organic）还是功能性的（functional）；引起疾病的原因是否明确，是否存在单个抑或多个病因；是否存在并发症；疾病是慢性还是急性；有无危及生命的疾病。

其二，要明确病因诊断（etiological diagnosis），要明确致病的主要因素和疾病的本质。相对于其他检查而言，病理诊断最能反映疾病的本质，必要时可对病变器官组织进行穿刺活检或进行脱落细胞学检查。病理生理学诊断有助于明确疾病的发病机制，有助于判断疾病的发展规律。

其三，要对各个器官特别是重要器官的功能进行评价，了解病变的器官有哪些，明确最重要的病变在何器官。老年病人更普遍地存在心脏病变，因此无论他或她到哪个专科就诊，无论他或她有无讲述心脏的不适，医生都要检查他或她的心脏情况，心电图和心肌酶检查都属于必须检查的项目。

其四，要充分判别病人所患的是良性抑或是恶性疾病。对于同时存在多种疾病的病人，要充分思考其中哪种疾病可能是恶性疾病，需要首先进行检查和处理。

其五，对病人进行哪些辅助检查，应该遵循诊疗常规和卫生部制定的疾病临床路径进行。特别重要的是，要根据病人最急迫、最主要的疾病，安排辅助检查的先后顺序。

二、哲学思想贯穿疾病治疗的始终

（一）现代医学的系统医学原则

现代医学理论强调，在疾病治疗中应该遵循系统医学原则，其中包括预防为主的原则、以病人为本的原则、社会-心理-生物医学模式、治疗的整体性原则（循证医学与个体化医学结合的原则）、成本-效益分析原则、恪守职业道德的原则等。这些原则旨在告诫医学工作者，在临床疾病治疗和预防的全过程中，应该处处遵循基本的哲学思想。

1. 预防为主的原则　依照基本哲学思想。世界是由矛盾组成的。某一疾病作为一个事物，和一定的经济和社会环境、工作与心理压力、自然环境的变迁等诸多事物存在复杂的矛盾关系，有着千丝万缕的联系。因此，要做好某一疾病的预防，就要解决好前述各种与该疾病的发生有关的各种矛盾，包括倡导正确的饮食生活方式、减轻工作和心理压力、防治环境污染等。

2. 以病人为本的原则　贯彻以病人为中心的原则，体现人文关怀及和谐社会精神，充分考虑病人的主观感受和精神需求，将之贯彻到疾病治疗的全过程，不仅要治疗疾病，还要产生正面的及良好的心理、家庭和社会效果，才是真正意义的现代医学精神。

以病人为中心的原则，还在于强调维持病人的生命安全是疾病治疗过程中错综复杂的矛盾中最主要的矛盾或矛盾的主要方面，任何治疗方案都必须以维系病人的生命为根本。临床上时有发生的"病治好了，人治死了"的悲剧，便是其反面的例证。

3. 社会-心理-生物医学模式　遵循社会-心理-生物医学模式的原则，意在提醒医学工作者要认识到病人的器官功能、心理因素、家庭及社会因素等方面对治疗方案的实施、有效性及不良反应的发生都可能产生重要影响，忽略其中的任何一个方面都可能导致本来"周密科学"的治疗方案的失败，甚至发生医疗事故。

4. 治疗的整体性原则　治疗的整体性原则强调循证医学必须与个体化医学相结合，强调我们在临床治疗疾病的过程中，首先要熟悉某一疾病的大多数病人在治疗方式和方法上的共同规律（即矛盾的共性，commonness of contradict），即充分参考建立在客观证据基础之上、经过对大样本多中心 RCT 证据的系统分析制订出来的临床实践指南（clinical guideline），使临床医生特别是基层医生不要违背基本的治疗原则，少犯经验主义的错误；与此同时，又要认真分析同一疾病的不同病人的不同病情、不同表现、全身状况、各器官功能、对药物的反应性差异以及不良反应等特殊性（即矛盾的特殊性，individuality of contradict），做到具体病人具体分析，在循证医学指南的基础上制订出适合不同病人矛盾特殊性的个体化治疗方案。

5. 成本-效益分析　循证医学在大样本多中心 RCT 基础上，采用荟萃分析等系统分析方法进行的成本-效益分析（cost-benefits analysis），使得临床实践指南可以帮助医患双方充分讨论和选择正确的诊断和治疗决策，让病人的疾病得到最经济有效的治疗。

（二）中医学的辨证施治（dialectical treatment）原则

中医学的诊法辨证、治则方药都体现了辩证法思想对疾病治疗的指导作用。中医学调整阴阳、扶正祛邪、标本缓急、因人因时因地制宜的治疗原则，体现了中医学重视在疾病治疗中要抓住主要矛盾，在疾病不同时期的治疗中要把握矛盾的主要方面，是哲学思想在中医学理论和实践中的重要体现。

以阴阳学说为例，战国时期医学家引用阴阳学说认识人体的疾病过程，用于说明人体的生理、病理现象，并指导疾病的治疗。阴阳学说提示在疾病过程中存在矛盾对立统一的两个方面，寓意在于注重矛盾的相互转化，包括注意疾病的变化以及疾病不同时期治疗的主要矛盾方面。《内经》中利用五行之间相生相克的变化规律，来解释人体的生理、病理现象，指导疾病的治疗和预后的判断。

（邹和群）

第五章　医学进展

医学作为预防和治疗疾病的科学，在人类发展的漫漫长河中，经历了原始医学、古代医学、近代医学及现代医学等不同的发展阶段，所在地区、所处时代等诸多因素或制约或促进医学的发展。近年来随着高科技技术的飞速提高，基础医学、临床医学及实验室辅助技术等现代医学各学科领域均取得了长足的进步。

第一节　影响医学发展的主要因素

一、政治因素

医学发展受所在地区、所在时代政治因素的影响，或支持或干预。人类对于医学的承载者医生的态度及其社会地位的认可，对医学的发展影响巨大。从远古时代的巫医相师到如今的专职医生，医生的身份地位也在逐渐地变化过程中，而与之相适应的，医学的发展亦从未间断过。

不同社会的政治、文化等诸多因素影响着医学的发展，甚至在某一时期主导着医学的发展方向。远古时代的医者往往也扮演着巫师的角色，地位较高，对于蒙昧时期医学的发展是起到推动作用的，使得医者能够脱离日常生产劳动的束缚而专心于医术。黑暗的欧洲中世纪，医学被全面压制，仅部分研究在教会的庇护下，局限于修道院内有限施行，严重阻碍了医学的健康发展。文艺复兴以后，医学得以快速发展，涌现出大量的医学人才及研究成果，并建立了现代医学。

二、经济因素

经济基础决定上层建筑，生产力的发展是医学发展的原动力，良好的社会基础、发达的商业环境，都对医学起着强大的推动作用。反过来，战乱频发、人们流离失所、朝不保夕，就会严重影响医学的发展。英国工业革命的成功，使得生产力水平获得了极大的提高，繁荣了经济，同时亦促进了当代医学的长足发展。

三、科技因素

医学的发展归根结底是科学的发展，没有科学技术的支撑，所谓医学发展只能是空中楼阁。早期人类社会生产力水平低下、认知能力局限，对人体病理现象无法理解，只能求助于鬼神及手边可及的草药，因此医术更接近于巫术。随着科技水平的提高，近代生物进化论的提出、当代分子生物学的发展以及基因工程的建立，现代医学得以飞速发展。

第二节　基础医学的发展

基础医学（basic medical science）是与临床医学相关的各个医学基础理论学科的总称，是研究生命和疾病现象的本质及其规律的综合学科，其所研究成果为其他应用医学所遵循。基础医学包括很多内容，如人体解剖学、组织学和胚胎学、生理学、病理学、病理生理学、生物化学、微生物与微生物学、寄生虫学、免疫学、药理学、毒理学、分子生物学和流行病学等。分子生物学作为各个基础学科的联系纽带，亦是目前各学科的重要研究手段之一，并由此衍生出免疫学、神经科学等诸多跨学科专业。

一、细胞生物学

细胞生物学（cell biology）是从显微、亚显微和分子水平三个层次上，研究细胞的结构、功能及生命活动规律的科学，与分子生物学、神经生物学和生态学并列为生命科学的四大前沿学科。

1665 年英国人胡克通过自主设计的显微镜观察到栎树皮切片的细胞结构，并首次用"cells"命名其所看到的蜂巢样结构，即细胞。以后科学家们通过对动植物的观察，认识到生物是由不同的细胞结构所组成，各种亚细胞结构也在以后的研究中被发现，细胞生物学得以逐步建立。研究电子显微镜技术的出现，将细胞学引入到一个新的发展时期，线粒体、叶绿体等各种超微结构以及功能的发现，进一步完善了细胞生物学这一学科。

20 世纪 80 年代末以后，生物大分子结构和功能的研究及基因重组技术的出现，使得细胞生物学的研究与分子生物学越来越紧密，细胞水平的基因调控、靶向治疗等成为新的研究热点。应该看到，细胞生物学发展至今还不能确切地阐述在细胞水平的功能活动，仍然有许多难题等待科学家们去攻克，如干细胞的生长和定向分化、细胞微观感知环境的机制等。

二、分子生物学

分子生物学（molecular biology）源于生物化学（biochemistry），是在分子水平上研究生命现象的科学，通过研究生物大分子的结构和功能等方面来阐明各种生命活动的学科。研究内容包括各种生命过程，比如光合作用、发育的分子机制、神经活动的机制、癌的发生等，以期在分子水平阐述生命的科学。

医学分子生物学作为分子生物学的一个重要分支，旨在从分子水平研究人体在正常和疾病状态下生命活动规律的一门科学，探讨生物大分子的结构、功能及其与生命活动、疾病的相互关系。

人类基因组计划（human genome project，HGP）首先由美国科学家于 1985 年提出，由中国、英国、法国等其他国家科学家共同参与完成，绘制出人类基因的谱图。后基因组计划指完成测序后的进一步计划，重点研究生物信息学与功能基因组学，其核心问题是研究基因组多样性及其与疾病的相互关系。人类基因组研究的目的不仅仅是为了检测全部 DNA 序列，更重要的是阐明单个基因的功能，以及与疾病的关系，在分子水平认识生命的起源与进化、疾病的发生与发展、人类的衰老与死亡这些最基本的现象。该领域研究的顺利实施，可以极大地推动疾病的诊治、新药的研发及其他医学事业的发展。

三、病原生物学

病原生物学（pathogen biology）作为医学基础学科，主要研究与医学有关的病原微生物和寄生虫的生物学性状、致病机制和免疫学原理，病原学检查方法及防治措施等，以达到控制和消灭传染性疾病和与之有关的免疫损伤等，提高人类健康水平。

微生物学作为生物学的重要分支，在细胞或分子水平研究各类微小生物如细菌、放线菌、真菌、病毒、立克次体、支原体、衣原体、螺旋体等原生动物的形态结构、生长繁殖、生理代谢等生命活动规律的科学。医学微生物学主要研究与人类疾病相关的病原微生物特性与致病性、人体对病原微生物的免疫反应以及实验室诊断的方法和防治策略。

医学寄生虫学是研究人体寄生虫病病原体的生物学特征、致病机制、流行病学和诊疗规律的科学。寄生虫进入人体或动物体内建立宿主关系、发展为寄生虫病并在一定范围内流行的规律，以及如何有效控制等方面，都是寄生虫学的研究领域。作为比较成熟的学科，近年来随着新型病毒及其他微生物的不断发现，微生物学和寄生虫学作为该领域的重要研究手段，发挥着举足轻重的作用。

四、医学遗传学

医学遗传学（medical genetics）是医学和遗传学相互结合的学科，研究遗传与疾病的关系，应用遗传学的理论与方法研究遗传因素在人类疾病的发生、诊断和防治中的作用机制，并对可能的遗传疾病提供指导意见。

现代医学的发展极大地降低了婴幼儿的死亡率，与之相对应的，遗传病的发病率呈增长趋势，如何应用遗传学的研究成果，降低婴幼儿遗传病发病率，或者早发现、早治疗，降低遗传病患儿的残障率，成为目前医学遗传学的研究重点之一。染色体被证实为遗传信息携带者以及DNA 双螺旋结构的发现，促进了遗传学由单纯性状研究向分子遗传学的演变。人类基因组计划的实施为遗传病的预防与治疗提供了有力的工具。目前为止，单纯染色体畸变的筛查工作已非常成熟，许多伴性遗传疾病或常染色体隐性遗传疾病可以在胚胎早期就得到确诊，减少了遗传病的发生率，减轻了家庭和社会的负担。随着基因组计划的进一步完善，明确单一基因功能，对于人类的优生优育、疾病的防治都将起到不可估量的作用。总之，人类遗传学的进步，以及相关分支学科的深入研究，对于人类的健康、医疗水平的提高、种群遗传素质的改进都具有重要意义。

第三节　临床医学的发展

临床医学（clinical medicine）以人类疾病作为研究内容，是研究疾病的诊治、预防以及人类健康不同专业学科的总称。在现代医学体系中，临床医学属于应用医学范畴，根据专业侧重点的不同，分为诊断学、内科学、外科学、手术学、妇产科学、儿科学、核医学、皮肤性病学、口腔科学、耳鼻喉科学、眼科学、传染病学、中医学、精神病学、医学心理学、影像学等不同临床学科。临床医学以提高人类健康为己任，研究疾病的病因、发病机制、诊断、治疗和预后，提高人类健康水平，减轻或者治愈病人的病痛。随着科学技术的发展，临床医学与基础医学的合作将更为密切。基因及干细胞技术的提高、靶向药物及其他新药的发明、对精神疾病的重视，都推动着临床医学由生物医学模式向生物-心理-社会医学模式的转变。

一、内科学

内科学（internal medicine）是临床医学的一个重要分支学科，涉及面广、内容丰富，是其他临床学科的基础。内科学作为临床医学的核心学科，包括呼吸、循环、内分泌、泌尿、血液、风湿等次级学科，原属于内科范畴的心血管、脑血管、精神科、职业病等学科已发展为相对独立的二级学科。

近年来，随着基础医学的发展，内科学在疾病的发病机制、诊断、治疗和预防方面，都取得了长足的进步。许多原来病因不明的内科疾病，随着分子生物学、遗传学等相关学科的深入研究，已得到了清晰的阐明。早期的色盲、唐氏综合征、地中海贫血以及血友病等遗传性疾病，已明确病因并定位在特定常染色体或性染色体上。虽然尚不足以治愈该类疾病，但对优生优育、疾病的预防提供了非常有力的指导和支持。

在我国，曾任中华医学会糖尿病学分会主任委员的项坤三院士通过对华人群体的研究发现，对比白种人，华人有易发生 2 型糖尿病的遗传倾向。从 1996 年研究至今，定位该易感基因位于 1 号染色体和 6 号染色体长臂，对于该型糖尿病的预防和治疗价值巨大。2007 年 1 月，中国科学院上海药物研究所暨国家新药筛选中心王明伟主任在国际权威科学期刊《美国科学院院刊（PNAS）》网络版，发表了我国科学家在非肽类小分子胰高血糖素样肽-1 受体激动剂研究领域取得的重大突破。针对这一靶点，通过对数万个样品进行高通量筛选后，发现代号为 Boc5 的小分子化合物在细胞培养和活体动物模型上具有良好的类胰高血糖素样肽-1 活性，相信针对该化合物的进一步研发会显著提高糖尿病口服药物的治疗效果。

二、外科学

外科学（surgery）是现代医学的一个科目，主要研究如何利用外科手术方法去除病人的病原，从而使病人得到治疗。外科学和所有的临床医学一样，需要了解疾病的定义、病因、表现、诊断、分期、治疗、预后，而且外科学更重视手术的适应证、术前的评估与护理、手术的技巧与方法、术后的护理、手术的并发症与预后等与外科手术相关的问题。

麻醉学成熟之前，术中疼痛是妨碍外科发展的重要因素之一，为了有效实施手术，如何最快完成手术成为手术是否成功的关键。与内科医生相比，早期外科医生的地位和收入低下，有时甚至是用理发师或屠夫客串外科医生，造成外科手术高残障率及死亡率，严重束缚了外科学的发展。1846 年 10 月 16 日美国人莫顿（Morton）在波士顿麻省总医院公开表演了乙醚麻醉，并在其后的医疗工作中协助沃伦（Warren）施行了很多大型手术，从而创立了麻醉学专业，使得外科医生可以从容地施行手术，极大地提高了手术的精细度和成功率。

临床上外科学分为普通外科、心胸外科、神经外科、骨科、泌尿外科、手足外科、小儿外科及血管外科等亚学科。因临床需要，大型综合性医院分科更趋精细，普通外科亦细分为两腺外科、肝胆外科、胃肠外科等科室。外科治疗所针对的疾病一般分为五类，即损伤、感染、肿瘤、畸形和其他类型需手术的疾病。外科学与内科学所针对的疾病是相对的，同样一种疾病，如高血压脑出血，早期出血量较少或脑水肿轻微，病人颅内压不高或局灶性症状不明显时，可以采用内科药物治疗。但当出血量大、颅内压高，有脑疝潜在危险或已经发生脑疝时，就必须考虑行外科手术减压或者脑内血肿穿刺引流术，降低颅内压，缓解症状，降低病人残障率和死亡率。

随着显微外科、内镜技术、微创技术以及立体定向等外科技术的日趋成熟，手术创伤越来越小，成功率越来越高，肾移植、肝移植直至心肺联合移植等都成为疾病治疗的有效手段。随着腹腔镜的引进，微创技术已经在普通外科、泌尿外科等专业广泛开展，如胆囊切除、胃大部切除、肝切除等都能通过腹腔镜技术微创实施。神经外科方面，在开展神经内镜及脑室镜手术以后，许多原来创伤巨大、残障率高的手术方式被微创手术所代替，如梗阻性脑积水、中脑导水管狭窄的病人，在脑室镜技术发明前，需要行分流术或导水管疏通术，手术创伤大、疗效差、残障率高，甚至危及病人生命。应用脑室镜技术行第三脑室底造瘘术，创伤小、病人恢复快，降低了手术风险，提高了该病的诊疗水平。

三、其他学科

随着科学技术、基础医学的发展，妇产科（obstetrics and gynecology）、儿科（pediatrics）及其他临床相关专业，亦取得了很大的进步。妇产科作为临床医学四大学科之一，重点研究女性生殖系统疾病的病理、诊疗及防治，生育过程中的生理和病理变化，计划生育以及妇女保健等。宫颈癌作为妇女常见恶性肿瘤，近年来随着分子生物学、肿瘤学、内分泌学及免疫学等基础理论研究的深入和临床诊刮涂片技术的进步，有效提高了该病的防治水平，保障了妇女身体和生殖的健康。辅助生育技术、试管婴儿的诞生是人类生育历史上一次突破性的进步，提高了受孕率，使得千千万万不孕不育病人得以享受天伦之乐。世界第一例试管婴儿于 1978 年在英国诞生，中国第一例试管婴儿于 1988 年获得成功。20 世纪 90 年代末辅助生殖中心快速发展，带来了一系列的社会、伦理、道德及法制问题，严格科学的管理和引导是该技术继续发展的前提条件。

儿科，顾名思义，是研究儿童生长发育以及疾病防治的一门临床科学，通过与其他基础及临床学科的交流，提高对儿科疾病的认识和诊治水平，保障及促进儿童正常发育。根据研究重点不同，儿科学又分为新生儿、血液、心血管、呼吸、消化、神经病学等三级学科。随着现代儿科学建立，多种预防性疫苗和抗生素的问世，提高了儿童对疾病的防御能力，婴儿死亡率明显下降。分子生物学与遗传学的发展亦降低了遗传病儿童的出生率，减轻了社会负担。随着我国独生子女政策的实施，儿科学与社会学、教育学、心理学等社会科学的关系越来越密切，如何教育独生子女、减少独生子女成长过程中的不利因素，日益为人们所关注。只有相关学科紧密配合、密切协作，才能达到保障独生子女顺利成长的目的。

第四节　全科医学的发展

一、全科医学概述

全科医学（general practice）是一门综合生物医学、行为科学和社会科学的临床医学二级学科，它以现代医学模式即生物-心理-社会医学模式为基础，以预防医学为导向，防治与保健一体化，为人们提供主动的、综合的、连贯的、协调的和个性化的医疗保健服务。全科医学以家庭为中心，依托社区医疗服务机构，重点维护身体、精神及心理的健康。家庭成员患病时，全科医生必须及时提供有效治疗，当疾病严重以致社区医疗服务不能达到要求时，全科医生应及时提供合理的大型综合医院转诊建议。

全科医学执业者称为全科医生（general practitioner），在欧美国家亦称为家庭医生（family physician），他们接受全科医学专门培训，执行全科医疗服务，为家庭成员和社区提供方便、快捷、有效的一体化医疗保健服务。通过专业培训，全科医生应该能够熟练掌握社区常见病、多发病的诊断和治疗。熟悉各大综合性医院的专业特长和业务重点，当社区医疗水平无法达到有效治疗的时候，能够给病人正确的转诊建议。全科医生应熟悉社区人群，掌握各个家庭基本状况，建立家庭和个人健康档案，提供社区人群的健康管理、高危人群的疾病预防与筛查。全科医生的执业范围不仅仅局限于生物医学模式，应在生物-心理-社会医学模式的指导下对有需要的病人施行基本心理咨询服务，并承担社区卫生防疫、疫苗接种及初级卫生保健任务等。

二、全科医学的特点

（一）综合性与个体化

全科医学针对家庭与社区，融合多种学科，体现在综合性与全面性上。服务对象涵盖各个年龄阶段、不分性别，重视所有器官系统。在生物医学模式的基础上，全科医学重点强调生物-心理-社会医学模式。虽然全科医学强调综合性的医学服务，但是重视个体的差异性也是不可或缺的，这就要求全科医生不仅仅治疗病人的躯体疾病，对于病人的心理诉求亦要足够重视。通过调动病人的主观能动性，形成协调互动的医患关系，促使病人自觉积极配合治疗，以达到良好的医疗服务。

（二）持续性与协调性

由于全科医学以社区及所在家庭为主要服务对象，因此，该服务可能贯穿全科医生的整个职业生涯，具有很强的持续性，这与大型综合性医院的诊疗目的迥然不同。大型综合性医院以短期治疗具体躯体疾病为主，原则上强调较短的治疗周期及高效紧凑的治疗方案。长时间在综合性医院治疗既浪费有限的医疗资源，又加重了病人及家庭的医疗负担，得不偿失。全科医疗提供全方位、全过程的新型医疗服务模式，重点关注社区内家庭及其成员的健康，因此病人就诊不受时间、地点及专业的限制。该就医模式要求全科医生必须具有良好的协调性，可以组织相关科室医务人员共同努力以确保病人获得高效及时的医疗服务。

（三）以家庭为单位，以社区为基础

综合性医院为病人提供全面深入的医疗专科服务，需要大型设备及其他辅助检查以满足其需求，因此难以做到上门服务，需要病人自行前往大型医院所在地就医。与之相反，全科医学依托社区，熟悉家庭情况及成员背景，如病情需要，可以提供上门医疗服务，极大地方便了病人的就诊过程。

（四）预防为主，遵循生物-心理-社会诊疗模式

全科医学的重点在于社区卫生服务工作，以预防为主，为社区人员提供健康保障。全科医生长期在固定社区提供医疗服务，熟悉社区环境，对业主家庭成员比较了解，对于开展生物-心理-社会医疗模式具有得天独厚的方便条件。生物-心理-社会医疗模式强调在研究病人的躯体疾病的同时，要考虑到社会、人文等方面对病人的心理影响，重点强调身心健康。

（五）团队合作

为保障全科医学全方位、多角度的社区医疗服务模式，良好的团队合作是必需的。该团队以全科医生为核心，大量相关医疗服务人员相互配合，对服务对象提供综合、持续的健康保障。全科医学服务对象广泛、服务目的繁杂，合作团队的协调运转是保障以社区为单位的全科医学不断发展的基石。

三、全科医学的发展

从 20 世纪末开始，医学模式开始由生物医学模式向生物-心理-社会医学模式转变。医学模式的转变、社会和心理因素日益受到重视，说明随着生活水平的不断提高，人们对健康的诉求，已不仅仅局限在去除身体疾病，心理健康、精神愉快、健康长寿成为人们对医疗服务新的要求，这些转变客观上要求建立新的卫生服务模式，即全科医学。全科医学是以个体的疾病预防、健康保健为中心，以家庭为单位，以社区为依托，以社区人群为服务对象，集预防、保健、接种、医疗、心理健康及优生优育为一体的新型医疗服务体系。

（一）建立以病人为中心的医疗模式

全科医学的宗旨决定医疗服务对象以社区群众为主体，以常见病、多发病为主要诊疗对象，疑难危重病人转入大型综合性医院给予专科治疗，这样既方便了病人，又节约了有效的医疗资源。因此，在日常医疗服务实践中应该以病人为中心，不仅有针对性地治疗所患疾病，而且应做到充分理解病人，了解病人的性格特点和心理状态，做到既治疗所患疾病，又提供具体的疾病防治意见，减少易感因素，减轻病人心理负担，全方位地解决病人的生理及心理问题，建立相关医疗档案，对病人进行长期随访，及时提供可靠的健康保健与疾病预防策略。

（二）建立以家庭为单位的医疗模式

每个病人都不是一个孤立的个体，全科医学扎根于社区，较之于大型医院而言，对社区群众家庭熟悉了解。现代医学认为，家庭及生活习惯对于个体健康影响巨大，全科医生如果能够了解病人的家庭结构以及家庭成员的相互关系，对于疾病的预防与诊治，能起到很好的帮助作用。因此，为保障医疗活动的顺利开展，全科医生应尽量做到以家庭为基本医疗服务单位，充分了解家庭成员及相互关系，当病人出现生理与心理疾病的时候，可以与病人亲属充分沟通，了解病人患病特点，指导家属协助治疗，提高医疗诊治水平。

（三）建立以社区为基础的医疗模式

社区作为现代居民群体生活的基本单位，对于全科医学的发展提供了一个非常有效的平台。如何依托社区，充分利用社区结构，发挥其组织协调作用，是全科医学体系成功建立发展

的重要因素。全科医生应该认识到不同阶层居民所构成社区的差异性，当把整个社区视为一个整体时，需要总结不同社区的特点和规律，了解社区人员生活、饮食、文化和认识水平的差异，对于做好整个社区健康保健和疾病预防的医疗服务工作，能够起到事半功倍的效果。

（四）建立以预防为主的全科医学

全科医学的医疗服务重点在于防而不在治，以预防为主，治疗为辅，通过评估可能导致疾病的危险因素，对社区居民提供合理有效的个体预防干预措施。疾病的预防以慢性病为主要研究对象，强调个体、家庭与社会的共同参与，个体预防与群体预防相结合。临床疾病预防包含三个层次，一级预防针对易感期及易感人群采取预防措施，二级预防在临床早期开展预防措施，三级预防在疾病的临床期及临床后期实施预防措施，减少并发症，提供康复治疗以及临终关怀等服务，以改善病人的生活质量为目的。

第五节　医学辅助技术的发展

一、实验室技术

医学实验室是以诊断、预防、治疗人体疾病或评估人体健康及提供信息为目的，对来自人体的材料进行生物学、微生物学、免疫学、化学、血液免疫学、血液学、生物物理学、细胞学、病理学或其他检验的实验室，主要包括医院检验科、保健中心、体检中心等。随着科学及生物技术的飞速发展，实验室技术取得了巨大的进步。实验室技术对疾病诊断和治疗影响越来越大。据调查，临床医生所用辅助诊断治疗信息中约70%来自检验科，实验室结果准确与否极大地影响执业医师对疾病的判断。

医学检验从最原始的手工操作发展为全自动分析阶段，从细胞学水平发展到分子生物学水平。随着细胞生物学、分子生物学、生物化学、免疫学、遗传学的迅速发展，以及各种新型仪器和试剂的出现，实验室技术得到了空前的发展，逐渐分化出血液学检验、体液检验、生物化学检验、免疫学检验、微生物学检验、遗传学检验和分子生物学检验等分支学科。检测技术自动化、检测试剂商品化、检测方法标准化、检测标本微量化、检测技术现代化以及质量控制规范化成为现代实验室技术发展的重要标志。

二、影像学检查

影像学技术是目前医学辅助技术中发展最为迅速的专业之一，对临床的诊断和治疗具有十分重要的参考意义，有医生甚至提出现代医学已进入影像学时代，可见影像学检查对于临床治疗过程的重要性。1895年，德国物理学家伦琴在一次偶然的机会中发现了X射线，从而开创了现代影像学技术。1972年，电子计算机断层扫描技术（computed tomography，CT）问世，促进了医学影像学与临床诊治水平的长足发展。英国工程师豪斯菲尔德和美国物理学家马克因此于1979年获得诺贝尔生理学或医学奖。多层螺旋CT是CT技术发展的一次飞跃，具有扫描速度快、图像清晰的特点。快速扫描及三维成像技术的引入，开拓了CT的临床应用，实现了脑灌注、体部灌注及心血管灌注成像等功能成像。CT血管造影（CT angiography，CTA）作为新的CT成像技术，广泛应用于颅脑血管病变的诊断检查，特别在是针对颅内动脉瘤和动脉狭窄的诊断中。

影像学对临床医学的又一贡献体现在磁共振成像技术（magnetic resonance imaging，MRI）的发明上，与CT相比，MRI具有许多优越性。首先MRI没有放射性，对病人尤其是婴幼儿病人没有放射性损伤；其次MRI成像较CT更为清晰，并且高密度物质如骨骼对成像没有影响，因此日益受到重视。近年来高分辨磁共振技术的发明，包括磁共振弥散成像、弥散加权成像、弥散张量成像、波谱分析、功能成像以及灌注成像等技术的应用，极大地提高了临床诊断的准确性。血氧水平依赖功能磁共振成像（blood oxygenation level dependent-functional magnetic resonance imaging，BOLD-fMRI）是 20 世纪末发展起来的新的磁共振技术，通过该项技术，可以在无创及无须造影剂的情况下，通过观察磁共振成像中脑皮层活动来研究脑的生理病理状况。功能磁共振利用血液中氧合血红蛋白与脱氧血红蛋白对磁场敏感性的差异达到内源性对比增强效果，通过检测不同任务下脑功能区血流及血氧变化来实现功能成像，对于鉴别肿瘤与脑功能区的界限、非肿瘤性病变脑激活区域的改变等方面很有帮助。

超声技术自 20 世纪 50 年代应用于临床以来发展迅速，B 超、彩超等超声影像技术相继应用于临床。超声诊断具有无创性，携带方便，对软组织及内脏器官的诊断有优势。随着高频超声探头技术的问世，超声技术在血管外科及心脑血管疾病诊断中的应用越来越广泛。随着人们生活水平的不断提高，心血管病和糖尿病的发病率呈逐年上升趋势，超声三维成像技术和超声造影技术作为近年来超声诊断方面的新技术，在该领域的诊断和治疗中日益发挥重要作用。糖尿病所致周围血管疾病近年来发病率升高明显，超声经左心造影技术可以实现周围血管的血流显影，在周围血管疾病中具有重要的诊断价值。

同位素检查在临床诊疗过程中具有不可替代的作用，与其他形态学影像检查技术相比，能够检测生物体的代谢过程。正电子发射型计算机断层成像（positron emission computed tomography，PECT）技术，是目前核医学领域最先进的临床影像检查技术。通过将代谢必需物质如葡萄糖、蛋白质、核酸、脂肪酸等标记半衰期较短的放射性核素（如 F18、C11 等）注入人体后，通过检测该物质在身体不同部位的聚集差异来判断该部位的代谢水平，以达到明确诊断的目的。目前临床中主要使用 F18 标记的氟代脱氧葡萄糖（F18-FDG）。PECT 是目前唯一可在活体上显示生物分子代谢和神经介质活动的影像技术，在临床诊治过程中应用广泛，灵敏度、特异性高、安全性好，一次 PECT 全身扫描的放射线照射剂量低于常规 CT 检查，并可一次扫描得到整个躯体成像。

三、内镜技术

内镜（endoscopy）是一种能够将带有光源的管线通过人体天然孔道或人工孔道导入人体体内腔隙，进行观察和操作的工具。内镜技术于 1806 年由德国医生波兹尼（Philip Bozzini）发明，采用烛光作为照明光源，多个镜子 45°有序摆放成一组反射系统，将烛光照入孔隙内完成对尿道和直肠的观察，开创了人类医疗史上第一例内镜检查，并提出应通过相应技术扩大孔隙以提高观察效果的理念。19 世纪末电灯的发明使得内镜技术得到大幅提高，随着灯泡体积的逐渐缩小，体内照明得以实现，1908 年法国人大卫（David）就使用新的体内光源成功进行了宫腔镜检查。20 世纪 70 年代同时具备检查和手术功能的内镜出现后，内镜手术治疗才逐步完善起来。时至今日，内镜技术已广泛应用于临床，成为医生必不可少的诊断和治疗工具。随着人民生活水平的日益提高，对外科手术的要求已不仅仅局限于切除病变，减少手术创伤、施行微创手术已成为外科医生更高的追求目标，而内镜技术的发展是实施该目标的重要保障。

临床上按照治疗目的不同，可以把内镜分为鼻内镜、喉镜、膀胱镜、腹腔镜、关节镜、神经内镜等。随着止血、分离、取瘤等内镜微型器械的完善，内镜技术的手术适应证逐渐放宽，应用范围日益广泛，当一种内镜不能满足治疗需求时，多镜系统或多孔道系统可以完成更加复杂的手术。

四、病理检查

病理检查是研究疾病本质的检查方法，以正常形态生理学为基础，研究疾病的病因、发病机制、在疾病发展过程中出现的形态学改变、新陈代谢和功能障碍，以及疾病的转归等，为临床医学提供针对诊断、治疗和预防疾病的理论基础。病理检查方法首先观察大体标本的病理改变，然后选取病变组织，用病理组织学方法制成病理切片，在显微镜下作进一步的检查。

早期病理检查以单纯形态学观察为主进行病理诊断，20 世纪末免疫组化、分子生物学以及癌基因检查等技术的引入，病理检查由单纯形态学及经验科学阶段，逐步发展出超微结构病理、分子病理学、免疫病理学以及遗传病理学等分支学科。

近年来，免疫组化技术在病理检查中的应用越来越广泛，很多原来仅能凭借经验来判断的病理检查通过免疫组化染色后，可以得出确切的结论，提高了疾病的诊断水平。免疫组化技术在肿瘤病理检查中应用广泛，利用抗原与抗体的特异性结合反应来检测组织中的未知抗原或者抗体，尤其是利用肿瘤特异性抗原准确判断肿瘤的来源和分化程度，原来许多常规方法难以判断其来源的肿瘤，已经通过该技术手段达到鉴别的目的。例如利用激素和激素受体的特异性结合，对乳腺癌等激素依赖性肿瘤的雌激素受体、孕激素受体的水平进行免疫组化检测来决定是否对乳腺癌病人进行内分泌治疗。如雌激素受体阳性，提示内分泌治疗效果较好，对临床治疗工作具有指导作用。

五、其他特殊检查

心电图（electrocardiography，ECG）是利用心电图机从体表记录心脏每一次心动周期所产生的电活动变化的图形。在心动周期中，心肌每一次机械收缩之前产生电刺激并传导到全身产生不同电位，对不同部位电位变化的连续标记所产生的曲线就是心电图。作为临床最常用的检查之一，心电图应用广泛，包括记录人体正常心脏电活动，心脏疾病的诊断如心律失常、心肌梗死、心肌病等。动态心电图，简称 Holter，能一次动态记录 24 小时或更长的心电图信息，其获得的心电信息几乎是常规心电图的千余倍，能较全面地反映被检查者一天内完整的生物周期变化，是心血管疾病诊断领域中实用、高效、无创、安全、准确、可重复性强的重要监测手段，广泛应用于临床诊断、治疗和科研。动态心电图机于 1957 年由美国实验物理学家 Holter 发明，随着电子技术和医学工程的飞速发展，动态心电图监测内容亦不断扩展。12 导联同步动态心电图已成为动态心电图新的发展趋势。新一代动态心电图机不仅在心律失常检测中用于定性和定量诊断，并对抗心律失常药物的临床应用提供指导作用。

目前反应神经元活动的方法有脑电图（electroencephalogram，EEG）、脑磁图（magnetoencephalogram，MEG）和功能磁共振技术（fMRI）。脑电图通过头皮或者皮层电极记录下脑细胞群的自发性、节律性电活动，是癫痫诊断和治疗中最重要的检查工具，对于癫痫发作类型的确认、癫痫灶的定位、抗癫痫药的选择、外科手术必要性等方面具有不可替代的作用。根据脑电图的导联数，可以分为 32 导脑电图、64 导脑电图和 128 导脑电图等。视频脑电图由脑电图发展而来，结合视频技术，记录下病人发作期视频状态，为脑电图的定位与定性诊断提供了有效的帮助。视频脑电图分为单摄像头视频脑电图和双摄像头视频脑电图。双摄像头视频脑电图一个摄像头拍摄病人全身，观察整体发作情况，另一个摄像头拍摄面部局部特写，更好地观察病人癫痫发作时面部和眼睛的细微动作，例如咂嘴、眨眼等。

颅脑周围脑磁场信号微弱，通过特殊场所及设备记录下来形成的图形称为脑磁图，反映脑的磁场变化。与脑电图反映脑的电场变化不同，脑磁图测定神经元兴奋时的磁场变化后再确定电流位置，因此能在数毫米的误差内准确检测出容积电流的位置和深浅。脑磁图不受脑组织或颅骨等阻抗的影响，对于癫痫的诊断和致痫灶的定位、脑功能区定位、脑血管病的诊断、诱发电位的研究等具有优势。随着图像处理技术、磁屏蔽和晶体技术等方面的提高，脑磁图技术发展前景广阔。

（陈　腾）

第二篇

健康与疾病篇

第六章 健 康

人的生命现象依照其内在逻辑，可存在三种状态：第一种状态——健康；第二种状态——亚健康；第三种状态——疾病。也有人提出，还有一种特殊状态——准生命（quasi-life）状态（胚胎、植物人、脑死亡、重残儿等）。健康是生命存在的正常状态，疾病是生命存在的异常状态，亚健康是生命存在的中间状态，健康、疾病和亚健康构成人生命存在的一般状态，准生命则是生命存在的特殊状态。研究生命的特征、起源和进化，了解生命标准与价值，对理解人类健康和疾病的本质是生命及其调控问题有极大的意义。

第一节 生 命

一、生命的定义与特征

生命泛指有机物（核酸和蛋白质等生物大分子）和水构成的一个或多个细胞组成的一类具有稳定的物质和能量代谢现象（能够稳定地从外界获取物质和能量，并将体内产生的废物和多余的热量排放到外界）、能回应刺激、能进行自我复制（繁殖）的半开放物质系统。生命个体通常都要经历出生、成长和死亡过程。生命种群则在一代代个体的更替中经过自然选择发生进化以适应环境。病毒是介于生命与无生命物质之间的一种奇妙的生物，有寄主可寄生的时候，会表现出生命现象；没有寄主可寄生的时候，不会表现出生命现象。

因此，生命具有以下基本特征：①有特定的物质结构（细胞）；②通过物质和能量交换维持生存（新陈代谢）；③对内外刺激产生反应并能进行自我调节（应激）；④可产生与自己相同的个体（生殖与发育）；⑤在漫长的物种生存中，其生活形态和方式既保持相对恒定，又会发生相应变化（遗传与变异）；⑥生命的发展经历了由简单到复杂、由低级到高级的漫长过程（进化）。

人的生命是自觉和理性的结合，是生物属性和社会属性的高度统一，即人的生命具有质量属性、价值属性和神圣属性，这三重属性构成了一个不可分割的三维结构，其稳定度决定着人的生命呈现健康状态、亚健康状态和疾病状态。①生命的质量属性：受生理状况、心理状况和外部环境制约的生命个体存在的性状。生命质量属性的功能是为生命的价值属性的展现、生命的神圣属性的实现提供平台。②生命的价值属性：是指生命个体在一定的社会关系中扮演一个有意义的社会角色时所表现出来的人的社会属性。不具有价值属性和意识的生命现象属于准生命范畴。③生命的神圣属性：是指人体生命是可贵的、崇高的、不可轻弃。一个人游戏生命、否定生命、伤害生命、漠视生命、蔑视生命、残害生命，是对生命的不敬；人应敬畏一切生命、保持生命、促进生命，使生命达到最高度的发展。生命的神圣总是通过生命的高质量和社会价值折射出来。

二、生命的起源与进化

根据众多学者的长期研究认为，生命的起源和发展需要经过两个过程。第一是化学进化过程（发生在地球形成后的 10 多亿年之间），即由非生命物质经过一系列复杂的变化，逐步变成原始生命的过程；第二是生物进化过程（发生在 30 亿年以前原始生命产生到现在），即由原始生命继续演化，从简单到复杂，从低等到高等，从水生到陆生，经过漫长的过程发展为现今丰富多彩的生物界，并且继续发展变化的过程。

根据推算，生命的化学进化过程是地球从诞生到现在，大约有 46 亿年的历史，经过 4 个阶段的化学进化过程，一步一步演变而成的。①从无机小分子物质形成有机小分子物质。原料：原始大气中的各种成分。能量：大自然不断产生的含有极高能量的宇宙射线、强烈的紫外线和频繁的闪电等。②从有机小分子物质形成有机高分子物质。原始海洋中的氨基酸、核苷酸、单糖、嘌呤、嘧啶等有机小分子物质经过极其漫长的积累和相互作用，在适当条件下，一些氨基酸通过缩合作用形成原始的蛋白质分子，核苷酸则通过聚合作用形成原始的核酸分子。原始的蛋白质和核酸的出现，意味着生命从此有了重要的物质基础。③从有机高分子物质组成多分子体系。以原始蛋白质和核酸为主要成分的高分子有机物，在原始海洋中经过漫长的积累、浓缩、凝集而形成"小滴"，这种"小滴"不溶于水，被称为团聚体或微粒体。它们漂浮在原始海洋中，与海水之间自然形成了一层最原始的界膜，与周围的原始海洋环境分隔开，从而构成具有一定形状的、独立的体系，能够从周围海洋中吸收物质来扩充和建造自己，同时又能把"小滴"里面的"废物"排出去，这就具有了原始的物质交换作用而成为原始生命的萌芽，但这时还不具备生命，因为它还没有真正的新陈代谢和繁殖等生命的基本特征。④从多分子体系演变为原始生命。具有多分子体系特点的"小滴"漂浮在原始海洋中，经历了更加漫长的时间，不断演变，特别是由于蛋白质和核酸这两大主要成分的相互作用，其中一些多分子体系的结构和功能不断地发展，形成能把同化作用和异化作用统一于一体的、具有原始的新陈代谢作用并能进行繁殖的原始生命。

原始海洋是地球上最初产生有机物的汇总场所，无论有机高分子的形成、多分子体系的组成，还是原始生命的诞生。海水能阻止强烈的紫外线对原始生命的破坏杀伤作用，原始海洋是生命的摇篮。

生物进化过程经历了漫长的岁月，随着生存环境的演变，低等生物逐渐向高等生物进化，即低等→高等，水生→陆生。到目前为止，发现的生物大约有 200 万种。

化石是生命进化过程的历史见证，目前最早的化石记录是 30 多亿年前地层中发现的原核生物化石。在这以前最初的生命是非细胞形态的生命，没有游离氧存在，代谢方式只能以周围环境的有机物为养料，依靠无氧呼吸的方式获取能量，为异养、厌氧型生物。以后，从非细胞形态的原始生命发展到原始细胞形态的生命，进入原始原核生物阶段。当地球早期积累的有机物随异养生物的消耗而减少时，突变、自然选择，逐渐演化出自养型的生物——蓝藻类的原核生物。蓝藻通过光合作用合成有机物，减少了对外界环境的依赖性，增强了自身的独立性。光合作用消耗大量二氧化碳，同时释放分子氧，大约在 20 亿年前地球出现氧气，且氧气含量达到了现在大气中氧含量的 1%。氧含量的增加，为需氧型生物的产生创造了条件。从异养生活过渡到自养生活，从异养生物中分化出了自养生物，由无氧生活过渡到有氧生活，从厌氧生物中分化出好氧生物，使得新陈代谢的水平加强。到距今 11 亿～15 亿年前，出现了具有完整细胞壁和细胞器的真核生物。真核细胞在结构和功能上的复杂化，是生物类型多样化的基础，真核细胞的有丝分裂为有性生殖的产生奠定了基础。距今 400 万～500 万年前，古代猿类中的一支逐渐演化成了人类。有性生殖的生物出现以后，生物进化加快了。现存的生物绝大多数都是进行有性生殖的。

三、人的生命标准与价值

1. 人的生命标准　　大部分学者都是从两个层次概括生命的内涵，比如将生命划分为种生命和类生命，认为"种生命"是人类与动物共有的，是自然给予的，具有自在性质非人所能自主，并且服从自然的法则，有生也有死；"类生命"则是由人创造的自为生命，是人类特有的，也就是人具有社会性。

关于人的生命标准有两种理论体系，即个体/生物学标准和承认/授权标准。个体/生物学标准认为从受精卵着床那一刻起，或者从 28 周孕龄胎儿离开母体具有生存活力时，生命就开始了。承认/授权标准是社会学标准，强调胎儿必须得到父母和社会的接受，生命才算开始。社会的授权可以部分地由医生来决定和完成。由于人的社会性是人区别于其他动物的最本质特征，因此，人的生命开始的时间显然不能只从生物、遗传等自然科学范畴来判断，还必须有人文社会因素的参与。

2. 人的生命价值　有学者认为，生命价值是作为生命主体的人对自身和社会的积极效用，它由人的自我价值和人的社会价值构成，是自我价值和社会价值的辩证统一。生命价值观是人们关于什么是生命价值、怎样评判生命价值、如何创造生命价值等问题的根本看法和根本观点，也是一种生活态度和生活理想，包括生死价值观和人生价值观。生命价值观是个体或群体幸福指数的核心要素之一，个体的生命价值取向决定着人生的幸福感。

大学生要正确认识生命，珍惜、尊重生命，形成健康、理性对待生与死的态度和观念；应该积极探讨生命的意义和价值，找到自身的价值感、生活的意义，树立乐观积极的人生观，勇于面对生活的挑战，积极创造社会价值；要有关爱情怀、健全人格，最终形成正确的生命价值信念、信仰和理想。

第二节　健　康

医学不仅是研究疾病的科学，更是研究健康的科学。对于健康的认识，关系到医学的根本目的。生存和健康是 21 世纪最重要的议程。我国宪法规定：维护全体人民的健康，提高各族人民的健康水平，是社会主义建设的主要任务之一。

一、健康的定义

WHO 对健康（health）的定义是：健康不仅是没有疾病或不虚弱，而且是个体在身体上、精神上、社会适应上的完好状态。健康包括了生理、心理和社会三方面的内容，生理健康是心理健康和社会适应良好的基础和前提，而心理健康和社会适应良好又会反作用于生理健康。一个健康的人，在生理方面必须健全，但是生理健全的人，未必就是一个健康的人。心理不健全和社会适应性差的人，社会实践活动必然会受到限制与阻碍，与客观世界无法协调、同步发展，会通过人的心理活动反作用于人的身体，不仅影响着人的生理，还会进一步制约人的发展。作为人的一种生存状态，健康早已超出了医学的范畴，而成为一个社会概念。

二、健康的标准

有学者提出了健康条件的"五快三良"，即吃得快、便得快、睡得快、说得快、走得快；良好个性、良好处事能力、良好人际关系。

健康的标准包括躯体健康标准和社会心理健康标准。

（一）躯体健康标准

WHO 规定了躯体健康十大准则：

1. 有充沛的精力，能从容不迫地担负日常生活和繁重工作，而且不感到过分紧张与疲劳；

2. 处事乐观，态度积极，乐于承担责任，事无大小，不挑剔；

3. 善于休息，睡眠好；

4. 应变能力强，能适应外界环境的各种变化；

5. 能够抵抗一般性感冒和传染病；

6. 体重适当，身体匀称，站立时，头、肩、臂位置协调；

7. 眼睛明亮，反应敏捷，眼睑不易发炎；

8. 牙齿清洁，无龋齿，不疼痛；牙龈无出血现象；

9. 头发有光泽；

10. 肌肉丰满，皮肤有弹性。

（二）社会心理健康标准

心理学家认为，人的心理健康包括以下七个方面：智力正常、情绪健康、意志健全、行为协调、人际关系适应、反应适度、心理特点符合年龄。心理学家将心理健康的标准描述为以下十点：

1. 有适度的安全感，有自尊心，对自我的成就有价值感；

2. 适度地自我批评，不过分夸耀自己，也不过分苛责自己；

3. 在日常生活中，具有适度的主动性，不为环境所左右；

4. 理智、现实、客观，与现实有良好的接触，能容忍生活中挫折的打击，无过度的幻想；

5. 适度地接受个人的需要，并具有满足此种需要的能力；

6. 有自知之明，了解自己的动机和目的，能对自己的能力作客观的估计；

7. 能保持人格的完整与和谐，个人的价值观能适应社会的标准，对自己的工作能集中注意力；

8. 有切合实际的生活目标；

9. 具有从经验中学习的能力，能适应环境的需要改变自己；

10. 有良好的人际关系，有爱人的能力和被爱的能力。在不违背社会标准的前提下，能保持自己的个性，既不过分阿谀，也不过分寻求社会赞许，有个人独立的意见，有判断是非的标准。

了解心理健康标准，对于增强与维护人们的整体健康水平有重要意义。以此为依据对照自己，进行心理健康的自我诊断。发现自己心理状况的某个或某几个方面与心理健康的标准有一定距离，就有针对性地加强心理锻炼，以期达到心理健康水平。如果发现自己的心理状态严重地偏离心理健康标准，就要及时地求医，以便早期诊断与早期治疗。健康是社会发展的重要条件和组成部分，关系到社会的繁荣稳定和人类的繁衍进步。所有人对于健康拥有平等权利、平等义务和共同责任，增进人的健康和幸福是社会和经济发展的终极目标。

三、亚健康状态

WHO 将机体无器质性病变，但是有一些功能改变的状态称为"第三状态"，我国称为"亚健康状态"。亚健康即指非病非健康状态，实际上就是人们常说的"慢性疲劳综合征"。因其表现复杂多样，国际上还没有一个具体的标准化诊断参数。

造成"亚健康状态"的原因是复杂多样的。一般认为，精神、心理、社会因素起主导作用，即随着现代化生活节奏的加快，社会竞争日趋激烈，人际关系复杂紧张，容易使人的心理失衡所致。我们将造成"亚健康状态"的原因归纳如下：

1. 交通拥挤，住房紧张，办公室桌子靠桌子，生活工作的物理空间过分狭小，缺少个人空间；

2. 大气、垃圾、工业、噪声及射线等污染，严重破坏人们的生存环境；

3. 市场经济条件下，物欲横流，人们过分地劳作，造成身、心、情严重"透支"；

4. 竞争、改革，人们面临着被"炒鱿鱼"和下岗的威胁，为了保全岗位，不得不承受越来越重的压力；

5. 社会发展日新月异，信息变化加速，使得终身学习成为必然的要求，因此，学习新知识、创造新思维成为人们越来越重的压力和负担；

6. 种种利益交织冲突，人际关系复杂，使得每个人建立和处理人际关系变得更加谨慎和困难；

7. 机械化的生活工作、不得不坚持的学习，占去了人们的大部分时间，使得人的情感交流变得越来越少，越来越空乏、孤独；

8. 社会生活的复杂化、多变性，对人们的恋爱、婚姻、家庭生活产生了越来越多的冲击，使得人与人之间的情感联系薄弱，受挫的机会增多，降低了人们对情感生活的信心，影响了生活的质量；

9. 人自身的某些不足或遗憾，往往成为自我折磨的理由；

10. 躯体生命的偶然性和暂时性，在深层次上削弱了人们奋斗进取的激情，荒诞、无谓往往成为人们对生命真谛的体验。

亚健康是一种临界状态。处于亚健康状态的人虽然没有明确的疾病，但却出现精神活力和适应能力的下降，如果这种状态不能得到及时纠正，非常容易引起心身疾病。亚健康的人主要表现为性功能下降、倦怠、注意力不集中、心情烦躁、失眠、消化功能不好、食欲不振、腹胀、心慌、胸闷、便秘、腹泻、感觉很疲惫，甚至有欲死的感觉。然而体格检查并无器官上的问题，所以主要是功能性的问题。处于亚健康状态的人，除了疲劳和不适，不会有生命危险。但如果碰到高度刺激，如熬夜、发脾气等应激状态下，很容易出现猝死，就是"过劳死"(karoshi)（"过劳死"是一种综合性疾病，指在非生理状态下的劳动中，人的正常工作规律和生活规律遭到严重破坏，体内疲劳瘀积并向过劳状态转移，使血压升高、动脉硬化加剧，进而出现致命的状态）。

（马小茹）

第七章　病　人

病人是医务人员实施医疗服务的对象。从一个正常个体的社会角色转变为病人角色的过程中，无论是在生理、心理和社会等方面都将发生显著的变化。把病人作为一个特定的社会角色来研究，探索其特征性的变化，有利于医务人员更好地与病人沟通，更好地实施以病人为中心的医疗服务。

第一节　病人角色

著名作家贾平凹患肝病后在散文《人病》中这样写道，"人们在歧视我们，我们何不到人群广众中去，要吃大餐饭，要挤公共车，要进电影院。甚至对着那些歧视者偏去摸他们的手脸，对他们打哈欠、吐唾沫。那么，我们就是他们中的一员，他们就和我们是一样的人了！"散文描述了一位传染病病人的心理活动，他的角色就是病人角色（patient role），理解病人角色对医务工作者尤为重要。

一、病人角色概述

有疾病行为并寻求医疗或正处于医护帮助之中，且被医生诊断疾病者，称为病人。病人的角色是一种社会角色，它最初由美国社会学家帕森斯（T. Parsons，1902—1979）提出。以帕森斯的理论为先导，医学上产生过很多不同的解说。总体来说，病人作为一种特定的社会角色，必须从医学和社会学两方面加以考虑。我们可以把病人概括为以下几点：①指有疾病行为的人，但并非所有有疾病行为的人都是病人，如患近视、皮肤轻微擦伤的人，他们虽然患病但不就医，他们自己和社会均不承认其属于病人范畴。②得到社会的承认，这种承认是以医学标准为依据的。因此，并非所有有求医行为和主观症状的人都是病人。例如，诈病者不能算是病人。③有其相应的行为模式。也就是说是否患病是"病人角色"得以确立的前提，但病人角色作为一个社会角色，还需有其相应的行为模式（就医）并得到社会其他成员（主要是医生）的承认。因此，不是所有到医院寻求医疗服务的人都是病人，例如到医院进行健康体检者就不能算是病人。

当病人被诊断患病后，就由一个健康人角色转变成了病人角色。病人角色是社会赋予病人的社会位置、权利与义务的总和。

二、疾病行为

疾病行为也称病患行为（illness behavior），是指身体自觉异常或出现结构和功能改变时，病人以理解、评判与行动体现出来的行为。疾病行为的表达和判断与病情，病人的人生观、文化修养、个性、民族及社会因素有密切的关系。例如，自觉症状明显的急危重症，疾病行为较易显现；慢性疾病的疾病行为则不易显现。疾病行为主要包括：

1. 病征（symptom）　系由于疾病时机体组织器官的正常结构或功能破坏而产生的客观性表现，如腹泻、肝脾大、周围血白细胞增高等体征。病征是需要通过各种检查才能发现的异常。病征主要从机体结构功能改变上体现病人的疾病（disease）状态。个人对病征认知的准确性，首先取决于理解和运用医疗知识的实际经验，以及亲身了解自己与他人疾病的经历。对于非医务人员来说，后者往往更主要。另外，个人对认知对象的态度也会造成对病征的高估或低估。

2. 病感（illness） 是疾病对上述身体异常或在社会心理因素影响下所产生的某些主观性自我感受，如疼痛、乏力。由于不同疾病反映到人主观意识中的难受程度存在很大差异，而每个人体质上对病痛的敏感程度不同，每个人心理上对病痛的感受和耐受程度也不同，因此病感在很多情况下未必能确切体现疾病的实际严重程度。可能有的人病感强而实际病情轻，甚至仅有心理上的不适而已；也有的人实际病情重而病感不强，甚至没有病感。另外，基于疾病常识的主观评估也能制约病感的增减。病感主要是从自我体验和判断的角度来体现病人的病患状态。麦肯尼克研究发现，不同年龄、性别、社会角色的重要性对症状的习得反应存在人与人之间的差异。

3. 病态（sickness） 是指机体与外环境协调方面显示出的社会功能异常，如社会活动力下降、孤独等。病态主要是从社会位置的角度体现病人的患病状态。

病征、病感、病态三者可以分别体现、相继存在或共同具备。三者间既有区别又有联系，是从不同侧面对疾病行为进行表达。通常病征是后两者的客观基础；病感是病征等疾病行为的主观感受，具有主观性；因病态导致的社会功能异常则是疾病行为的社会学评价。从系统来分析医学、病人和疾病的地位和关系见图 7-1。

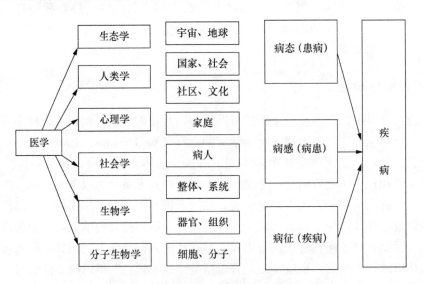

图 7-1   医学、病人和疾病的地位和关系

三、求医行为

求医行为（help-seeking behavior for medical care）是病人在觉察自己患病后所采取的寻找医学帮助的行为。除病人之外，健康体检、正常分娩、心理咨询等与医疗系统的无病性接触也可称为广义的求医行为。

在研究求医行为的理论体系中，安德森于 1975 年提出了预置、能力、需要模式理论，他认为一个人在决定利用卫生服务时要涉及预置、能力、需要三方面的因素。预置因素包括社会人口学变量以及对卫生保健的态度和信念；能力因素包括家庭收入、参加健康保险、服务可得性、经常使用卫生资源的可及性；在需要的刺激下，预置、能力因素构成了决定人们是否寻求卫生服务的条件。一些研究使用了这个模型，并成功地用它分析了在不同年龄、性别、文化程度、经常使用的保健资源等变量基础上人群卫生服务利用的变异。几乎所有可能解释的变异均归因于需要变量，即对疾病症状严重程度的认知是决定是否就医的重要因素。

求医行为的另一个模式是以麦肯尼克的求医行为通用理论为基础的社会心理模式。该理论的核心是：患病是一种文化和社会的习得反应。麦肯尼克认为一个人对症状的反应是根据个人对情景的定义。这种定义可能受到他人定义的影响，但其本人在特定社会和文化环境下形成的知识、文化程度和以往经验的影响更大。他认为人的求医行为取决于10个因素：①疾病症状的可见性和认知；②所认识的症状的危险程度；③疾病影响家庭、工作和其他社会活动；④症状出现频率的持续程度；⑤对疾病的忍受程度；⑥能得到的信息、知识和文化假设；⑦导致拒绝的基本需要；⑧其他与患病反应相竞争的需要；⑨一旦症状得到认知后，是否有其他对疾病的解释；⑩治疗资源的可得性、物质可及性、求医行为所带来的心理压力和经济支出。该模式主要是以人群对疾病的认知来解释求医行为的一种心理反应。麦肯尼克的理论为病人求医初步决策的认知研究提供了理论基础。

（一）求医行为的类型

按照求医行为的发出者不同，求医行为可以分为以下三种类型：

1. 主动求医　当个体产生不适感或病感时，病人自觉作出决定。

2. 被动求医　指病人无法或不能作出而由第三者代为作出的求医行为。例如小儿或昏迷病人由病人的家长、家属或他人作出求医的决定。

3. 强制求医　强制求医行为是社会卫生机构、病人的亲友或监护人，为了维护病人或社会人群的安全和健康而强制施行的求医行为。如甲类传染病病人拒绝隔离治疗或者隔离期未满擅自脱离隔离治疗的，可以采取强制隔离治疗措施。

（二）求医行为的原因

1. 生理需要　由于躯体原因自我感觉不适或病痛影响社会生活，个人无法解除，如发热、腹泻等。

2. 心理需要　现实生活中受到某些精神刺激，产生心理反应，导致心理障碍或缺陷，如焦虑、紧张等。

3. 社会需要　社会公害病、传染病等对社会保健产生现实或潜在的危害，或出于保健需要而导致求医行为。例如2003年传染性非典型肺炎流行期间，为了尽快控制疾病的流行，对建议筛查出的非典型性肺炎病人统一由社会与政府卫生行政部门对其采取强制性的隔离就医，使令人谈虎色变的非典型性肺炎得到了有效的控制。

（三）求医行为的影响因素

1. 对疾病的觉察和感知程度　疾病及其症状的频度及危害、预后判定等均可影响病人的求医行为。对病征、病感不熟悉，病情发展迅速，预后判定不明确，大多数人易于采取求医行为。1964年美国有学者曾估计，有75%的急性病病人求医，而只有20%的慢性病病人求医。他列举有病不求医的原因包括10个方面。①没有钱；②医疗费用太高；③对疾病的症状没有觉察出来；④对所患疾病的意义和重要性认识不足或自认为没有多大关系；⑤对于医生的恐惧心理，对于诊断过程的恐惧心理，对外科处置的恐惧；⑥对个人健康的态度冷漠；⑦存在一种自我惩罚的心理；⑧对所患疾病感到羞耻；⑨缺乏交通工具；⑩太忙、工作丢不开、请不了假等。

2. 社会经济地位　经济富裕、受教育水平较高和对医疗知识了解较多的人，对自己健康的关心程度也较高，更易于采取求医行为。

3. 种族文化差异　不同的民族及信仰、不同生活习惯及文化背景会产生不同的求医行为。

4. 医疗卫生服务　医疗卫生服务的资源、技术、医疗保障系统等均会对求医行为带来影响。

四、遵医行为

遵医行为（patient compliance）是病人按照医务人员的医嘱进行疾病治疗和预防保健的行为，即病人对于医务人员医疗行为的认同与执行。遵医行为在病人的就医行为中是十分重要的组成部分，医生对病人诊治疾病的顺利、临床疗效以及康复的程度都与病人的遵医行为有着密切的关系。病人的遵医行为有助于医护人员在信息收集方面的全面性及正确性；有助于严格执行医嘱；有助于医患和谐沟通；有助于疾病尽快康复。无论是发达国家还是发展中国家，20世纪80年代人口死因谱显示，危害人类生命和健康的主要原因是生活方式和行为。高危人群遵从保健医生的医嘱做好自我保健，定期体检、自检，就可以发现多种疾病的先兆，从而早诊断、早治疗。但特沃德尔（1969年）说，不是所有的人都希望疾病得到治愈，也不是所有的人都希望与医生合作。遵医行为还受很多因素的影响。

（一）影响遵医行为的因素

1. 病人对疾病的看法及对治疗的期望　某些病人在个性方面表现为主观性较强，以自己的思维定势为准绳而忽视医护人员对他们默契的配合要求。他们在认知方面往往会出现"任意推断"、"以偏概全"或"猜心思"等曲解的想法，从而影响了客观的判断和合理的应对。

2. 病人所患疾病的种类、症状及就医方式　慢性病病人由于疾病迁延不愈、就医时间长、治疗效果不够理想，遵医率较低；重症病人因对疾病重视和医务人员的监督，有较高的遵医率。

3. 病人对医务人员和医疗服务的满意与认可程度　医务人员的服务态度、医疗水平甚至仪表、知名度、年龄等都可以影响病人的遵医率。病人对医疗服务环境和服务规则的满意度，也将影响其遵医行为。

4. 病人对医嘱的理解和记忆能力　医生对医嘱的解释交代程度和病人自身受教育程度、理解和记忆程度都会对病人的遵医行为产生影响，比如老年人、文化水平低下者遵医率较低。

5. 病人的经济承受能力和消费心理　病人的经济支付能力和与之关联的消费心理，是影响遵医行为的重要因素之一。经济欠发达地区的人群甚至连最基本的医疗服务消费也不能承担，而一些人则愿意多支付费用以享受特殊医疗服务。

（二）提高遵医率的途径

1. 提高医疗质量，改革医疗制度，从各个方面提高医护人员的业务素质和医德修养，增加病人对他们的满意程度，有利于遵医行为的提高。

2. 关心体贴病人，高度重视病人在执行医嘱方面的偏差，采取必要的方法和手法加深其对医嘱的理解和记忆，提高他们执行医嘱的能力。①要引起病人注意，明确告诉其医嘱的内容和严格执行的重要性，以及不遵医可能带来的危险后果；②医嘱内容要尽量简单明了、通俗易懂，少用专业术语；③尽量使医嘱内容具体化，把药物名称、作用和服药次数具体地表达给病人；④可以让病人复述医嘱的内容。

3. 引导提倡"理解合作型"和"相互参与型"的医患关系模式。改善医患关系，联系病人情感，在治疗措施上由病人被动顺从改为医患共同参与、相互合作的新模式。

4. 简化医疗程序，减少医疗费用，让民众生得起病也看得起病。

第二节　病人需要与期望

病人作为一种特定的社会角色与其他社会角色一样，有其相应的需求和对医疗服务的期望。

一、病人需要

人的需要（requirement）是个体内部环境对外部条件比较稳定的要求，是人对某种目标的渴求和欲望。需要是人的一切活动的起因和动机，没有病人需要也就没有医疗活动。

马斯洛需要层次理论（Maslow's hierarchy of needs）亦称"基本需要层次理论"，是行为科学的理论之一，由美国心理学家亚伯拉罕·马斯洛于 1943 年在《人类激励理论》论文中提出。该理论将需要分为五种，分别为：生理需要、安全需要、社交需要、自尊与被尊重需要和自我实现需要。五种需要像阶梯一样从低到高，按层次逐级递升，但这样的次序不是完全固定的，可以变化，也有种种例外情况。任何一种需要都不会因

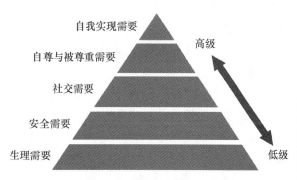

图 7-2　马斯洛需要层次理论

为更高层次需要的发展而消失。各层次的需要相互依赖和重叠，高层次的需要发展后，低层次的需要仍然存在，只是对行为影响的程度大大减小。病人除了上述各种基本需求外，还有一些因其病人角色而产生的特殊需求（图 7-2）。

1. 生理需要　这是人类维持自身生存的最基本要求，包括饥饿、疲劳、睡眠、求偶等方面的要求。如果这些需要得不到满足，人类的生存就成了问题。在这个意义上说，生理需要是推动人们行动的最强大的动力。马斯洛认为，只有这些最基本的需要满足到维持生存所必需的程度后，其他的需要才能成为新的激励因素，而到了此时，这些已相对满足的需要也就不再成为激励因素了。

当某些需要过分受抑制或受挫时，会对躯体功能、精神活动和社会行为产生负面影响。如身体缺乏某物质时，人们会产生获取此物质的行为动机，不能达到时就会导致机体结构和功能障碍，并引起焦虑和不安。

2. 安全需要　安全需要包括对人身安全、生活稳定以及免遭痛苦、威胁或疾病等的需求。和生理需要一样，在安全需要没有得到满足之前，人们唯一关心的就是这种需要。病人的安全需要主要包括两方面内容：其一，人身安全，即身体的安全，病人希望他们住院的地方不但安全，而且需要疾病得到更好、更快的治疗，危重病人希望医务人员挽救他们的生命。其二，心理上的安全需要，这里主要指名誉上的安全，有些病人不希望自己患病的隐私让别人知道，所以需要医务工作者做好保密工作。

3. 社交需要　又称为爱与归属的需要。病人在入院前，往往有明显的归属感，与朋友和家人在一起，一般都能获得归属与爱的需要。患病入院后，病人更需要从家庭、社会、医院中得到关心和照顾，建立比以往更友善和谐的社交关系。

4. 自尊与被尊重需要　尊重需要既包括对成就或自我价值的个人感觉，也包括他人对自己的认可与尊重。作为病人，由于患病处于弱势或被动状态，有更强的自尊与被尊重需要，因此来自医务人员、家庭和社会的重视、赞同和尊重，对疾病的康复和病人的心理健康是必不可少的。

5. 自我实现需要　自我实现是一种体现自我价值的欲望，让自己成为社会上很有成就的人。病人因为疾病减缓甚至阻挡了他自我实现的步伐，他会感到失落、紧张、焦虑、痛苦甚至抑郁，这将影响病人的遵医行为，因此，对这样的病人要特别注意其情绪，以利于疾病康复。

二、病人期望

在我国的一份关于"转型中国的医疗暴力研究"的报告中认为，基于一种近乎当然的常识，患方会将延续生命、恢复健康的希望寄托于医务人员，但这是一种事前的、临时性的"脆弱信任"。一旦发生不良的医疗后果，这种"信任"就会立即出现戏剧性转向，而且往往是彻底反转，变成彻底的不信任。香港仁安医院院长李继尧先生则说病人期望值就是医院的发展空间。如果病人的体验和感受超过病人期望，病人就会满意；反之，如果病人的体验和感受低于病人期望，病人就会不满意。医务工作者必须了解病人对医疗服务的期望、需求以及其满足情况并对病人的期望值进行引导，使病人正确认识我国的经济发展水平和医疗水平、自己的实际情况和经济承受能力，形成理性的医疗消费和更切合实际的期望。所以，了解病人期望有助于医务人员不断改善自己的医疗行为和服务技巧，有助于医患关系良性互动，有助于医院良性发展。

1. 对医务人员医疗服务技能和水平的期望　病人对医务人员医疗技术、服务技巧和诊疗结果的期望是第一位的。病人期望通过医疗得到的结果是，自己的病情是最清楚的、诊断是明确的、处理是得当的、效果是显著的。如果事与愿违，病人往往特别失望。

2. 对医务人员人格和品性的期望　与医务人员平等互动的交往，让对方充分地倾听和理解，是病人最直接的期望。医生要自律，视病人为亲人，要对病人"总是帮助、时常安慰"。

3. 对医疗条件和医疗环境的期望　在接受医疗帮助的过程中，病人期望医疗服务的软硬件都能满足自身的需求。病人也期望用较低的花费享受更完善的医疗服务。

第三节　病人权利与义务

现代生物-心理-社会医学模式的建立，赋予健康与疾病新的概念，健康已由原来单纯的生物概念扩展为社会概念。每一位病人都是一位社会人，就医是一种社会行为。病人在就医过程中就享有了一定的权利和履行一定的义务。病人的权利和义务贯穿于整个医疗过程的始终，了解病人的权利和义务是每个医务工作者必须面对的问题。

一、病人权利

病人权利（right and interest of patient）是病人在就医过程中依法行使的权利和享受的利益。关于病人权利的讨论最早始于法国大革命时期。1946 年《纽伦堡法典》中对病人的知情同意规定了三项必要条件，即知情、自由意志和有能力。此后，知情同意的原则从人体试验扩大到临床诊疗，成为病人权利的主要内容之一。1946 年，美国通过了一个要求医院符合一定标准的法案，赋予州在法律上有对医院的医疗质量进行监督和保障病人权利的权力。1973 年美国医院联合会通过了《病人权利法案》。1981 年第 34 届世界医学会通过了《病人权利宣言》。1986 年第 38 届世界医学会通过的《医师专业的独立与自由宣言》中也提到了病人的权利。在我国《中国医师宣言》中也提到"病人至上"，即尊重病人的权利、维护病人的利益。尊重病人及其家属在充分知情条件下对诊疗决策的决定权。目前在我国病人的权利主要表现在以下方面：

1. 享受平等的医疗服务权和自主选择权　医疗服务权是病人在就医过程中最基本的权利。任何人都享有医疗权利。病人的医疗权主要包括：①相同的疾病获得相同的治疗。对不同种族、性别、年龄、贫富状况及疾病类型的病人，均应同等对待，这是医疗工作者必须遵守的医德规范。②病人享有受尊重的医疗服务权利。病人有人格受到尊重的权利，不得被歧视、遗弃、侮辱等。尤其是对严重缺陷、残疾者以及性病、获得性免疫缺陷综合征（AIDS）病人，更应当注意其人格权的保护。③病人有权要求享受适宜诊治的医疗环境，享受安全、有效的诊治护理。1948年联合国《人权普遍宣言》提到：每个人有权使生活达到一定水准，保证自己及家庭的健康和幸福，包括食物、衣着、住所、医疗和必要的社会服务。美国医学会宣言则提到：享有适宜的医疗保健是每个公民的基本权利。WHO提出：到2000年人人享有基本医疗保健。④病人有权监督、维护医疗权的实施过程。

病人的自主权是指病人有对自己的医疗问题作出决定的权利，包括选择医疗机构、医疗服务和医务人员的权利；根据自己的实际情况，结合医生的意见，选择决定治疗方法和药物，接受或拒绝任何一项医疗服务。1972年，美国医院协会规定病人有不受任何人干扰考虑有关自己的治疗计划权。完全行为能力人应以本人意愿为准，当父母、配偶同病人意见不一致时，应尊重病人本人意愿。但病人的自主权不得干预医生的独立处置权。

2. 享受医疗活动的知情权和同意权　病人的知情权是指其知悉自己的病情、治疗措施、医疗风险、医疗结果、医生和医院的基本情况、医疗技术费用及其他与其有利害关系的医疗信息的权利。同意权是指病人在得到医疗从业者诚意之说明、协助后，有基于自己的自由意志，决定是否接受或拒绝检查、治疗和其他医疗行为。对于不具有完全行为能力的病人，法律将这一权利授予其代理人。同意权的法理在于对病人处置自身身体、生命的决定权的尊重。但是病人同意权之行使也有例外的情形，概括如下：①基于公共健康利益的考虑而对病人实施强制治疗。②出于防止病人自杀的需求而进行强制性介入治疗。③源于病人紧急病情的需要。

3. 享受保护个人信息的保密权和隐私权　病人在治疗过程中，其个人隐私有不受医方不法侵犯的权利；对于医疗人员已经了解的病人隐私，在未得到病人本人的允许前，医疗人员不得将之提供给非直接参与诊疗的第三人。其内容包括：病人的私生活事项、对自己不利的内容、身体上的特殊性、对本人不利的性格上的特征、精神上的异常现象等，而且与疾病有关的信息之外的有关职业和财产方面的信息也属于医方应当保密范围之内。由异性医务人员进行某些部位的体检治疗时，有权要求第三者在场。

4. 享受评判医疗服务质量并提出建议要求的评判监督权　病人享有对医疗服务的监督权，有权对医疗机构与病人权益相关的工作提出批评、咨询和建议。无论由谁支付医疗费用，病人都有权审查他的账单，并有权要求解释各项支出的用途。

5. 享受减免社会责任和义务的豁免权　病人患病后，其社会角色转变为病人角色，其正常情况所担负的社会责任和社会义务便不能完全体现。所谓病人的社会责任免除权，指病人有要求医方出具证明，使自己因病免除一定社会义务的权利。一般情况下，成年人都要履行一定的社会义务，但是由于患病，病人暂时不能或无力继续履行一定社会义务时，医方有义务出具证明使病人中止或终止一定社会义务的履行。

二、病人义务

病人义务（obligation of patient）是病人在医疗活动中所承担的责任，是对病人提出的与权利相对应的要求。《希波克拉底誓言》中说，"病人必须在与疾病的斗争中与医生进行合作。"我国明代名医龚廷贤在《病家十要》中说，"一择名医，二肯服药，三宜早治，四绝空房，五戒恼怒，六息妄想，七节饮食，八慎起居，九莫信邪，十勿惜费。"这也对病人义务进行了诠释。病人的义务主要包括以下几个方面：

1. 及时就医、配合治疗　保持健康是社会成员应尽的义务。病人应积极配合医护人员，诚实全面地提供病史，正确提供病史，正确叙述病情。在医生指导下，对治疗作出负责的决定。听从医嘱进行诊查、护理和治疗。疾病康复后及时出院，并协助医务人员完成随诊。只有病人履行了这些义务，医务人员才能针对病人的病情进行有效的诊断治疗。

2. 尊重医务人员、遵守医院规定　战胜疾病是医务人员和病人的一致目标。医务人员承担着治病救人的使命，依法履行医疗量裁权。病人及其家属应尊重医务人员的劳动、服从医务人员的指导和安排。病人还应遵守医院的各项规章制度，保障医疗保健工作的正常进行。

3. 依法按章缴纳医疗费用　我国目前医疗机构资金来源主要为国家补助、自有资金和外来资金相结合等。大部分医疗机构已由单纯福利性事业单位转变为国家实施一定福利政策的公益性事业单位。医院所需的各种资源要素也需要在市场中获得。因此，在享受了相应医疗服务后，病人有义务依法缴纳规定的费用，也可由承保者代替病人全部或部分承担医疗费用。

4. 主动参与医学研究和服从强制性医学措施　医学科学需要发展，为了提高医学水平，在知情或不损害本人利益的前提下，病人有义务参与和接受医疗研究。在发生传染病、中毒等突发性公共卫生事件时，病人有义务接受政府和医疗卫生行政部门的强制性医疗措施，如医学隔离、医学检疫等，以保障社会的整体健康。

第四节　病人心理变化

人的生理功能和心理功能是相互联系、相互影响的。一方面，心理功能的改变可以导致身体功能的变化；另一方面，身体的损伤或疾病也可间接地造成心理上的变化。从正常人转而成为一个病人角色时，原有的心理平衡被打破而出现了一些新的心理变化。这些变化包括感知、注意、记忆、情感和情绪、认知与意志行为，甚至个性方面的变化。了解病人的心理变化规律和特点，并采取针对性措施，将有助于提高诊疗效果，改善医患关系。

一、认知变化

疾病所引起的病人心理、生理方面的应激反应破坏了病人的心理平衡，影响了病人的认知功能。在感知方面，意识清醒的病人可以表现迟钝，也可表现得过于敏感，以致产生错觉和幻觉。有疑病倾向的病人可以强烈地觉察到内脏器官的活动，如心跳、肠道蠕动等。枯燥的住院生活使病人产生度日如年的错觉。有些病人会发生定向障碍。记忆力方面，有些病人不能准确地回忆病史，不能记住医嘱，甚至刚发生在身边的事、刚放在身边的东西，也难以记起。思维方面，主要表现在逻辑思维的能力受到损害，如一些病人在医疗决策上，即使是面对不太重要的抉择往往也表现犹豫不决。有些病人可能草率决定，但不久这一决定便成为病人苦恼的根源。

二、情感变化

病人会对疾病的病因、转归和预后担忧，会对某些检查和治疗产生焦虑和恐惧。患病意味着失去健康，同时还可能失去身体器官的完整性、姣好的容颜和身体形象、独立、隐私，还有前程、工作、爱情和经济上的损失等。而抑郁往往与诸多的丧失有关。抑郁是一种闷闷不乐、忧愁压抑的消极情绪。其表现方式多种多样，严重者甚至出现自暴自弃、放弃治疗，甚至出现轻生念头。病人还易产生怀疑的情绪。怀疑表现为对周围事物异常敏感，如怀疑疾病的诊断是否准确、药物是否对症、怕别人有事隐瞒或没给他最好的治疗、害怕药物的副作用、担心医疗差错或意外不幸发生在自己身上。病人还可能因为患病而产生自卑感和孤独感。

三、意志行为变化

首先在疾病的诊疗过程中会引起病人痛苦和不适，需要病人忍受。此外，许多疾病同不良行为或生活习惯有关，治疗疾病过程中，需要很大程度上改变其不良的生活方式。这些挑战需要病人的意志努力，也会引起病人意志的不良变化。有些病人表现为缺乏坚毅性，稍遇困难便妥协、过度依赖医务工作者，失去治疗信心；有些病人变得对家人和医院充满攻击性，认为大家都没有对他的健康尽心尽责。

四、人格变化

人格指个体表现出的稳定而持久的心理特征和行为模式。了解个体的人格特征在临床医护中的意义是：①不同的人格具有不同的易患倾向，如具有时间匆忙感、成就感的 A 型行为人格与冠心病易患倾向相关。情感不稳、易受暗示、以自我为中心的表演型人格易有癔症发作等。②不同的人格决定了其患病后的行为，如不稳定的内倾型人格病人，患病后悲观不已、常唉声叹气，或泪水洗面、独处自怜。而不稳定外倾型人格病人则对患病充满焦虑和恐惧，到处向医生或病友打听有关疾病及诊治的信息。理智型人格的病人，病后大多喜欢翻阅有关医学书籍、将自己的病情与书中理论描述进行对比，对自己的症状观察较为仔细，如果由于一知半解，反而给医护人员的解释带来麻烦，这类病人的疑病心理较重。对于情绪型人格的病人来说，常表现出对症状的夸张描述，求医行为感情用事，易受环境暗示。了解病人的不同个性，在医护过程中能够更好地因人施治、提高医护质量。

第五节 病人安全教育

病人安全（patient safety）又称为病人安全或病患安全。美国病人安全基金会（National Patient Safety Foundation，NPSF）将病人安全定义为在健康照护的过程中，避免、预防并减轻不良事件所造成的伤害。病人安全是医疗保健领域的一门新兴学科，侧重于医疗差错的报告、分析和预防，是医疗保健工作的前提和最基本要求。在医疗服务过程中病人安全无法得到保障，医务工作者就极有可能对病人造成直接或间接的、无法挽回的后果，甚至危及病人生命，医务工作者就从救死扶伤变为"职业杀手"。频发的医疗事故及医疗不良事件，势必会阻碍医疗事业的发展。通过多学科合作对医务工作者进行病人安全培训已成为全球医学界的共识，这对减少医疗不良事件的发生有着积极而长远的影响。

一、病人安全培训的背景

当前全球病人安全状况令人担忧，已成为世界性的热点问题。1999 年美国医学研究所（Institute of Medicine，IOM）发表了著名报告"To err is human：Building a safer health system"。美国每年有 44 000～98 000 人死于可以预防的医疗差错，远远超过了工伤、交通事故、乳腺癌和 AIDS 的死亡人数。2007 年 WHO 发布了病人安全 10 项事实，其中指出发达国家每 10 个接受治疗的病人中就有 1 个遭受到伤害。一些发展中国家医疗相关感染的风险是发达国家的 20 倍。在一些国家进行的多项调查表明，全球有 3.5%～16.6% 的住院病人接受过不合理的治疗，约十分之一的住院病人蒙受因医疗不当而造成的不必要伤害。2004 年 10 月 27 日 WHO 宣布正式成立"世界病人安全联盟"。WHO 指出，病人安全问题在世界各国不同程度地存在，但在发展中国家尤为严重。2007 年中国卫生部和中国医院管理协会倡导实施"病人安全十大目标"，并将其纳入 2011 年版《三级综合医院评审标准》的重点内容。病人安全已成为世界性医疗保健领域关注的热点问题。

医务人员病人安全意识欠缺，开展病人安全教育刻不容缓。流行病学统计结果表明，国内外住院病人不良事件的发生与部分医务人员病人安全意识不强、组织病人安全培训不足及员工新业务、新技术更新不及时密切相关。2008 年 WHO 病人安全联盟启动了"病人安全研究"

及"病人安全本科医学教育"项目，其中明确指出在本科医学教育中要加强对学生病人安全基本概念、医疗系统复杂性对病人的影响、如何成为团队中的有效成员、如何从错误中吸取教训、如何处理临床风险、病人参与病人安全活动、提高药品安全、如何减少感染等方面的培训。

二、病人安全教育现状

20 世纪 70 至 80 年代，一些发达国家已有相关研究阐释医学生与医疗差错间的关系，但对病人安全教育及相关研究的关注仍处于较低水平。2003 年英国医学总会（The General Medical Council）在《未来的医生》（*Tomorrow's Doctor*s）中向医学本科生提出有关病人安全的合理化建议。2005 年澳大利亚卫生保健安全及质量委员会（Australian Council for Safety and Quality in Health Care）发表"国家病人安全教育框架"（The National Patient Safety Education Framework，NPSF）。2009 年 WHO 病人安全联盟正式发表了医学院校"病人安全课程指南"（WHO Patient Safty Curriculum Guide），旨在帮助医学院校、高职院校、卫生保健机构及医务工作者讲授并学习与医疗安全服务相关的重要主题。澳大利亚悉尼大学率先将病人安全教育整合到本科医学教育中。美国、英国、澳大利亚等已将病人安全作为选修课、讲座、小组讨论，或整合到基于问题的学习（problem based learning，PBL）中，其理念和意识贯穿于医学教育及医学继续教育中。2010 年 WHO 病人安全联盟在全球 11 所医学院校试行医学本科生"病人安全教育指南"，旨在促进医学本科生的病人安全教育在全球范围的推广和普及。在我国对医务工作者和医学生进行病人安全培训还处于探索阶段，没有完善的体系，我国病人安全教育和培训仍然任重而道远。

（肖明朝）

第八章　疾病与疾病治疗

疾病是人类最基本的生物医学现象，是影响人类健康的重要因素。我们从疾病的概念着手，揭示疾病的病因、自然进程、共同规律、分类及常见症状，使医学生对疾病有科学的认知。通过病史采集、体格检查、辅助检查，使医学生掌握临床诊断的常用方法，为临床实习奠定基础。临床治疗的原则及方法、临床实践指导则有助于医学生早期接触临床，快速适应医生角色，为病人提供及时、准确的治疗措施，达到最佳的治疗效果。

第一节　疾　病

一、疾病概论

疾病（disease）是一种有别于健康的异常的生命运动方式，是在外界致病因素和体内某些因素的作用下，机体因自稳状态调节紊乱而发生的生命活动障碍过程，是致病因素造成的损伤与机体自身的抗损伤互相斗争的结果。在此过程中，组织、细胞发生形态结构和功能、代谢的异常变化，即病理变化（pathological change）；病人出现各种症状（syndrome）、体征（sign）及社会行为（social behavior）的异常，对环境的适应能力降低和劳动能力减弱甚至丧失、生命质量降低。疾病的研究内容包括疾病的基本特性（定义）、发生原因（病因）、发生发展过程（发病机制）、结构、功能、代谢变化（病理变化）以及相应症状、体征和行为异常（临床表现）等规律与本质，是疾病预防、诊断、治疗、康复的基础。

人类对疾病的认识经历了漫长的历史过程。远古时代，人们往往把疾病归结为神灵对于人类罪恶的惩罚。到了公元前5世纪，古希腊医学家希波克拉底在自然科学和哲学的基础上创立了体液病理学说，认为疾病是由于体内血液、黏液、黄胆汁、黑胆汁四种体液失衡的结果。我国中医学的阴阳五行学说则认为，自然界皆由木、火、土、金、水五种基本物质构成，经由"六淫"（风、寒、暑、湿、燥、火）和"七情"（喜、怒、忧、思、悲、恐、惊）导致疾病发生。18—19世纪组织学、微生物学等医学基础学科得到空前发展，首次证明结核病、鼠疫等传染病是由于特殊的病原体进入机体所致。19世纪中叶，德国病理学家威尔啸创立细胞病理学说，指出细胞的改变和功能障碍是一切疾病的基础，并指出形态改变与疾病过程中的临床表现的关系，开创了现代疾病观的先河。

病理变化是指发生疾病时机体局部或全身发生的形态结构、代谢和功能的异常改变，如炎症、肿瘤、外伤等。症状是指病人主观上的异常感觉，如头痛、发热、恶心、畏寒等。体征是疾病客观存在的表现，能用各种临床检查方法查出，如肝（脾）大、心脏杂音、肺气肿等，广义的症状可以包括体征。社会行为是指人际交往、劳动等社会活动。不同的疾病可以出现相同的病理变化、症状、体征和社会行为异常，而相同的疾病亦可以出现不同的病理变化、症状、体征和社会行为异常。疾病也是在社会意义基础上定义的，不同的社会受其历史文化的影响，对疾病的定义各不相同，例如美国定义的高血压在英国则属于正常范围。

二、疾病发生的原因

病因（etiology）是指疾病发生的原因，包括疾病发生的外界因素（外因）、机体内部因素（内因）、自然环境及社会心理因素等几方面。各种病因相互作用，共同影响疾病的发生、演变和转归。现代流行病学认为那些能使人群发病率升高的因素，就可以认为是病因。病因是医学研究的核心问题，涉及生物学、医学、心理学、社会学等众多学科。

（一）疾病发生的外界因素

疾病发生的外界因素包括生物性因素、物理性因素、化学性因素和营养性因素等。

1. 生物性因素　生物性因素包括微生物（细菌、病毒、立克次体、支原体、螺旋体、真菌、放线菌等）、寄生虫（原虫、蠕虫、医学昆虫等）及各种有害的动植物（毒蛇、蝎子、麦角等）三大类。生物性因素是传染病最主要的致病因子，同时也参与某些非传染病的致病过程。如大叶性肺炎多由肺炎链球菌引起；AIDS 由人类免疫缺陷病毒（HIV）所致；血吸虫病则由血吸虫感染引起。生物性因素的致病性取决于病原生物的数量、侵袭力、毒力以及机体状态与免疫力等，主要损害细胞组织结构与功能，破坏机体的防御系统，有的还产生毒性产物。此外，病原体进入宿主后可发生变异，产生耐药性。

2. 物理性因素　当环境中各种物理性因素（声、光、电、热、摩擦、外力及放射性物质等）超过机体生理耐受阈值时便可致病。不同的物理因素对人体的影响各不相同，而人体对不同物理因素作用后的效应器官也各异。如高温、高辐射可导致中暑或灼伤；寒冷导致机体冷损伤称为冻伤（局部）或冻僵（全身）；强大电流冲击造成电击伤；气压改变过快可引起减压病（血液中氮气过多）或高山病（血液中氧分压过低）；机械力可引起创伤、震荡、骨折等；电离辐射和非电离辐射可引起辐射伤；噪声强度超过 $65\sim80dB$ 时可引起听觉伤害等。

3. 化学性因素　在致病因子中，化学性因素种类最多、致病情况复杂，是目前病因研究的重点，包括外源性无机毒物，如强酸、强碱、一氧化碳、铅、汞、砷等；有机毒物，如有机磷、氰化物、苯、苯胺、高分子化合物等；生物毒素如蛇毒、蕈毒。内源性物质，如变性坏死的分解产物；或堆积于体内的代谢终末物质，如尿素、氨、自由基等。特别需要提出的是，化学性药物、农药、卫生制剂等对人类既有益又有毒副作用。

4. 营养性因素　营养素是指食物中对人体具有营养功能且安全有效的成分，包括蛋白质、脂肪、糖类、维生素、无机盐、水和膳食纤维等七大营养素。营养物质摄入不足或过多均可引起疾病。如蛋白质、维生素 D 和碘的缺乏分别导致营养不良、佝偻病和地方性甲状腺肿；锌、铁、硒等微量元素的缺乏会引起发育不良和贫血；长期摄入高热量、高脂肪的食物则容易导致肥胖症、高脂血症和冠心病。

（二）疾病发生的内在因素

疾病的发生和流行除了与外在因素有关外，还与机体内在条件密切相关。其中，神经内分泌、免疫和遗传因素的作用较为突出。

1. 神经内分泌因素　神经内分泌状态对疾病的发生十分重要。当垂体-肾上腺皮质功能下降时，机体防御能力降低，易发生炎症；胰岛素分泌不足可引起糖尿病，还易伴发细菌感染；迷走神经长期过度兴奋则与高血压、溃疡病的发生有关；雌激素水平绝对或相对过高，可造成女性乳腺癌、卵巢癌、子宫内膜癌等。

2. 免疫因素　免疫系统功能低下或者亢进都会导致疾病。当免疫系统对某些抗原刺激发生过度反应时，称为变态反应（或过敏反应），如支气管哮喘、过敏性休克等。有些机体对自身抗原发生免疫反应，引起自身免疫性损伤，如系统性红斑狼疮、类风湿关节炎等。有些机体体液免疫功能低下，易伴发肿瘤和感染，如 HIV 导致的 AIDS。免疫增生病的特征是免疫细胞异常增生，如传染性单核细胞增多症。

3. 遗传因素　遗传对于疾病的作用体现在两方面：一是遗传物质缺陷，直接引起子代遗传病，如血友病、先天愚型等，这类疾病又称染色体病和分子病；二是遗传缺陷使子代具有易诱发某些疾病的倾向，称为遗传易感性，如糖尿病、精神分裂症等。

4. 其他因素　由疾病谱、死因谱的具体分析可以知道，许多疾病的发生与年龄、性别、种族因素密切相关，可能受不同人群的生理特征、地理差异、文化因素、生活习惯等影响。

（三）疾病发生的社会、心理因素

社会、心理因素越来越成为健康的主要威胁，是许多疾病的主要原因。社会因素包括社会制度，如家庭、宗教、经济和卫生保健制度；社会经济情况；价值观念、风俗习惯、道德标准的变化；社会结构，如社会阶层、城乡、婚姻等；生活方式或行为；社会性灾害，如洪水、地震等自然灾害，以及战争等人为灾害；社会心理刺激、社会歧视、社会隔离状态下造成的人格、精神和心理障碍。

心理因素包括心理过程和人格两部分，是在心理活动的基础上产生的喜悦、苦恼、嫉妒、痛恨等心理反应，影响人体的代谢和行为过程。消极的心理活动损害健康，降低机体对疾病的抵抗力，很多疾病如冠心病、高血压、溃疡病、某些肿瘤等都与心理因素有关。

此外，引起疾病的因素还包括个体行为因素、年龄因素、性别因素、种族因素、自然环境因素、医源性因素等。疾病发生的原因只是说明某些因素在疾病发生发展中起到重要作用，但并一定会直接引起疾病。大多数疾病都是多种病因综合作用的结果。

三、疾病的自然进程

疾病的自然进程（又称疾病的自然史）是指机体由健康到疾病的连续过程，大致可分为以下几个时期：

（一）易感期

易感期为尚未发病，但是已存在发病基础和条件的时期。一旦致病因素达到一定强度，或机体免疫防御功能低下时，便可能引发疾病。例如血中胆固醇含量增高导致冠心病的发病危险性上升；有家族史的某些疾病（如高血压）的发病呈家族聚集现象等。易感期是预防疾病的最佳时期。

（二）发病前期（潜伏期或亚临床期）

发病前期是指从病因开始作用到出现临床症状、体征前的这段时期。此期在传染病称为潜伏期。根据致病因素的种类、数量、毒力、侵入部位以及机体反应的不同而有较大差别，病程短则数小时，如食物中毒；长则数十年，如 AIDS、麻风等。这个时期虽无明显临床表现，但借助影像学、内镜、实验室等检查可有阳性发现，是早期发现、早期诊断、早期治疗的良好时机。

（三）发病期（临床期）

发病期指机体在形态结构、功能和代谢等方面表现出相应的病理改变、临床症状和体征，此期需要及时的治疗与护理。如急性阑尾炎有腹痛、恶心、呕吐，以及全身症状如发热等典型临床症状和体征，血常规检查可见中性粒细胞增多。对传染病而言，此期病人是最重要的传染源，应该实施严格的隔离措施。

（四）发病后期（转归期）

在发病后期，疾病可能通过及时正确的临床治疗而康复，也可能迁延不愈、蔓延扩散甚至死亡。可有以下几种表现形式和转归走向：

1. 完全康复　完全康复又称为痊愈，此时疾病的病因已经祛除，症状和体征完全消失，各系统器官代谢、结构、功能均恢复正常。有些疾病是自限性疾病，即使不经治疗也可恢复健康，如普通感冒。但大多数疾病需采取适当的治疗方能痊愈。

2. 不完全康复　不完全康复是指疾病的主要症状和体征已经基本消失，但机体的代谢、结构和功能并未完全恢复正常。如烧伤后产生的瘢痕、脊髓灰质炎或脑血管意外引起的肢体运动障碍、心包积液引起心包粘连等。

3. 迁延不愈转为慢性　当因机体抵抗力低下、致病因素持续作用或反复作用，或治疗不彻底时，可使某些急性疾病迁延不愈转为慢性。如急性阑尾炎转为慢性阑尾炎、急性肾炎转为慢性肾炎。当致病因素减弱或机体的抵抗力增强时，慢性病可逐渐痊愈；反之，慢性病也可病情恶化，表现为急性发作，如慢性阑尾炎急性发作等。

4. 蔓延扩散　在致病因素较强、机体免疫力较低的情况下，某些致病因素如细菌、病毒、肿瘤细胞等，可经组织间隙、血管、淋巴管等向邻近组织蔓延或向全身其他组织器官播散。例如机体发生原发型肺结核时，除在肺部形成结核原发病灶外，结核分枝杆菌还可沿肺淋巴管蔓延，引起肺门淋巴结结核。恶性肿瘤细胞也可侵入局部血管或淋巴管运行至他处，造成远隔器官转移性肿瘤的形成。

5. 死亡　由于病情未能得到有效的控制，疾病恶化，最终造成病人死亡。例如鼠疫、AIDS、心血管疾病、恶性肿瘤等都有较高的死亡率。

四、疾病过程的共同规律

疾病过程的共同规律是指在疾病的发生、发展、转化过程中，疾病的致病因素、发病机制、机体自身改变及其临床表现之间的相互关系，是从生物学、医学和哲学角度出发，解析健康与疾病二者互相转化的特点与规律。

(一) 损伤与抗损伤贯穿疾病始终

损伤和抗损伤作为疾病发生发展的一对基本矛盾，贯穿疾病始终。当损伤占据优势时，疾病趋于恶化，反之疾病就缓解。致病因素的强弱、持续时间的长短以及机体抗损伤能力的高低等，决定了损伤的类型和程度。例如，机械性损伤引起组织坏死时，血管破裂出血、循环血量减少和血压下降等变化均属于损伤性变化，同时体内出现一系列抗损伤反应，包括细小动脉收缩、心率加快、心排血量增加等。在疾病发生发展过程中，损伤与抗损伤反应在一定条件下可向相反的方向转化。例如急性喉炎时，喉头黏膜水肿、充血、白细胞渗出本是机体的防御反应，但喉头黏膜高度肿胀，可导致喉头狭窄甚至窒息死亡，从而转为损伤性变化。因此，在临床实践中应该密切观察病情变化，采取正确的诊断和治疗措施。

(二) 因果交替

因果交替是指在疾病过程中，原始致病因素作用于机体后，机体产生一定的因果关系中的每一环节既可能是前一种变化的结果，又可能是后一种变化的原因，病因和结果间相互交替和相互转化可以推动疾病发展，甚至形成恶性循环。例如外伤性大出血时，可引起有效循环血量减少；有效循环血量减少又可导致重要器官缺氧和血压下降；后者再成为"因"，最终引起循环和呼吸功能障碍的"果"。每一次因果交替转化都会导致病情进一步恶化。临床治疗中应尽早采取措施，在疾病发展的主导环节上，终止因果转化和恶性循环。

(三) 局部与整体相互影响

任何疾病都有局部表现和全身反应。在致病因素作用下，各种组织细胞的代谢、功能、结构变化，既可以表现为以局部病变为主，也可以全身反应为主。局部病变可以通过神经和体液的途径影响整体，机体全身状态也可以通过这些途径影响局部病变。例如，下肢的创伤可以出现创伤部位的充血、水肿及炎症反应等局部反应，严重时可以出现发热、寒战、乏力、休克等全身反应；反之创伤较轻或全身抵抗力较强时，全身反应则不明显。全面分析疾病的全身反应和局部病变的内在联系，正确处理两者之间的辩证关系，是医疗实践中必须把握的基本原则之一。

五、疾病的分类

（一）疾病的分类方法

人体各器官的形态、结构和功能各异，但发生疾病时，病理学上往往表现为相似的病变特点和规律，这些相似点决定了这些疾病在临床表现、发展经过、治疗原则和预后上具有一定的规律性。从病理学的角度，疾病可分为以下四类：

1. 炎症（inflammation）　炎症是机体对致炎因子引起的局部组织损伤所发生的防御反应。致炎因子包括任何能引起组织、细胞损伤的因素。炎症的种类很多，最主要的就是感染性（包括传染性）疾病，其他如结核病、伤寒、支气管哮喘、风湿病等也属于炎症性疾病。

2. 肿瘤（neoplasm）　肿瘤是机体局部组织的正常细胞受到各种致瘤因子的作用，在基因水平上失去了对细胞生长的正常调控，导致异常增生而形成的新生物。是严重威胁人类健康和生命的常见病和多发病，按其生物学特性（生长快慢、有无局部浸润、是否发生转移等）及其对机体的危害性大小，可分为良性肿瘤和恶性肿瘤两大类。通常所说的癌症泛指恶性肿瘤。我国每年约有270万人死于癌症，平均每秒钟死亡3人，并且近年呈逐渐上升趋势。

3. 遗传性疾病（genetic disorders）　遗传性疾病是人体生殖细胞或受精卵的遗传物质发生改变后传给子代并引起发病，可代代相传，具有先天性、终身性和家族性的特点。遗传性疾病可分为染色体畸变遗传病、单基因遗传病和多基因遗传病。

4. 先天畸形（congenital malformation）　先天畸形是指个体在出生时即存在形态或结构上的异常。有单发畸形和多发畸形之分。多发畸形大多是在某一原因作用下特异地组合而发生的，称为畸形综合征，目前已经确定诊断的畸形综合征已达250余种。能引起先天畸形发生的因素称为致畸因子或致畸原，有化学性、物理性或生物性等。

此外，临床上还经常使用下面一些名词来形容一组疾病：

1. 常见病或多发病　常见病或多发病是指在人群中有较高发病率的一些疾病，包括各种慢性病、传染病、寄生虫病、地方病和职业病等。慢性病即慢性非传染性疾病，包括心脑血管疾病、肿瘤、糖尿病等。

2. 营养代谢性疾病　营养性疾病是指当机体对营养物质摄入不足、过多或比例不当时引起的疾病。代谢性疾病是指因营养物质在体内代谢过程出现障碍而引起的疾病，如糖尿病、肥胖症等。

3. 传染病（infectious diseases）　传染病是指由各种致病性微生物或其他病原体所引起的具有传播性、流行性的疾病。根据《中华人民共和国传染病防治法》，有甲、乙、丙三类共35种疾病实行分类管理。如鼠疫、霍乱等属于甲类传染病；病毒性肝炎、AIDS等属于乙类传染病；结核病、血吸虫病、流行性感冒等属于丙类传染病。

4. 寄生虫病（parasite disease）　寄生虫病是寄生虫作为病原体引起的疾病，常见的有蛔虫病、疟疾、阿米巴病、丝虫病等。

5. 地方病（endemic disease）　地方病是居住地特定的自然和社会致病因素引起的地方性流行性疾病，如克山病、碘缺乏病、血吸虫病等。

6. 职业病（occupational disease）　职业病是指劳动者在生产劳动及其他职业活动中因接触职业性有害因素引起的疾病，如尘肺、铅中毒等。

有的疾病可兼有上述多类疾病的特点，如血吸虫病同时属于寄生虫病、地方病和传染性疾病。此外，有较明确的病理形态学损害的疾病称为器质性疾病（organic diseases），而那些以功能调节紊乱为主的疾病则称为功能性疾病（functional diseases）。

（二）疾病和有关健康问题的国际分类

综合分类法将病因学、解剖学、病理学、心理学、社会学等因素综合考虑，能较全面地反映各类疾病的病因、病程、性质、状态等，是应用范围最广的分类方法。表 8-1 为 WHO "疾病和有关健康问题的国际分类（ICD-10）"，以便对各系统、各类型疾病有一个初步的了解。

表 8-1　疾病和有关健康问题的国际分类（ICD-10）

1. 某些传染病和寄生虫病
2. 肿瘤
3. 血液及造血器官疾病和某些涉及免疫机制的疾病
4. 内分泌、营养和代谢疾病
5. 精神和行为障碍
6. 神经系统疾病
7. 眼和附器疾病
8. 耳和乳突疾病
9. 循环系统疾病
10. 呼吸系统疾病
11. 消化系统疾病
12. 皮肤和皮下组织疾病
13. 肌肉、骨骼系统和结缔组织疾病
14. 泌尿生殖系统疾病
15. 妊娠、分娩和产褥期
16. 起源于围生期的某些情况
17. 先天性畸形、变形和染色体异常
18. 症状、体征和临床与实验室异常所见，不可归类在他处者
19. 损伤、中毒和外因的某些其他后果
20. 疾病和死亡的外因
21. 影响健康状态和保健机构接触的因素

第二节　临床诊断

一、病史采集

（一）问诊的重要性

诊断疾病的大多数线索和依据都来源于病史采集所获取的资料。其中，问诊是病史采集的主要手段。问诊是医生通过对病人或相关人员的系统询问获取病史资料，经过综合分析而作出临床诊断的一种诊断方法。问诊所得的资料，可为进一步了解病情和提高治疗效果提供线索和依据，因此问诊是每个临床医生必须掌握的基本功。同时也是医患沟通、建立相互信任的医患关系的最重要途径。

（二）问诊的内容

1. 一般项目（general data）　包括：姓名、性别、年龄、籍贯、民族、婚姻、通信地址、电话号码、工作单位、职业、入院日期、记录日期、病史陈述者及可靠程度等。若病史陈述者不是本人，则应注明与病人的关系。记录年龄时应填写实足年龄。

2. 主诉（chief complaints）　是就诊的最主要原因，是病人感受的最主要的痛苦或最明显的症状或体征及其持续时间。主诉应用一两句话加以概括，记录主诉要简明，尽可能应用病人自己描述症状的语言而不是医生对病人诊断的医学术语，如"头痛、呕吐伴发热 2 天"，"劳累后心慌、气急 5 年，双下肢水肿半月"。根据主诉可初步估计疾病属于哪个系统、病情轻重与缓急，以作针对性的检查和治疗。

3. 现病史（history of present illness）　现病史是病史的主体部分，记述病人病情的发生、发展、演变和诊治经过。获取现病史时可按顺序描写，主要包括以下几个方面：

（1）起病情况与患病的时间：起病的具体时间和环境，发病的缓急和诱因，如胃痛是发生在餐前还是餐后。患病时间是指从起病到就诊或入院的时间。

（2）主要症状特点：包括主要症状出现的部位、性质、持续时间和程度、缓解或加剧的因素，对判断疾病的部位、范围和性质很有帮助。

（3）病因与诱因：尽可能了解与本次发病有关的病因（如外伤、中毒、感染等）和诱因（如气候变化、环境改变、情绪等），有助于明确诊断与拟定治疗措施。

（4）病情的发展和演变：包括患病过程中主要症状的变化或新症状的出现。如腹痛病人在病情的发展中疼痛部位的变化等。

（5）伴随症状：在主要症状的基础上出现一系列的伴随症状，常常是鉴别诊断的依据，或提示出现了并发症。反之，按一般规律应出现的伴随症状而实际上没有出现时，也应在现病史中记录，以便进行诊断和鉴别诊断。

（6）诊疗经过：记录病人在本次就诊前所作的其他诊断及治疗措施，应用药物的剂量、疗程及疗效等，以供参考。

（7）病程中的一般情况：包括全身症状、发热、头痛、体力、食欲、睡眠、大小便等，必须综合分析病情，以便制订最恰当的治疗措施。

4. 既往史（past history）　既往史包括病人既往的健康状况和曾经患过的疾病、手术、外伤、过敏、传染病和流行病史。

5. 个人史（personal history）　包括籍贯、现居住地和居住时间、受教育程度等社会经历、职业及工作条件、个人嗜好、毒物接触史、治疗史、未婚或已婚、结婚年龄、配偶健康状况、夫妻关系等。

6. 月经史（menstrual history）　女性病人应询问月经史，包括月经初潮年龄、月经周期、经期天数、末次月经时间、闭经日期、绝经年龄等。

7. 生育史（childbearing history）　成年女性病人应询问生育史，包括初孕年龄、妊娠、生育次数、流产、早产、死胎、手术产、难产、计划生育状况等。对男性病人应询问是否患过影响生育的疾病。

8. 家族史（family history）　询问病人父母、兄弟姐妹及子女的健康状况，有无遗传性疾病家族史，如血友病、遗传性球形红细胞增多症、糖尿病、家族性甲状腺功能减退症、肿瘤、精神病等。对已死亡的直系亲属要问明死因和年龄。

二、体格检查

体格检查（physical examination）是医生运用自己的感官和借助某些辅助工具（听诊器、叩诊锤、血压计、体温计等），来客观地了解和评估身体状况的最基本的检查方法。体格检查的基本检查方法有五种，即视诊、触诊、叩诊、听诊和嗅诊。

1. 视诊（inspection）　视诊是医生用视觉来观察病人全身或局部的症状和表现的诊断方法。通过视诊可以观察病人的性别、年龄、发育、营养、意识状态、面容、表情、体位、姿势、步态等。局部视诊可观察病人身体各部分的改变，如皮肤、黏膜、舌苔、头颈、胸廓、腹壁、四肢、肌肉、骨骼、关节外形等。视诊应在自然光线下进行，并充分暴露病人被检部位。视诊常能提供重要的诊断资料。

2. 触诊（palpation）　触诊是医生通过手的感觉来判断内脏器官及躯体部分的物理特征的一种诊断方法。触诊的适用范围很广，尤以腹部检查最为重要，多用手指指腹和掌指关节的掌面进行。触诊还可进一步明确视诊所不能肯定的或不能察觉的体征，如体温、湿度、波动、震颤、摩擦感等。可分为浅部触诊法与深部触诊法。

（1）浅部触诊法：适用于检查体表浅在病变、皮肤、关节、软组织、浅部动静脉、淋巴结、神经等。方法为医生将一手轻放于被检查的部位，利用掌指关节和腕关节的协同动作轻柔地进行滑动触摸。

（2）深部触诊法：适用于腹部脏器及腹腔病变的检查。方法为用一手或两手重叠，由浅入深，逐渐加压，以确定深部病变的部位和性质。深部触诊法又可分为深部滑行触诊法、双手触诊法、深压触诊法、冲击触诊法等。

3. 叩诊（percussion）　叩诊是医生用手指或叩诊锤叩击病人的体表部位，并根据其所产生的音响特征或被检者是否出现疼痛来判断脏器的状态和病变性质的诊断方法。

（1）叩诊方法：根据叩诊的目的和叩诊的手法不同又可分为直接叩诊法和间接叩诊法两种。①直接叩诊法（direct percussion）：医师将右手二、三、四、五指并拢，用其掌面直接拍击或叩击被检查部位，借助于拍击的反响和指下的振动感来判断病变情况。这种方法适用于胸部或腹部较广泛的病变，如气胸、大量的胸腔积液或腹水等。②间接叩诊法（indirect percussion）：医师将左手中指第二指节紧贴于被检部位，其他各指稍微抬离体表，然后以右手中指指端垂直叩击左手中指末端指关节处或第二节指骨的远端。每次可连续叩击 2～3 次，叩击力量要均匀适中，使之产生的声音基本一致，以便正确地判断叩诊音的变化。

（2）叩诊音（percussion sound）：叩诊时被叩击部位产生的反响称为叩诊音。由于组织或器官的致密度、弹性、含气量以及与体表间距的不同，产生的叩诊音也不同。根据声音的强弱、长短、高低，在临床上分为清音、浊音、鼓音、实音、过清音五种叩诊音。①清音（resonance）：是正常肺部的叩诊音。是一种音调较低、音响较强、振动持续时间较长的声音。提示肺组织的弹性、含气量、致密度正常。②浊音（dullness）：是一种音调较高、音响较弱、振动持续时间较短的声音。正常情况下当叩击被少量含气组织覆盖的实质脏器时产生，如叩击心脏或肝被肺的边缘覆盖的部分；肺组织炎症时含气量减少，局部叩诊时亦可呈浊音。③鼓音（tympany）：是一种和谐的低音，如同击鼓声，音响比清音更强，振动持续时间也较长，在叩击含有大量气体的空腔器官时出现。正常情况下可见于下胸部胃泡区及腹部；病理情况下可见于肺内空洞、气胸、气腹等。④实音（flatness）：是一种音调较浊音更高、音响更弱、振动持续时间更短的声音。如叩击肌肉、心脏、肝、脾等实质组织或器官所产生的音响。在病理状态下可见于大量胸腔积液或肺实变等。⑤过清音（hyperresonance）：是属于鼓音范畴的一种变音，介于鼓音与清音之间，正常人不会出现，临床上见于叩击弹性减弱、含气量增多的肺组织，如肺气肿。

4. 听诊（auscultation）　听诊是医生直接用耳或借助听诊器听取病人身体各部分发出的声音而判断正常与否的一种诊断方法。听诊可分为直接听诊法和间接听诊法两种。

（1）直接听诊法（direct auscultation）：医生用耳廓直接贴附于被检查者的体表进行听诊。因效果不佳，且不方便，目前已很少采用。

（2）间接听诊法（indirect auscultation）：医生借助听诊器在被检查者体表进行听诊的检查方法。此法的使用范围较广，除心、肺、腹部外，还可听取身体其他部位的血管音、皮下捻发音、关节活动音、骨折面摩擦音等。

5. 嗅诊（olfactory examination）　嗅诊是医生通过嗅觉判断发自病人皮肤、黏膜、呼吸道、胃肠道、呕吐物、排泄物、分泌物、脓液和血液的异常气味与疾病之间关系的诊断方法。如呼气有大蒜味见于有机磷中毒，烂苹果味见于糖尿病酮症酸中毒；呕吐物伴强烈的酸酵味见于幽门梗阻和胃潴留，粪臭味见于肠梗阻或胃结肠瘘。

三、辅助检查

辅助检查（assistant examination）通常包括实验室检查、影像学检查、内镜检查、病理学检查。此外，心电图检查、脑电图检查、肺功能检查、肌电图检查等，称之为其他特殊辅助检查。

（一）实验室检查

实验室检查（laboratory examinatiton）也称实验诊断，是通过化学、生物学、物理学等实验方法，对病人的血液、体液、分泌物、排泄物等进行检查，为临床诊断治疗提供直接和间接依据。实验室检查包括血液学检查、骨髓细胞学检查、血栓与止血检验、尿液和肾功能检查、其他排泄物和体液检验、临床常用生化检查、临床常用免疫学检查、临床微生物学检查、基因诊断等。

（二）影像学检查

影像学检查（imageology examination）又称影像学诊断，是借助于不同的成像手段使人体内部器官和结构显出影像，从而了解人体的解剖与生理功能状态以及病理变化。影像学检查是观察活体器官和组织的形态及功能的最好方法，是临床疾病诊断非常重要的一种辅助手段。影像学检查主要包括普通 X 线、CT、MRI、核素扫描、PECT 和超声检查等。

（三）内镜检查

内镜检查（endoscopy examination）是通过光学装置，对人体深部与外界相通的器官，直接观察病变的位置、大小、形态、色泽，同时获取组织作病理检查，从而得到确诊的依据，特别是早期发现癌症的一种很重要的辅助检查手段。根据检查部位不同，可分为鼻咽镜检查、喉镜检查、食管镜检查、支气管镜检查、纵隔镜检查、胃镜检查、结肠镜检查、腹腔镜检查等。

（四）病理学检查

病理学检查（pathology examination）包括组织病理学检查和细胞病理学检查，后者又可分为脱落细胞学检查和针吸细胞学检查。病理学检查可以确定病变的性质，在各种辅助检查中准确度最高，是临床上肿瘤诊断的最重要手段。医学上称病理学检查是临床诊断的"金标准"。

（五）其他特殊辅助检查

包括心电图、肺功能检查、脑电图、肌电图等。

第三节　临床治疗

一、临床治疗原则

临床治疗是医学实践的根本目的，有规律也有准则。治疗过程中，医生不仅要具备扎实的医学理论知识和丰富的临床实践经验，还要理解病人、关心病人，做到以人为本，才能达到最佳的治疗效果。

（一）以人为本的原则

我国自古就有"医乃仁术"的说法。历代医家都强调医者要以"仁爱救人"的精神，同情、关心和爱护病人，尊重病人的人格和生命价值，帮助病人解除疾病之苦。医学的对象是人，医学的根本目的是为病人解除痛苦，消除疾病对人类的危害，保护和增进人类的健康。以人为本不但适应了医学性质和宗旨的客观要求，也反映了医学道德的本质和特征，是古今中外医学共同的医德信念和基本的医德准则。

（二）重视心理治疗原则

随着医学模式从单一的生物医学模式转变为生物-心理-社会医学模式，心理因素在疾病发生发展中的作用日益受到关注。人的心理平衡与生理健康同样重要，且两者可相互影响、互为因果。WHO 提出："人体健康的一半是心理健康"，可见心理治疗的重要性。病人从得病到诊断、治疗、康复、预防等各环节都有复杂的心理过程。因此，每个医生都要学会消除病人心理上的顾虑和不信任感、恐惧感，让病人相信医生，积极配合治疗，这样才能达到最理想的治疗效果。

（三）整体性和统一性原则

人是由生理-心理-社会构成的统一的整体，内、外因素是相互作用和依存的。因此，治疗方案也应该是多层次的整体治疗，处理好全身与局部、治标与治本、心理与躯体、病人与家庭、个体与群体等方面的关系，方能达到最佳治疗效果。

（四）个体化原则

不同的人在身体素质、心理素质、个性特点及生活工作环境等方面均有个体差异。相同疾病在不同个体可表现各异，不同病人对同样治疗的反应与效果也可不同。医生在临床治疗中，不仅要掌握疾病和治疗的普遍规律，还应考虑每个人的个体差异。制订个体化的临床治疗方法、药物剂量、途径、方案、疗程等，切不可千篇一律、一刀切。

（五）最优化治疗原则

临床治疗应选择并发症最少、效果最好、对人体损伤及带来的痛苦最小、风险最小的手段或方法。疗效相同时，治疗方法尽可能以非手术治疗替代手术；在手术治疗中优先考虑采取损伤小的方法，如微创疗法。药物治疗时，选择同类药中最有效、毒副作用最小者。要避免医源性疾病的发生。

（六）预防为主原则

医生治疗过程要有前瞻性、防患于未然。争取做到早诊断、早治疗。对复发性病变，在控制急性发作后应告知病人预防措施，或进行抗复发治疗。但使用抗生素进行预防性治疗时要严格掌握适应证，以免发生毒副作用、耐药等不良后果。

二、临床治疗方法和分类

（一）根据治疗目的分类

根据治疗目的不同可分为病因治疗、支持治疗、对症治疗、姑息治疗、预防性治疗。

1. 病因治疗　也称根治性治疗，是一类以去除发病因素为目标的治疗方法。例如阑尾炎采取手术方式切除阑尾。

2. 支持治疗　是一种从生理和心理方面支持机体战胜疾病的治疗方法。这种治疗通过适度休息、改善营养、调整环境、调节心理状态等方式，充分调动病人内在的抵抗疾病的能力。

3. 对症治疗　不是以去除病因为目标，而是以缓解病痛与不适，或间接地恢复病人功能的治疗方法。与病因治疗方法相比，对症治疗应用得更多，特别是一些疑难杂症或恶性肿瘤的晚期，对症治疗应用非常广泛。

4. 姑息治疗　某些疾病（如晚期癌症）已不能治愈时，通过各种手段最大限度地延长病人生命。这种治疗以减少病人痛苦、提高病人生活质量为最高原则。

5. 预防性治疗　是对于易患某种疾病的危险人群，或患过某种疾病容易复发的病人进行的一种预防发病或防止复发的治疗方法。

（二）根据治疗手段分类

1. 药物疗法　是应用合成或天然的化学物质（药物）治疗疾病的一种方法。按照药物所属医学体系可分为中药疗法、西药疗法及中西药结合疗法；按照药物作用可分为抗微生物类药物、抗肿瘤药物、免疫调节药物；按照给药途径可分为口服、注射、吸入等；按照药物的基本结构分类可分为氨基糖苷类抗生素、三环类抗抑郁药等。药物疗法是最常使用的治疗手段。

2. **手术疗法**　手术疗法是指运用手术器械治疗外伤、感染、肿瘤、畸形、某些功能性疾病等，或进行器官移植或置换等的方法。根据手术时间可分为急症手术、限期手术和择期手术；根据手术范围可分为根治性手术、姑息性手术；根据手术内容可分为修补手术、切除手术、引流手术、解除梗阻手术、移植手术等。手术可以去除许多疾病的病因，因而是最受重视的疗法。但手术毕竟是创伤较大的治疗，往往在治疗某一疾病的同时，却导致另一种解剖或生理上的缺陷和损伤，即所谓的手术并发症、后遗症。随着科学技术的不断进步和医疗装备的不断更新，介入治疗、内镜治疗、冷冻、热疗、激光治疗甚至药物治疗逐渐取代传统手术治疗。

3. **介入疗法**　介入疗法是指以医学影像设备（X线、CT、超声等）为导向，将特制的穿刺针连同导管插入到病变部位，然后通过导管注入药物或以物理手段直接治疗局部病灶，达到预期的疗效。包括经血管和不经血管两种，前者是常用的介入疗法，几乎可用于全身每个系统，但以心血管疾病、肝癌等恶性肿瘤、胆道和尿路梗阻以及肝囊肿的穿刺引流等最为常用。

4. **内镜治疗**　内镜可用于管道器官系统疾病的治疗，如消化系统、女性生殖系统、泌尿系统、呼吸系统的止血和较小肿瘤的切除。

5. **物理疗法**　应用冷、热、激光、电、放射线等方式作用于病变部位达到消炎、镇痛、镇静安眠、改善血液循环、调节自主神经等目的的治疗方法。

6. **放射治疗（简称放疗）**　是利用 X 射线、β 射线、γ 射线、中子射线和质子射线的生物学作用，抑制和破坏病变组织，达到治疗目的的一种疗法。放疗可用于良性疾病，如血管瘤、瘢痕疙瘩等，但更多地用于恶性肿瘤。放疗有内照射和外照射两种形式，前者是用放射机器产生放射源，通过体表到达病灶；后者是用放射性核素，经血管注射或注入体腔到达病灶。放疗会伴发不同程度的并发症，因此不能滥用。

第四节　临床实践指导

一、病历记录与表达

病历是指医务人员在医疗活动过程中形成的文字、符号、图表、影像、切片等资料的总和。包括门（急）诊病历和住院病历。病历记录是考核临床诊断治疗的效果，了解病情变化及转归，总结临床经验教训，开展临床科研的原始资料。病历记录直接反映医务人员的业务水平、文学水平、工作态度，体现医务人员的临床思维和操作过程。当发生医疗事故或法律诉讼时，病历记录则是不可或缺的原始证据。

1. **内容真实、记录及时**　病历内容应客观真实、完整准确地反映病人的病情及诊治经过。病历的记录须按规定时间及时完成，如急诊病历接诊同时或处置完成后及时书写，住院病历在病人入院后 24 小时内完成等。记录应注明记录时间（年、月、日）。急诊和抢救记录应注明至时、分。

2. **项目完整、格式统一**　病历应按规定格式书写，项目填写应齐全、不可空项。由医生亲笔签名。度量衡单位一律采用中华人民共和国法定计量单位。各种检查报告单应按类别、日期顺序整理好粘贴在病历相应位置。

3. **规范用词、准确记录**　书写病历要使用规范通用的医学术语，语句精练，通俗易懂，正确使用标点符号。2 位以上数字用阿拉伯数字，1 位数字用汉字。通用的外文缩写、无正式中文译名的症状、体征、疾病名称、药物名称可以使用外文。病人所述的既往所患疾病和手术的名称应加引号。

4. 书写工整、签名真实　病历要求书写工整、字迹清晰。凡作记录或上级医师修改，必须注明时间包括年、月、日、时、分，并由相关医务人员在右下角亲笔签署全名。病历书写应使用蓝黑或碳素墨水笔，门（急）诊病历和需复写的医疗文件可用蓝或黑色的圆珠笔。"知情同意书"必须由病人或法定委托代理人亲笔签名。

5. 符合法律、尊重人权　在病历书写中应注重体现病人的知情权和选择权。医务人员应将治疗方案和检查及治疗中可能发生的不良后果及可能出现的风险和预处理方案如实告知病人或家属，并在病历中如实记载，由病人或家属（法定代理人）签字确认。病人自主决定诊疗方法应由病人签字确认。因病情危急需抢救而法定代理人无法及时签字时，可由医疗机构负责人或者被授权的负责人签字。因实施保护性医疗措施不宜向病人说明病情的，应将有关情况通知病人近亲属或法定代理人，由其近亲属或法定代理人在相关医疗文书上签字确认，并在病历中记录。

二、临床诊断思维

（一）临床诊断的思维过程

诊断就是医师把收集到的各种临床资料经过分析综合、推理判断，得出一个对病人所患疾病符合临床思维逻辑的结论。正确的诊断来自科学的诊断步骤和缜密的诊断思维，其中正确的临床思维方法是对疾病作出正确诊断的前提。

受个人临床和社会经验、文化背景和综合素质的影响，每个医生的思维过程不可能完全相同，但仍有些共性的思维规律可以遵循：

1. 就医者是否真的有病　有些人仅仅根据主观上的不适感受就认为自己患了病，并表现出疾病行为和寻求医疗帮助，其实并无病；相反，虽无自觉症状而确实有病，但却否认自己有病的情况也不乏其人，这就需要医生用客观的态度作出判断。

2. 疾病是器质性的还是功能性的　有病理解剖学改变的称为器质性疾病，相反则为功能性疾病。对于某种疾病来说，二者往往兼而有之，所谓功能性疾病不可能绝对没有病理解剖学的改变，只是现有的认识水平对其尚不了解而已。

3. 病因是什么，是单个还是多个　病因是指作用于机体的众多因素中，能引起疾病并赋予该病特征的因素。病因种类很多，包括：①细菌、病毒、真菌、立克次体、寄生虫等生物性因素。②机械、暴力、强酸或强碱、辐射等理化因素。③基因及染色体异常。④先天性因素。⑤免疫因素。⑥代谢异常。⑦精神、心理、社会因素。⑧医源性因素。有些疾病的发生可以主要由一种病因引起，但有多种病因同时作用或先后参与。在疾病发生、发展过程中，病因也可能发生新的变化，因此必须具体分析。

4. 是否有并发症　疾病治疗不及时或治疗不当均有可能出现一些并发症，医师在临床诊断中要充分考虑并发症发生的可能性，以便作出准确的诊断，给予准确的治疗。

5. 疾病是慢性的还是急性的　医师应有能力判断是慢性病还是急性病。慢性病可以让医生有条不紊地收集临床资料，而急性病则需要医生予以迅速的对症治疗，抢救病人生命。

6. 是否有危及生命的症状与体征　观察病人的脉搏、心率和心律、呼吸、血压等生命体征，一般能判断病人是否有危及生命的疾病，从而给予相应的处理。

7. 病人的功能状况如何　对病人的功能状况作出评价，判断病人是否能承受治疗，应该给予什么样的医疗照护。

8. 辅助检查是否必要、可行　能够用简单廉价的检查解决问题的，不应该运用复杂昂贵的检查。病人情况不允许时，即使必要的检查也不能施行或暂缓进行。当检查不能为病人提供更多的帮助时，即使病因未完全明确，也要适可而止。

（二）临床诊断中常用的思维方法

1. 程序诊断法 用常规诊断方式推断疾病，是典型的程序诊断法。这种诊断方法最为常用，应该在临床实践中形成一种习惯。

2. 归缩诊断法 一个症状的背后，可能隐藏着数种、数十种甚至上百种疾病，需要医生凭借临床经验，首先确定哪些是最有可能的，哪些是最不可能的，以最大限度地缩小检查诊断范围，这就是归缩诊断法。

3. 排除诊断法 是根据现有的诊断资料，通过否定其他疾病，间接肯定某一疾病存在的思维方法，常用于诊断难度大的疾病。应注意的是，在这种情况下，否定要严谨，肯定要慎重，如果"所有"已知的病都排除了，很可能真正的疾病是一个未知病，这就是一个新病种发现的前提。

三、临床治疗思维

疾病明确诊断后需要采取正确的治疗方法，要遵循以下思维过程：

1. 治疗的目的是什么，预期的结果是什么，是治愈，还是姑息性治疗、对症治疗，抑或巩固性治疗、预防复发、预防并发症。

2. 优先处理对病人生命和健康影响最大的疾病。

3. 各种治疗手段之间，特别是各种药物之间，是"相生"还是"相克"。

4. 疗程是多长时间、何时改变用量或改用其他疗法。

5. 明确各种治疗手段的局限性、可能的并发症及其应对措施。

（张金波）

第九章　康复医学概论

康复医学（rehabilitation medicine，RM）是一个以改善病、伤、残者功能障碍，促进回归社会，提高生存质量为目的的独立的医学领域。除了康复功能评定、康复治疗外，康复预防亦是康复医学的工作内容之一，要做到三级预防。我国自20世纪80年代以来，康复医学飞速发展，目前各级综合性医院均设立了康复医学科，各种规模的康复专科医院也纷纷成立，康复医学教育已成为医学教育的重要组成部分。康复医学科以团队工作形式开展康复服务，康复医师、康复护士、康复治疗师等各司其职，团结协作，共同促进病人康复。

第一节　康复的概念

一、康复的定义

康复（rehabilitation），韩国译为再治，中国台湾译为复健，中国香港称为复康。WHO在1981年将"rehabilitation"定义为"采取一切有效的措施，以减轻残疾带来的影响和使残疾人重返社会"。我国目前普遍将康复理解为：康复是综合协调地应用各种措施，以减少病、伤、残者的躯体，心理和社会的功能障碍，发挥病、伤、残者的最高潜能，使其能重返社会，提高生存质量。康复不仅是病后的恢复过程，还包括训练功能障碍者适应周围环境、调整周围环境和社会条件以利于病人重返社会。康复以提高残疾者功能水平、提高其生活质量、回归社会为最终目标。

二、康复的对象

康复的服务对象是各种功能障碍者，即先天或后天因素（疾病或损伤）造成的各种功能障碍者，包括肢体、内脏、精神的功能障碍，影响其正常生活自理、学习、工作和社会生活的人。

三、康复的范畴

使功能障碍者重返社会，单靠医学是难以实现的，应涵盖不同领域内的工作。康复服务应综合协调应用各种措施，包括医学的、工程的、教育的、社会的、职业的一切手段，即康复的范畴包括康复医学、康复工程（rehabilitation engineering）、教育康复（educational rehabilitation）、社会康复（social rehabilitation）、职业康复（vocational rehabilitation）等，这些共同构成了全面康复。

（一）康复医学

康复医学是指采用医学的手段，在我国还包括传统的针灸、推拿、按摩、气功等手段，以达到帮助残疾者减轻功能障碍，实现重返社会、提高生存质量的康复目标。康复医学的措施应尽早进行，抓住早期康复的时机，尽量减少各种继发性功能障碍。

（二）康复工程

康复工程是指应用现代工程学的原理和方法，研究残疾人全面康复中的工程技术问题。测量和评定残疾人的能力障碍和重返社会的不利条件，通过假肢、矫形器、辅助工具以及环境改造等途径，最大限度地提高躯体功能。

（三）教育康复

教育康复一方面包括特殊教育，如针对盲人的盲文教育、针对聋哑人的手语教育；另一方面包括对残疾者进行的普通教育及职业教育。通过教育与训练，提高功能障碍者回归社会的能力。

（四）职业康复

职业康复是指采取各种适当手段，帮助残疾人重新就业所做的相关工作。包括伤残后潜在素质与就业能力的评定、妥善选择能够充分发挥其潜能的合适职业、根据残疾者所能从事的职业进行就业前训练、根据训练结果决定就业方式及安排残疾者就业，以及就业后的随访。切实帮助他们适应和胜任一项工作，实现社会上自立，为社会作贡献。

（五）社会康复

社会康复是残疾人全面康复的组成部分，是从社会的角度帮助经过医学、教育和职业康复后的残疾人，围绕减少和消除他们重返社会遇到的一切社会问题开展工作。社会康复发展水平与社会制度、社会经济发展水平及当地文化等密切相关。其中心工作是维护残疾人权利和尊严，自立自强，改善生活和福利条件，参与社会生活，履行社会职责，作出贡献，实现自身价值。社会康复的内容主要包括：①社区及居室的无障碍环境设计与改造，包括道路和交通设施、公共建筑、住宅、学校等生活和工作环境。②改善法律环境，维护和保障残疾人的合法权益，保障其人身安全和尊严不受侵犯，保障其在社会中的平等地位和公正待遇。③改善经济环境，促进就业，保障残疾人在经济活动中的特殊照顾和经济补偿。④加强社会精神文明建设，消除社会对残疾人的歧视，促进关爱、帮助残疾人的良好社会风尚的形成。社会康复为残疾人的全面康复和回归社会、重新参与社会生活创造了条件。

康复服务的全面开展，要求病人本人、家庭、所在社区及整个社会的参与。不同的康复工作领域其作用不同，针对不同的康复对象所采取的措施和介入时间也不同。

第二节　康复医学

一、康复医学的定义

康复医学是具有独立的理论基础、功能测评方法、治疗技能和规范的医学应用学科，旨在加速人体伤病后的恢复进程，预防和（或）减轻其后遗功能障碍的程度，帮助病伤残者回归社会，提高其生存质量。

国际上使用"物理医学与康复"（physical medicine & rehabilitation）作为本学科名称，与"康复医学"是同义词。国际上专业学会、杂志、机构、科室等多使用物理医学与康复这一名称。

二、康复医学的基本原则

在疾病早期进行康复评定和康复功能训练，与临床诊治同步进行，鼓励病人主动参与康复训练，进行功能改善或功能重建。对病人进行整体全面的评估和训练，以康复医学特有的团队工作方式对病人进行多学科、多方面的综合评定和治疗，以实现康复最终目的即提高病人的生活质量、重返社会。

三、康复医学的服务对象

康复医学的服务对象为各种长期功能障碍的病人，包括残疾人、各种慢性病病人、老年人、急性病恢复期的病人及亚健康人群。功能障碍是指身体、心理不能正常发挥功能。其可以是潜在或现存的、可逆或不可逆的、部分或完全的，可以与疾病并存或为后遗症。这些功能障碍的发生与其生理功能，还有社会、心理、职业等因素都有关系。临床医学专业难以解决这些功能障碍问题，所以康复医学涉及临床各专科。另外，康复医学介入的时间不能等到功能障碍发生后，而是要在发生前进行预防性康复。

康复医学着眼于整体全面康复，一方面训练残疾人获得新的技能和方法，最大限度地减轻残疾程度，另一方面帮助残疾人改变环境，包括躯体内环境及社会外环境，从而将残疾造成的躯体、心理、社会等影响降到最低，提高生活质量。因而康复医学是真正充分体现了"生物-心理-社会"医学模式的一个医学学科。

康复医学的对象分布很广。目前临床上康复医学的服务对象主要是临床各科中伤病后遗留暂时性或永久性的功能障碍病人。主要以骨科、神经系统和儿科的病人为主，另外内科系统疾病如心、肺疾患的康复，内分泌疾病的康复，以及癌症、慢性疼痛、烧伤的康复等也在逐渐开展。

四、康复医学在卫生体系中的地位

（一）康复医学在现代医学体系中占有重要地位

随着医疗水平的日益进步，抢救存活率显著提高，有后遗症和功能障碍的病人随之增多。疾病慢性化，需长期治疗的病人也日益增多。在当今经济、文化、社会生活水平日益提高的前提下，人们对生活质量的要求也相应提高。患病后不仅要生存，还要生活得好，在社会上有尊严、有地位。因此，单纯的生物医学模式已不利于病人诊治及医学发展，新的生物-心理-社会医学模式应运而生。康复医学强调功能康复，一方面重视原发病的基础治疗和预防，另一方面重视积极鼓励病人主动参与、身体力行、给予心理支持，并结合综合的、协调的、多方面的措施来关怀、支持病人，提高生活质量，回归社会，充分体现生物-心理-社会医学新模式。

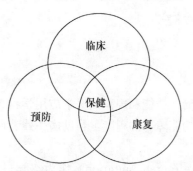

图 9-1　现代医学体系四大部分的关系示意图

康复医学在整个医学体系中占有十分重要的位置。WHO提出现代医学体系由四部分组成：预防医学、临床医学、保健医学、康复医学，它们是"四位一体"的现代医学的基本内容。医学的这四部分内容在本质上是有所不同的，不能用一个方面取代其他方面。在临床实践中，康复医学与其他学科是相互交叉、相互重叠和相互渗透的，如图9-1所示。康复医学作为一个新兴的医学学科，与预防医学、临床医学、保健医学密切联系、不可分割，同时也存在不同之处。

（二）与预防医学、保健医学的关系

预防医学是关于如何发挥人体自身免疫力、预防病变的医学。在疾病或损伤发生前，通过一级预防措施预防疾病或损伤的发生；在疾病的急性治疗期间，应当预防残疾的形成（二级预防）；而在功能恢复的康复治疗期间，不但要进行必要的临床医学处理，同时强调预防残疾加重、恢复功能，做到残而不废（三级预防）。保健医学是利用基础医学、预防医学、临床医学、康复医学以及其他学科的知识去研究、实施、推动、促进人们主动和积极地增进健康及预防疾

病，进而达到健康长寿的目的。

预防保健与康复医学的关系是辩证的、相辅相成的，预防保健措施可应用于康复治疗，康复治疗措施也可应用于预防保健。预防保健和康复治疗的区别是施术者、度、量的不同。预防保健施术者可以是相关专业医生或者任何人，措施常偏轻、量偏少；康复治疗施术者则需要专业医生，手法偏重、量偏多。在临床实践中总结出的各种有效的康复治疗措施，可用于正常人群的预防保健，从而起到"治未病、未病先防、已病防变"的作用。临床治疗中重视功能障碍的防治会给康复治疗创造极为有利的基础条件并取得良好的康复后果。所以预防保健与康复医学是相辅相成、密不可分的。康复医学正日益与保健医学、预防医学及临床医学相互渗透，用它特有的生物-心理-社会整体功能理论和功能评估与训练的方法，形成新的康复医学学科。

(三) 与临床医学的关系

在医学体系中，临床医学与康复医学既相互联系，又有显著区别。需强调的是，康复医学既不是临床医学的延续，也不是临床医学的重复。

康复医学与临床医学在介入病程的时间上、治疗措施上以及实施的人员上往往是相互渗透的，临床治疗中有康复治疗，康复治疗中也有临床治疗。在伤病发生之前应介入康复预防措施，防止功能障碍的发生；在伤病发生之后的临床治疗早期介入康复措施，可加快伤病的恢复，避免功能障碍的发生；伤病恢复后期介入康复措施，可避免或减轻功能障碍的发生；在功能障碍出现之后加强康复措施可最大限度地恢复功能。

在病人的临床治疗中，临床治疗阶段是最有利、最有效的康复时期，康复治疗工作应尽早安排进行。临床医师是防止伤病发展成残疾而进行康复预防和治疗的组织者和执行者。在临床治疗中，要具有长远眼光，考虑到病人离院后的功能状况，运用康复医学思维，把康复治疗作为医疗措施的一个组成部分。临床医师应具备康复意识和康复思维，需尽可能保留病人功能，预防功能障碍出现或加重。

康复医学与临床医学又存在明显区别。具体体现在两者在针对对象、治疗目的、评定方法、治疗方法以及专业人员上存在不同。临床医学以疾病为主导，通过诊断疾病，以治愈疾病为目的，采用药物、手术等方法，治疗疾病、延长生命。康复医学以恢复功能为主导，通过功能评定，常采用物理治疗、作业治疗、康复工程器具代偿等方法改善功能水平，提高生存质量，回归社会。

五、康复医学的工作内容

康复医学是一门独立的医学学科，它有独立的理论体系和工作内容。康复医学主要服务对象是有功能障碍的残疾人，其工作内容是围绕残疾人的功能障碍展开的。具体内容主要包括残疾预防、康复评定、康复治疗等。

(一) 残疾预防

残疾是指由于各种躯体、身心、精神疾病或损伤以及先天性异常所致的人体解剖结构、生理功能的异常和（或）丧失，造成机体长期、持续或永久性的身心功能障碍的状态，并且这种功能障碍不同程度地影响身体活动、日常生活、工作、学习和社会交往活动能力。残疾人（people with disability）是指具有不同程度的躯体、身心、精神疾病和损伤或先天性异常，使得部分或全部失去以正常方式从事个人或社会生活能力的人群的总称。

《国际残损、残疾与残障分类》将残疾分为残损、残疾、残障三个水平。

残损（impairment）：或称病伤、病损、伤病，指心理、生理或解剖结构或功能上的任何丧失或异常，是生物器官系统水平上的残疾。如骨骼残损、心肺残损、消化残损、视力残损。

残疾（disability）：现改称"活动受限"，是由于残损使能力受限或缺乏，以致人们不能按正常的方式和范围进行活动，是个体水平上的残疾。如行为残疾、交流残疾、生活自理残疾、运动残疾。

残障（handicap）：现改称"参与限制"，是由于残损或残疾，限制或阻碍一个人充当正常的社会角色，是社会水平的残疾。如就业残障、社会活动残障、经济自立残障等。

对应残疾三个分类水平，残疾预防分为三级。

一级预防：即防残损，减少各种病损的发生。此级可使残疾发生率降低70%。可采取的措施包括：优生优育、严禁近亲结婚、加强遗传咨询、产前检查、孕期及围生期保健；预防接种；积极防治老年病、慢性病；合理营养；合理用药；防止意外事故；加强卫生宣教、注意精神卫生。

二级预防：即防残疾，限制或逆转由病损造成的残疾。此级可使残疾发生率降低10%～20%。可采取的措施包括：早发现、早治疗；适当的药物治疗，如治疗结核病、高血压等；基本的手术治疗，如创伤、骨折手术等。

三级预防：即防残障，防止残疾转化为残障。减少残疾给个人、家庭和社会所造成的影响。可采取的措施是系统的康复医疗。如运动疗法、作业疗法、心理治疗、语言治疗以及康复工程、教育康复、职业康复、社会康复。

由上可见，残疾的三级预防需卫生、民政、教育、司法、残联多部门的共同努力才能切实有效实现。

（二）康复功能评定

康复功能评定指在临床检查的基础上，对病、伤、残者的功能状况及其水平进行客观、定性和（或）定量的描述，并对结果作合理解释的过程。评定的目的是制订相应的康复目标，是为确定康复目标而对所有必要的资料进行收集和分析的过程。功能评定是康复医学的重要组成部分，是康复治疗的基础，没有评定就无法正确规划和评价康复治疗。评定不同于诊断，不是寻找疾病的病因、明确诊断，而是客观、准确评定功能障碍的原因、性质、部位、范围、程度、发展趋势、预后、转归，还要分析因功能障碍造成对日常生活和社会活动的影响，分析不利于病人重返家庭和社会的阻碍因素，充分发挥病人潜能，设立可行的康复目标，利于科学制订康复治疗计划。功能评定至少在治疗前、中、后期各进行一次，中期评定可进行多次，根据评定结果制订、修改康复治疗计划或客观评价康复效果。可以说，康复治疗每个阶段始于评定、止于评定。

康复功能评定需对个体各种功能水平进行评定，主要包括：①运动功能评定，如肌力、肌张力、关节活动范围、步态分析、平衡与协调功能、感觉功能、心肺运动试验等评定。②生物力学评定。③日常生活活动能力与社会功能评定。④脑高级功能评定，包括言语功能评定、吞咽功能评定、心理功能评定等。⑤神经生理功能检查，如肌电图、诱发电位、低频电诊断等。⑥康复问题的评定，如褥疮、疼痛、二便和性功能等评定。⑦环境评定。⑧职业康复评定。

（三）康复治疗方法

康复治疗是康复医学的主要内容，是使病、伤、残者身心功能恢复的重要手段。通过康复治疗最大限度地增加病人的功能，将残疾降低到最低程度，提高活动能力和参与社会的能力。康复治疗主要围绕三个方面进行：减轻残疾；设计获得新的技能和决策能力；帮助改变环境，使残疾人适应环境，将残障降到最低。完整的康复治疗方案是综合地、协调地运用各种治疗方法。康复治疗中常用的治疗方法有以下几种。

1. 物理治疗 物理治疗（physical therapy，PT）包括运动疗法和理疗。

（1）运动疗法：通过徒手或借助器械让病人进行的各种改善功能的运动方法。如体位变换、姿势矫正、关节活动度和肌力的维持与增强、协调训练、平衡训练等来改善运动功能，防治肌萎缩、关节挛缩、骨质疏松等并发症，将不正常的运动模式转变为正常或接近正常的运动模式，增强对肢体运动的控制能力及运动耐力，改善运动协调性和平衡能力等。

（2）物理因子疗法：简称理疗，是指利用电、光、声、磁、水、蜡等物理因子进行治疗。其作用可起到减轻炎症、缓解疼痛、改善肌肉瘫痪、抑制痉挛、防止瘢痕增生以及改善血液循环等效果。从事物理治疗的康复治疗技术人员称为物理治疗师（士）。

2. 作业治疗（occupational therapy，OT）　作业治疗是指针对病人的功能障碍，有目的地选择一些日常生活活动、职业劳动、文体活动和认知作业活动进行训练，以改善功能，促进病人适应环境、参与社会活动的治疗方法。作业治疗主要内容包括：功能性作业治疗、日常生活活动训练、心理作业治疗、就业前评定和训练等。如日常生活自理能力中的进食、梳洗、穿脱衣、转移等活动训练；职业劳动方面选择木丁、纺织、刺绣、工艺品制作等；文体方面的书法、绘画、棋类等；辅助支具的制作；认知功能训练等。具体训练的项目根据病人性别、年龄、兴趣、原来的职业和障碍的情况来选择。从事作业治疗的康复治疗技术人员称为作业治疗师（士）。

3. 语言治疗（speech therapy，ST）　语言治疗是对颅脑损伤、脑卒中后、小儿脑瘫、先天性缺陷等引起语言交流障碍的病人进行言语功能评定和矫治的方法。常见的语言障碍有：听觉障碍、语言发育迟缓、失语症、言语失用、构音障碍和口吃。鉴别言语或语言障碍的类型，有针对性地练习，以恢复或改善病人的言语交流能力。系统训练后仍难以改善交流能力的，进行言语代偿交流方法训练，增强交流能力。

神经系统损伤后的吞咽功能障碍，其康复评定和康复治疗也纳入到语言治疗中。从事语言治疗的康复治疗技术人员称为语言治疗师（士）。

4. 心理治疗（psychological therapy）　多数残疾病人存在异常心理状态，这种异常的心理状态会影响康复治疗的进程、效果及预后。心理治疗是通过观察、谈话、实验和心理测验等对病人进行心理学评价、心理咨询和心理治疗。常用的心理治疗包括精神支持疗法、暗示疗法、催眠疗法、行为疗法、脱敏疗法、松弛疗法、音乐疗法等。通过心理治疗，让病人以积极、主动的心态参与康复治疗，顺利回归家庭和社会生活。从事心理治疗的康复治疗人员称为心理治疗师（士）。

5. 文体治疗（recreation therapy，RT）　选择一些力所能及的文体活动进行功能训练，让病人在娱乐和竞争中得到功能训练。从事文体治疗的康复治疗技术人员称为文体治疗师（士）。

6. 中国传统治疗（traditional Chinese medicine，TCM）　中国传统治疗包括中药、针灸、推拿按摩、气功、太极、五禽戏、八段锦等治疗手段，以中医基础理论为依据运用到康复治疗中，中西结合共同促进病人功能恢复。从事中医康复治疗的人员称为中医康复医师或技师（士）。

7. 康复工程（rehabilitation engineering）　康复工程是应用现代工程学的原理和方法，通过配备假肢、矫形器、辅助具以及环境改造等途径，最大限度地恢复、代偿或重建病人的躯体功能。康复工程是重要的康复手段之一，特别对于治疗效果不理想的身体器官缺损和功能障碍者，它是一种主要的甚至有时是唯一的治疗手段。从事康复工程工作的人员称为康复工程师、假肢师、矫形师及假肢矫形师（士）。

8. 康复护理（rehabilitation nursing）　康复科的护理工作不同于临床科室的护理工作。除基础护理工作外，康复护理人员还要做康复专科护理工作，如呼吸训练、大小便的功能训练等。另外，康复护理需变"替代护理"为"自我护理"，鼓励病人在病区内进行日常生活自理活动练习，如在病房中训练病人自己利用自助具进食、穿脱衣、梳洗、排泄，而不是护士替他完成。康复护理人员既是康复对象的照顾者，又是早期康复治疗的执行者、将康复治疗转移到日常生活中的督促者、对病人存在问题的协调者和健康教育者。作为康复护理人员，应该理解和熟悉康复治疗的理念、内容和技能，并将之渗透到整体护理工作中，使康复观念和基本技术成为整体护理工作的一部分。从事康复护理工作的康复护理人员称为康复护师（士）。

六、康复医学的效益

（一）功能效益

康复医学的效益首先是解决临床医学难以解决的问题，包括长期的功能障碍或丧失。随着现代医学的发展、临床治疗水平的提高，药物及手术拯救了无数危重病人的生命，然而也留下了日益增多的慢性伤残病人。就他们残存的功能来说，大部分未能恢复到最佳的功能水平。而临床药物和手术治疗都不能很好地改善这种功能障碍，影响伤病的治愈，最终影响到病人的生活质量。科学的康复治疗通过合理的康复手段，可帮助病人增强自身抵抗力和免疫力，避免各种并发症和后遗症，增强战胜伤病的信心，不但有利于原发伤病的好转，而且在功能障碍的改善与恢复方面也远比自然恢复要好得多，帮助伤病病人以最佳的功能状态重返社会。如脊髓损伤不能步行的病人，可以通过下肢运动功能训练或穿戴矫形器后运动训练实现步行功能。

（二）医疗效益

早期康复治疗的介入能够预防废用综合征和误用综合征等并发症的发生，利于疾病恢复，而且还大大节省了医疗费用。废用综合征是由于长期卧床不活动或活动量不足、各种刺激减少，导致关节挛缩、泌尿系统与肺部感染、褥疮、深静脉血栓、便秘、肌萎缩、肺功能下降、体位性低血压、智力减退等一系列并发症。大多数废用综合征可以通过积极的康复训练得到预防。误用综合征是指不正确、不科学的治疗造成人为的综合征，如脑卒中后肢体及关节不正确摆放和不合理用力所致的炎症，韧带、肌腱损伤，骨关节变形，强肌和弱肌不平衡加剧，形成下肢"划圈"步态和上肢"挎篮"样等。康复治疗早期介入可完全或部分预防这些异常出现，减少并发症发生，如脊髓损伤病人早期康复治疗可减少泌尿系统、呼吸系统感染，褥疮等废用综合征；正确的下肢康复训练可以防止下肢关节、韧带损伤等误用综合征的出现。

（三）管理效益

康复医学的管理效益主要体现在能够减少综合医院临床科室治疗负荷，减少临床科室住院时间，缓解床位压力，提高周转率，促进卫生资源的协调和合理利用。大型综合医院集中了社会现有的最佳医疗技术与设备，应高速运作，让更多的病人享受到现代医疗的最新成果。综合医院康复医学科、专科康复医院或社区康复中心能够有效地接受急诊病床或出院转来的病人，缓解临床治疗床位的紧张，让给其他急需入院手术、抢救或治疗的病人使用。这样既促进这些临床科室的高速运转，同时使病人及时得到康复治疗，功能最大限度地恢复。

（四）经济效益

经济效益是指劳动与服务成果之间的比值，成本投入与产出之间的比值。目前国内不少医院康复医学科的经济效益在医院一般科室中虽不属一流水平，也属中等水平。康复医学科占用的后勤和管理资源相对较少（较少使用各种库房、设备维修、手术以及其他物资供应），是占用资源最少的科室之一，耗材较少，而产出较高。

另外，康复医学还存在间接经济效益。对病人来说，经过康复治疗，功能改善，重返社会，为社会作贡献，创造了社会价值，而且由于并发症的减少可以大大节省医疗费用。对医院来说，康复医学的开展使医院中各临床科室周转率明显提高，提高了每日平均收费量及医院总体收入，为医院创造更大的经济效益。

（五）社会效益

从 20 世纪 80 年代康复医学概念引入国内开始，经过 30 年的耕耘，康复医学科的各专业人员队伍正茁壮成长，医学生康复医学教育日渐普及，医学其他专业人员对康复医学的认识和认同感也日益加强，使得越来越多的病人有机会接受康复医疗服务，充分发挥康复医学的功能效益，降低病人、家庭和社会的经济负担，具有显著的社会效益。另外，康复医学科还与残联合作，为残疾人开展康复服务，使残疾人残而不废，能够服务社会，为社会作贡献，这也是康复医学社会效益的体现。

七、康复医学的工作方式及专业人员职责

（一）康复医学的工作方式

康复是为病人提供全面康复的服务，所以在解决病人功能障碍的过程中常采用多专业联合的形式，故康复医学的工作方式是采用多学科和多专业合作的"团队（team work）"的工作方式，围绕康复目标，综合协调应用各种措施，各专业人员各尽其责，完成康复任务。这个团队除了学科内团队还有学科间团队。学科间团队是指与康复医学科密切相关的学科，如神经内科和神经外科、骨科、风湿科、心血管内科和心血管外科、内分泌科、老年医学科、儿科等，目前康复医学科病人主要来自这些临床科室，故学科间团队的临床支持尤为重要。学科内团队是指康复医学机构内部的多种专业分工，包括物理治疗师、作业治疗师、语言治疗师、心理治疗师、假肢/矫形技师、康复护士、康复医师等。康复医学学科内团队组成关系见图9-2。团队会议模式是传统的康复医疗工作方式，会议一般由康复医师召集，各专业和学科人员分别针对病人的功能障碍性质、部位、严重程度、发展趋势、预后、转归等提出近、中、远期的康复治疗对策和措施，各专业发挥各自的优势，共同解决病人的功能问题，最终由康复医师归纳总结出一个完整的康复治疗计划，各专业再分头付诸实施。在治疗中期及后期均需召开团队会议，调整康复治疗方案、评价、总结治疗效果，指导出院后康复安排。多学科参与的康复团队工作模式具有处理全面、技术精良、质量较高等特点，但因分工过细，需太多专业人员，管理不好还存在耗时多、效率低、还容易形成相互依赖、推托等弊端，所以需要较好地管理和组织。目前我国康复医学学科内团队根据科室规模情况可以动态作出调整，可以专业人员一专多能，如规模较小的康复医学科其作业治疗师可由物理治疗师代替，或在康复治疗的不同时期根据病人情况灵活调整。

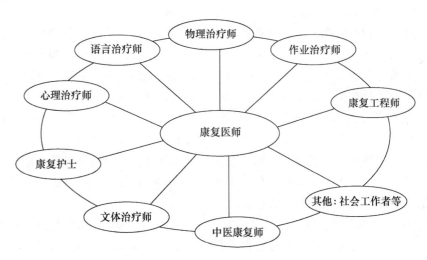

图 9-2　康复医学学科内团队组成示意图

（二）康复医学专业人员的职责

康复医学是按团队工作方式为病人提供康复服务，故团队成员必须各司其职，工作中互相团结协作，才能为病人提供有序、有效的康复服务。其各自职责如下所述。

1. **康复医师的职责**　康复医师负责接诊病人，完成病史采集、体格检查、功能评定，列出康复问题，制订出进一步检查的内容和合适的康复治疗目标、康复治疗计划。对住院病人进行查房或会诊评定功能情况，开出临床康复医嘱。对门诊病人也须进行康复评定和康复处理。另外，在康复团队式工作中，康复医师还指导、监督、协调康复各专业部门具体的康复治疗工

作，保障病人有效康复。康复医师主持病例讨论会、出院前病例分析总结会等，决定病人能否出院以及出院后的康复计划。一般情况下，康复医学科由高年资医师主持康复团队工作，负责领导各分科领域的康复医疗、科研、教学工作。

2. 康复护士的职责　康复护士负责住院病人的康复护理，不仅执行输液、注射、病情观察、病区管理等普通护理任务，还须执行康复护理任务，如功能障碍者体位护理；褥疮护理；膀胱、肠道护理；康复心理护理；配合康复治疗在病区进行床边物理治疗、作业治疗（尤其是日常生活活动训练）、语言治疗等；指导病人使用轮椅、假肢、矫形器、自助具等；协助病人体位转移；对病人及其家属开展康复知识健康教育；根据需要还可兼任社会医学工作，架起病人与其家庭之间、病人与其工作单位之间、病人与其社区之间的桥梁，反映病人的思想情绪、困难和要求。

3. 物理治疗师的职责　物理治疗师主要负责肢体运动功能的评定和训练。通过评定肌力、关节活动范围、平衡能力、体位转移能力、步行能力及步态等反映其运动功能情况，指导病人进行合适的肌力训练、耐力训练、增加关节活动范围训练、步态训练，练习各种矫正体操，为病人做牵引治疗、各种手法治疗。另外，物理治疗师还为病人做理疗，开展有关维持和发展运动功能方面的健康教育。

4. 作业治疗师的职责　作业治疗师指导病人进行有目的的生活、生产或休闲娱乐方面的作业活动，恢复或改善生活自理、学习和职业工作能力。对永久性残障病人，教会其使用辅助具，调整家居、工作环境，以弥补功能的不足。作业治疗师也须先对病人进行功能评定，侧重日常生活活动能力、感知觉、认知能力、家务活动能力等评定。通过评定，发现不足及潜力，指导病人进行日常生活活动训练、感知觉训练、家务活动能力训练，指导使用生活辅助具、轮椅、假手和手部支具等以及开展工艺活动治疗、职业技能咨询及认知功能训练，评定病人家居房屋的建筑设施等环境条件，对环境障碍之处提出改建意见。

5. 语言治疗师的职责　语言治疗师负责对语言障碍病人和吞咽障碍病人进行康复治疗，以改善语言沟通能力和吞咽能力。先检查评定病人语言能力，再进行语言训练，包括发音构音训练、食管音、人工喉发音等无喉语言训练，指导病人使用非语音性语言沟通器具等。对喉切除、舌切除术术前开展有关语言功能的咨询指导。对吞咽功能障碍者进行功能评定和吞咽治疗。对病人及家人进行有关语言交流和吞咽问题的康复健康宣教。

6. 假肢及矫形器师的职责　假肢及矫形器师在假肢及矫形器室工作，接受康复医师介绍就诊的病人，从事测量、设计和制作康复工程器具的工作，广义上也称为康复工程师。在制作前先对病人进行肢体测量及功能检查，确定制作处方后再制作假肢或矫形器。做好后再让病人试穿、修整，直至合适为止。指导病人保养和使用假肢/矫形器方法，定期复查穿戴、使用情况，对不合适或破损等情况进行修整或修补。

7. 心理治疗师的职责　心理治疗师在康复工作团队里配合其他专业人员对病人进行心理测验，提供心理咨询和必要的心理治疗，促进心理康复。具体职责是对病人进行心理测验和评定，根据心理测验结果，从心理学角度诊断病人心理状态，结合功能情况提出治疗意见。开展心理咨询服务，特别是对如何对待残疾、如何处理婚恋家庭问题和职业问题等提供咨询，必要时进行心理治疗。

8. 中医师或康复治疗师的职责　中医师是受过康复医学培训并从事康复医学工作的中医师。中医师参加康复工作团队能将中西医结合，在康复医学中发挥传统中医学的优势。中医师参加康复医学科的病例讨论会，以中医学观点对病人总的康复治疗计划提出建议，还可中医会诊，对需使用中医方法治疗的病人开出中医药医嘱和处方。

针灸师在康复治疗组中或根据医师转诊要求，经诊察后对需要针灸治疗的病人进行针灸治疗疼痛、瘫痪、麻木或其他症状。

推拿按摩师对病人进行手法和推拿按摩治疗，以促进运动和感知觉功能的恢复，缓解疼痛，调整内脏功能，预防继发性残疾。

9. 文体治疗师的职责　文体治疗师通过组织病人参加适当的文体活动，促进身心康复，重返社会。文体治疗师先了解和评定病人生活方式特点、业余爱好、兴趣、社会地位、情绪行为等特点，制订相应的、合适的文体活动治疗计划，组织病人参加对身心功能有治疗意义的文体活动，如游戏、文艺表演、各种球类活动等；组织病人走向社会，如到医院外参加有趣的或有意义的社交活动，如到商场购物、旅行、参加夏令营活动或节日庆祝等活动，促进病人与社会结合；指导和帮助病人建立健康的生活方式。

10. 职业咨询师的职责　职业咨询师是促进病人职业康复的工作人员。先了解和评定病人的职业兴趣、职业基础和能力，再组织求职技能训练，如指导病人如何写求职信和参加求职面试，并进行工作态度、劳动纪律等方面的辅导，与职业培训中心、民政福利及劳动人事部门等联系，提供就业信息，沟通就业渠道，促进成功就业。另外，还向新就业或需要改变职业的病人提供咨询服务。

11. 社会工作者的职责　社会工作者是促进病人社会康复、顺利回归社会的工作人员。职责有：通过了解病人的生活方式、家庭情况、经济情况及社会处境，评定病人在回归社会中的困难问题，并根据法规和政策帮助解决其实际困难；征询病人意见，了解病人的愿望和要求，共同探讨如何准备在出院后能适应家庭生活和回归社会，如家居和工作环境的无障碍设施的改造。如有思想问题和态度障碍，应向病人进行解释、鼓励和说服。同时，也应向病人家属做同样的征询意见和解释说服工作；帮助病人与其家庭、工作单位、街道、乡镇、政府福利部门和有关的社会团体取得联系，争取得到支持，解决一些实际困难问题，为病人回归社会创造条件；在病人出院后随访，继续解决回归家庭和社会面临的困难。

（杨洪峰）

第十章 疾病的预防与控制

疾病的预防与控制关乎整个人类社会的健康与可持续发展，当现代医学认识到不是所有的疾病都可以治疗时，人们越来越认识到预防与控制疾病的发生、发展、流行是人类适应自然、延缓衰老、延长寿命、保持健康的有力手段。良好的疾病控制策略的实施可以保障人类健康、保护社会劳动力、维护社会稳定，并且可以促进建设良好的社会环境。疾病的预防与控制包括两方面内容：一是疾病预防控制的策略与措施，二是疾病监测。二者相辅相成、缺一不可。制订预防控制的策略与措施，需要疾病监测提供的信息为依据；而预防控制的策略和措施是否有效，则需要通过疾病监测来评价。

第一节 疾病预防策略与措施

一、制订疾病预防策略的必要性

预防与控制疾病首先要考虑策略和措施。只有在宏观水平制订预防控制的策略，才能运筹帷幄、事半功倍。只有在正确合理的策略指导下，采取有效的措施、有效的工作方式和方法，才能以最小的投入取得最大的预防控制效果。全球消灭天花就是成功运用策略和措施的一个典型范例。

1958 年第 11 届世界卫生大会通过了全球消灭天花计划，而接种天花疫苗是预防天花最有效的措施，所以世界各国把工作重点放在提高人群的天花疫苗接种率上，采取"全民普种"的策略来消灭天花。经过 10 年的努力，到 1967 年时，全球天花发病率大大降低，但在一些发展中国家，还存在"地方性"流行，发病率居高不下。在此期间，人们发现天花的传播速度相当缓慢，波及的地区也比较局限，并且只有在感染者和易感者密切接触的条件下才能实现传播。根据既往知识，天花病毒仅在人与人之间传播而无动物宿主，并且没有隐性感染，所以病例容易被识别。由于对这些天花流行病学知识的不断加深，面对实施计划中出现的问题，促使决策者意识到需要改变策略。1967 年 WHO 在强化消灭天花计划中强调，除了继续提高天花疫苗接种率外，应该开展监测工作，及时报告疫情，以便迅速在病例周围的人群中接种天花疫苗，从而彻底地控制传播。由于改用了新的"环状接种"的策略，在全球消灭天花计划实施 20 年，即在 1977 年终于达到了目标。1980 年，WHO 宣布已经消灭天花，许多国家停止接种天花疫苗。

在天花预防的事件中我们认识到，从宏观角度出发，从疾病的流行病学规律出发，以最易突破的薄弱环节为重点，制订相应的疾病预防策略是必要和关键的。

二、我国公共卫生领域面临的挑战

随着人类社会的高速发展，世界经济一体化不断加速，人类可以便捷地从一个地方旅行到另一个地方，甚至在国家之间穿行，并且由于有些人群不良的生活习惯和饮食习惯，使得原来没有机会与人类接触的病原体，获得了进入人体的机会，这就加快了人类传染病的传播。突发、新发的传染性疾病对社会构成了重大威胁，并容易造成社会的恐慌。AIDS、SARS、禽流感的流行，正是反映了人类生活方式的转变，对世界公共卫生体系、疾病预防和控制带来新的挑战。我国国家级传染性疾病控制工作虽然有了长足的发展，比如正在逐步消除疟疾、麻疹以及血吸虫病等各种热带病，然而病毒性肝炎、结核病和 AIDS 的控制工作依然非常严峻，仍是我国目前卫生防疫工作面临的重要任务。目前，我国有 9300 万乙肝病毒携带者，乙肝表面抗原携带率为 7.2%。我国每年报告近 100 万例结核病，结核病是法定报告传染病中的第二大死因。我国 HIV 感染者约为 78 万人，感染率为 0.58‰，总体处于低流行水平，但是局部地区疫情较严重。我国报告的狂犬病死亡人数位居世界第二。对于我国这样幅员辽阔的国家来说，重要传染病暴发和脊髓灰质炎等严重非本土疾病输入的风险将会长期存在。

我国人口正在迅速老龄化，2010 年第 6 次全国人口普查数据显示，我国有 1.78 亿 60 岁及以上人口，占总人口的 13%，并以每年 500 万人的速度增加。预计到 2015 年，这一比例将达到 15%，2023 年达到 24%。伴随人口老龄化的退行性疾病、功能障碍性疾病等慢性非传染病随之增多，慢性非传染性疾病已经成为威胁人民健康的主要因素。目前，恶性肿瘤、心脏病、脑血管病和慢性呼吸系统疾病是我国居民的重要死因。《中国慢性病防治工作规划（2012—2015 年）》指出，我国现有确诊慢性病病人 2.6 亿人，慢性病导致的死亡已经占到我国总死亡人数的 85%，导致的疾病负担已占疾病总负担的 70%。若不及时有效控制，将带来严重的社会经济问题。我国有 3 亿多人吸烟，7.4 亿人被动吸烟。8.1% 的 18 岁以上人群酗酒。中国家庭的食盐日均摄入量为每人 10.6g，而推荐量为少于 5.0g。83.8% 的 18 岁以上人群闲暇时间不锻炼身体。由于社会经济发展导致人们生活方式发生改变，吸烟、酗酒、高盐、高脂饮食和缺乏锻炼等行为危险因素变得非常普遍。

据中国社会科学院估计，我国将于 2015—2018 年期间成为工业化社会。工业和经济快速发展明显提高了人们的生活水平，同时快速工业化和自然资源的开发也带来了空气污染、水污染、土壤污染及诸多健康问题，这些可直接导致某些疾病患病率的增加。

食品安全不容忽视。近年来，非法滥用化学添加剂、杀虫剂、兽药等问题引起了公众广泛的关注和愤慨。致病菌污染造成的食源性疾病问题也十分突出，农药等农用化学品的大量使用、水源的污染、激素和生长促进剂应用、抗生素制剂的滥用引起细菌耐药性等。

我国的卫生总费用在最近 20 年内增长了 30 多倍，从 1999 年的 747.4 亿元增至 2011 年的 24268.8 亿元，2011 年占 GDP 的 5.1%。个人卫生支出迅速增加，个人卫生支出占卫生总费用的比例从 1990 年的 35.7% 升至 2000 年的 59.0%，成为人民群众个人和家庭的沉重经济负担。2011 年人均卫生支出为 1801.2 元人民币。在 20 世纪 80 年代和 90 年代，我国医疗卫生体制改革曾错误地执行了建立以市场为导向的医疗卫生体制，淡化了医疗卫生事业本身应该具有的公益性质，强化了经济利益诉求，忽视了社会效益和公平原则，最终的结果是加重了群众的负担，导致优质卫生资源过多流向发达城市和大医院，基层医疗卫生网络特别是农村基层医疗服务受到破坏，造成资源配置严重失衡，影响了卫生事业的健康发展。"看病难、看病贵"成为突出的社会问题。

所以，我国公共卫生事业正面临前所未有的挑战，中国政府已认识到医疗卫生体制问题的严重性，强调必须坚持以人为本、坚持卫生工作为人民健康服务的方向和公共医疗卫生的公益性质，必须坚持社会公平公正原则，把人人公平享有基本医疗卫生服务作为衡量改革发展成效的基本标准。坚持"预防为主"的方针，努力发挥中国公共卫生的特色，从观念、政策到体制、机制全面创新，保持公共卫生事业与国民经济协调发展，才有可能最大限度地保障人民群众的身心健康，满足人民群众不断增长的健康需求，将我国的公共卫生事业办好。

三、疾病的三级预防措施

疾病的预防不仅仅是指阻止疾病的发生，还包括疾病发生后阻止其发展或延缓其发展，最大限度地减少疾病造成的危害。疾病自然病程包括生物学发病期、亚临床期、临床期和结局四个阶段。因此，预防工作可以根据疾病病程的不同阶段，相应地采取不同的措施，这就是疾病的三级预防。

（一）一级预防

一级预防（primary prevention）又称病因预防，是在疾病尚未发生时针对病因采取的措施，也是预防、控制和消灭疾病的根本措施。加强对病因的研究，减少对危险因素的接触，是一级预防的根本。从疾病自然病程的角度而言，一级预防包括健康促进（health promotion）和健康保护（health protection）两方面内容。健康促进是通过创造促进健康的环境，使人群避免或减少机体对病因的暴露，改变机体的易感性，保护人群免于发病，降低发病率。健康保护则是对易感人群实行特殊保护措施，避免疾病发生，同时增强人们的健康教育、自我保健意识也是一级预防需要注意的重要内容，作为临床医生也是健康教育的促进者，要熟悉常见病、多发病的预防机制并且传播这些知识，增强人群的自我保健意识。

健康促进作为预防措施并不针对某个疾病，而是要避免产生和形成那些已知能增加发病危险的因素，而这些因素又广泛地存在于社会、经济和文化生活的各个方面。由于大多数疾病都缺乏特殊的保护措施，而健康促进又处在机体暴露于病因之前就采取措施，通过消除或减少各种影响健康的因素来增强体质和抵抗力，因此健康促进被认为是一级预防的基础。一级预防要求全球、世界各国都要建立和健全社会、经济、文化方面的措施，以国家法律、法规的形式，保障人民健康、预防有害因素进入人民的生活。我国的卫生立法，除了《食品卫生法》《国境卫生检疫法》《传染病防治法》《母婴保健法》等法律外，还包括一系列具有法律效力的规章、条例、标准等。卫生标准是卫生立法的组成部分，是开展卫生监督的技术指导依据。卫生标准要求在生活和生产环境中，人们接触的危害因素被限制在最低限度，不会对接触者及其子代的健康产生不良作用。增强公民环保意识，环境保护是健康促进的重要措施，保证人们的生活和生产环境符合卫生标准，避免环境污染和职业暴露对健康造成危害。

健康保护是预防控制疾病最主要的措施，是对病因明确并具备特异预防手段的疾病，采取有针对性的预防措施，比如免疫接种、劳动保护等。对传染病来说，一级预防就是采取防疫措施，包括控制传染源、切断传播途径、提高易感人群免疫力，目的是控制传染与流行。免疫接种可以预防许多传染病，例如麻疹、脊髓灰质炎、乙型肝炎、流感等。某些慢性病可以针对其明确的危险因素采取干预措施，例如通过控制吸烟来预防肺癌，通过控制食盐摄入量来预防高血压。职业病可以通过劳动保护来预防，即消除暴露或将暴露减少到不危害健康的水平，具体措施包括使用替代原料、改进工艺流程和加强个人防护等。

为了更好地实现健康促进和健康保护，需要临床医生积极参与到健康知识的传播与推广中去，因为临床医生是医学知识的专家，他们的意见和建议最容易被社会公众认可，同时在日常的治疗过程中，临床医生也最容易接触到病人，在治疗过程中对病患、公众进行健康教育就变得很必要。健康教育是指通过信息传播和行为干预，促使人们自愿采取有利于健康的行为和生活方式，消除或减轻影响健康的危险因素，预防疾病、促进健康和提高生活质量。事实证明，从心血管病、恶性肿瘤到腹泻、呼吸道感染等多种疾病，都与行为和生活方式密切相关，可以通过改变行为达到预防的目的。美国在1963—1980年间通过健康教育，使居民的吸烟率下降了27%，白酒和食用动物油的消费量分别下降了33%和39%，而同期的冠心病和脑血管病的死亡率分别下降了近40%和50%。AIDS在目前尚无疫苗预防的情况下，健康教育更是唯一行之有效的方法。健康教育提供了改变行为所必需的知识、技术和服务，使人们在面临疾病的威胁时，有能力对自己的行为作出抉择。通过健康教育提高全体居民的自我保健意识和自我保健能力，是一级预防的核心。

随着社会经济的不断发展，人们的自我保健意识和意愿也会不断增强。自我保健是指个人在发病前就采取措施来促进健康，增强机体的生理、心理素质和社会适应能力。通过体育锻炼、合理营养、利用保健服务、保持心理平衡等达到身心健康，同时避免或戒除吸烟、酗酒、性紊乱、滥用药物等危害健康的行为。1992 年 WHO 提出人类健康的四大基石：合理膳食、适当运动、戒烟限酒、心理平衡，旨在推进人们的自我保健意识。

（二）二级预防

二级预防（secondary prevention）是在疾病的亚临床期为阻止或减缓疾病的发展而采取的措施。二级预防的措施包括早期发现、早期诊断和早期治疗，故二级预防又称"三早"预防。

由于慢性病发生和发展的时间比较长，一般都有 10～20 年的发展过程，做到早期发现、早期诊断和早期治疗就变得非常有必要，并且可以明显改善某些疾病的预后，例如高血压、冠心病、宫颈癌、乳腺癌、结核病等。传染病的早期发现和早期诊断，不仅可以通过早期治疗来防止发展成慢性病人或病原携带者，而且可以通过早期隔离和早期报告来防止疾病向周围人群蔓延。早期发现措施包括筛检、定期健康检查、设立专科门诊等。某些肿瘤也可以通过群众的自我检查早期发现，例如自我检查乳房可以早期发现乳腺癌。癌前期病变不是癌，但是人们如果不注意或者忽略早期症状，容易发展成癌，例如宫颈糜烂发展成宫颈癌、黑痣容易发展成黑色素瘤、萎缩性胃炎容易发展成胃癌等。

二级预防的核心是早期诊断。早期诊断的基础在于早期发现，早期诊断可以早期治疗，可以改善预后。发现并及早治疗各种癌前期病变，属于肿瘤的二级预防。产前检查发现胎儿染色体异常，作出诊断后终止妊娠，属于遗传病的二级预防。做好二级预防需要向广大公民宣传防治知识和有病早治的好处，积极投入资金开发适宜筛检的检测技术，还需要临床医生不断学习提高自己的临床专业知识和技能。

（三）三级预防

三级预防（tertiary prevention）又称临床预防，是在疾病的临床期，为了减少疾病的危害而采取的措施。三级预防可以防止伤残和促进功能恢复，提高生存质量，延长寿命，降低病死率。三级预防的措施包括对症治疗和康复治疗。对症治疗可以改善症状、减轻病痛，提高生存质量，还可以防止恶化，减少并发症、后遗症、复发、转移等，防止伤残，争取病而不残。康复治疗可以促进功能恢复，争取残而不废，提高病人的生活质量，具体措施包括功能康复、心理康复、社会康复和职业康复等。

第二节　疾病监测与监测系统

一、疾病监测

疾病监测（surveillance of disease）是长期、连续、系统地收集疾病及其影响因素的资料，经过分析将信息及时反馈，以便采取干预措施并评价其效果。只有长期、连续、系统地收集资料，才能发现疾病的分布规律和发展趋势。只有将原始资料整理、分析、解释后，才能转化为有价值的信息。只有将信息及时反馈给有关部门和人员后，才能在预防疾病时得到充分利用。最早的监测活动是对疾病的发生和死亡进行观察，故称疾病监测，但随着监测内容的扩大，也有人称为流行病学监测，但现在西方一般都称为公共卫生监测。我国由于约定俗成，仍称为疾病监测，但内涵已经扩大了。疾病监测包括传染病监测、非传染病监测和其他公共卫生监测。

各个国家的传染病监测规定的病种各不相同。WHO 规定的国际监测传染病为流行性感冒、脊髓灰质炎、疟疾、流行性斑疹伤寒和回归热等 5 种，我国根据具体情况又增加了登革热，共规定有 6 种国际监测传染病。我国《传染病防治法》根据传染病的危害程度和应采取的监督、监测、管理措施，将全国发病率较高、流行面较大、危害严重的 39 种急性和慢性传染病列为法定管理的传染病，并根据其传播方式、速度及其对人类危害程度的不同，分为甲、乙、丙三类，实行分类管理。甲类传染病也称为强制管理传染病，包括鼠疫、霍乱。乙类传染病也称为严格管理传染病，包括 SARS、甲型 H1N1 流感、AIDS、病毒性肝炎等。丙类传染病也称为监测管理传染病，包括流行性感冒、流行性腮腺炎、风疹、急性出血性结膜炎、麻风、流行性和地方性斑疹伤寒等。传染病监测需要收集人群的基本情况，包括人口、出生、死亡、生活习惯、经济状况、教育水平、居住条件和人群流动的情况。调查传染病的发病和死亡及其分布，病原体的型别、毒力和耐药性，人群的免疫水平，传染病动物宿主和媒介昆虫的种类、分布及病原体携带状况。对防疫措施的效果进行评价，研究传染病流行因素和流行规律并对传染病流行情况进行预测。对某个具体的传染病开展监测时，要综合考虑疾病的特点、预防控制的需要和人力、物力、财力方面的实际条件，适当选择上述内容开展监测。

随着疾病谱的改变，疾病监测的范围扩大到非传染病，例如恶性肿瘤、心脏病、脑血管病、职业病、糖尿病等。美国国立癌症研究所（NCI）从 20 世纪 70 年代起就开始对癌症进行监测，提供癌症发生和死亡的详细资料。WHO 资助的心血管病及其决定因素监测方案从 1984 年到 1993 年共进行了 10 年，包括 27 个国家、39 个中心和 113 个报告单位，覆盖人口达 1300 万。该方案的主要目的是监测心血管病的发生和死亡，以及与其相关的危险因素、卫生服务和社会经济发展的变化，以便采取有效行动，减少心血管病的死亡。我国部分地区已对恶性肿瘤、心血管病、高血压、出生缺陷等非传染病开展了监测。例如由北京心肺血管医疗研究中心牵头组织了我国 16 省市、19 个监测区的多省市大协作，对心血管病发展趋势及其决定因素进行监测。天津市开展了以"肿瘤、冠心病、脑卒中、高血压"为重点的非传染性"四病"的防治研究等。

为达到特定的公共卫生目标，可以开展各种内容的监测工作，包括环境监测、营养监测、婴儿与孕产妇死亡监测、药物不良反应监测、计划生育监测、社区和学校的健康教育情况监测、食品卫生监测、环境监测、水质监测等。我国国家计生委选择有代表性的若干城乡（30 个市、78 个县）监测点，长期监测人口出生、死亡、各种疾病和伤害的发生、死亡及其变化情况。

疾病监测在具体的实施过程中，包括搜集、分析、反馈、利用四个基本环节。搜集资料是先导。收集的监测资料的来源是多渠道的，可以根据监测的特定目标进行搜集，包括：①人口学资料（数量、年龄、性别、民族、婚姻状况、文化程度等）。②疾病发病或死亡的资料（病种、发病人数、死亡人数等）。③实验室检测资料（如抗体测定、水质检验、劳动现场卫生监测等）。④危险因素调查资料（如吸烟、职业暴露、饮酒、高脂高盐饮食等）。⑤干预措施记录（如疫苗发放、改水、换粮、食盐加碘等）。⑥专题调查报告（如暴发调查、漏报调查等）。搜集的资料需要分析，将原始资料认真核对、整理，同时了解其来源和收集方法，因为错误或不完整的资料是无法用统计学技术来纠正的，只有质量符合要求的资料才能供分析用。利用统计学方法对资料作处理，进行统计分析和统计推断，把各种数据转变为有关的指标。这样对疾病现状进行判断，才能形成有可信值的、可利用的信息。形成了有效信息不是最终的结果，运行良好、反应及时的信息反馈机制能够使所有应该了解信息的单位和个人都能及时获得，以便迅速对疫情作出反应，才有助于明确工作重点，实现疾病预防的最大效能。信息的反馈分为纵向和横向两个方向，纵向包括向上反馈给卫生行政部门及其领导，向下反馈给下级监测机构及其工作人员。横向包括反馈给有关的医疗卫生机构及其专家，以及社区及其居民。反馈时要考虑不同的对象而提供相应的信息，因为专家和普通民众对信息的理解会有差异，同时信息的公布需要考虑对社会安全秩序的影响。各个国家和组织的监测信息会有不同的渠道和方式对社会公布，比如 WHO 的疫情周报、美国疾病控制中心的发病和死亡周报、中国疾病预防控制中心的《疾病监测》等。各个部门充分利用信息是疾病监测的最终目的，最终监测获得的信息除了用来及时预防疾病外，还可以了解疾病分布特征、预测流行、评价干预效果、确定主要卫生问题等，为制订预防控制疾病的策略和措施提供依据。

二、疾病监测系统

开展疾病监测工作需要建立专门的机构即监测组织，它应具备相应的行政职能和技术条件，以及保证运作所需要的经费。WHO除了在总部设有负责全球疾病监测的部门外，还在世界各地设有专门机构，如血清保存中心、虫媒病毒中心、流行性感冒中心等。许多国家都设有负责本国疾病监测的专门机构，如美国疾病控制与预防中心、中国疾病预防控制中心等。

中国疾病预防控制中心是由政府举办的实施国家级疾病预防控制与公共卫生技术管理和服务的公益事业单位。其使命是通过对疾病、残疾和伤害的预防控制，创造健康环境，维护社会稳定，保障国家安全，促进人民健康。在国家卫生行政部门领导下，围绕国家疾病预防控制重点任务，加强对疾病预防控制策略与措施的研究，做好各类疾病预防控制工作规划的组织实施；开展食品安全、职业安全、健康相关产品安全、放射卫生、环境卫生、妇女儿童保健等各项公共卫生业务管理工作，大力开展应用性科学研究，加强对全国疾病预防控制和公共卫生服务的技术指导、培训和质量控制，在防病、应急、公共卫生信息能力的建设等方面发挥国家队的作用。除了中国疾病预防控制中心以外，我国各省市也都相继建立了疾病预防控制中心。

我国各个省市建立健全监测组织机构，在省疾病控制中心设立疾病监测小组，指定专人负责疾病监测工作，制订实施方案和实施细则。在各监测点设立了以县卫生局、县疾控中心等人员组成的疾病监测小组。由疾控中心组织，在城市与监测点所在医院、公安局、街道居委会协调，在农村与监测点所在医院、乡村医生协调，形成疾病监测信息的报告系统。

我国疾病预防控制信息系统于2004年1月1日正式运行，目前已经建成的应用系统有9个，包括疾病监测信息报告管理系统、突发公共卫生事件管理系统、传染病自动预警信息系统、死因登记报告管理系统、中国急性迟缓性麻痹病例监测信息报告管理系统、出生登记信息系统、健康危害监测信息管理系统、疑似预防接种异常反应信息管理系统和儿童免疫信息管理系统。

第三节　临床预防与社区卫生

一、临床预防服务

临床预防服务（clinical preventive service）是指在临床场所对健康者和无症状的"病人"的病伤危险因素进行评价，然后实施个体的预防干预措施来预防疾病和促进健康。无症状和健康并非指病人目前没有任何主诉，而是针对某些严重威胁生命的特定疾病而言，目前没有相应的症状和体征。这要求临床医生在处理当前病人疾病的同时，也要着眼于病人将来的健康问题。临床预防服务是在临床环境下第一级和第二级预防的结合。在具体的预防措施上，它强调纠正人们不良的生活习惯、推行临床与预防一体化的卫生服务。临床医务人员与病人接触面大，并易于随访了解病人的健康状况和行为改变的情况，病人对临床医生的建议有较大的依从性，这都有利于管理个人的健康状况、纠正不良的影响健康的行为、早期发现疾病并及时治疗，有利于改善病人生活质量并延长寿命。

在临床预防服务的实施过程中需要把握实施原则，一是重视危险因素的收集，危险因素是指使疾病发生和死亡增加的诱发因素，包括机体本身以及环境因素，如吸烟、酗酒、肥胖、血压、血清胆固醇浓度过高、既往史、遗传病史、不良的工作环境以及有关的职业等。临床预防服务的基础是需要全面收集这些危险因素，并在全面收集个人信息、体检和实验室检验资料的基础上，进行危险因素以及危险度评估。二是重视病人权利，医患共同决策。医患共同决策是指临床医生告知病人发现的不利于健康的危险因素及后果，而病人则告诉医生他对疾病以及相关风险的看法和疑虑。最后，临床医生鼓励他们作出改变不良行为、生活方式的具体建议和策略，但最终是否改变则取决于病人而不是临床医生。临床医生的工作不只是简单地开医嘱、做手术，与病人和家属进行充分的医疗沟通和交流、对病人进行安慰等，本身就是医疗工作的重要组成部分。三是重视健康咨询，在健康咨询、筛检、免疫和化学预防四大类临床预防服务内容中，临床医务人员常常偏爱于健康筛检或化学预防，但研究表明，健康教育比筛检产生的效果更佳，通过健康咨询、教育与指导改变人们的不良行为及生活方式是最有效的预防干预方式。预防高血压，第一级预防需要教育病人不吸烟、不酗酒、避免吃过咸的食品、适当运动、保持理想体重、劳逸结合等；第二级和第三级预防是要教育病人定期测量血压以早期发现血压问题、发现有高血压后及时看医生、治疗中遵从医嘱以及坚持非药物和药物治疗等。然而，对筛检来说，只有当疾病产生可测量的病理改变时，才能检出疾病。而此时，疾病的病理生理过程已进展到了不可逆阶段，即使采取干预措施，其效果也非常有限。四是合理选择健康筛检的内容，临床预防服务的一个重要突出特点是取代了每年常规检查身体的传统做法，而是根据个体不同性别、不同年龄和不同危险因素，制订相应的疾病筛检策略。五是要根据年龄、性别特点开展针对性的临床预防服务，由于人不同的年龄、性别的生理特点和所处的环境不同，所以在临床预防服务中，一般要根据这些特点和主要健康问题来开展有针对性的预防工作。比如在婴幼儿时期，常规需要进行免疫接种和婴幼儿保健，而意外伤害、肥胖、被动吸烟以及微量元素缺乏等问题也必须引起关注。在青少年时期，营养问题、意外伤害、吸烟、婚前怀孕、性传播性疾病和心理问题等是比较常见的健康问题。

临床预防服务主要针对健康人和无症状"病人"。因此，在选择具体措施时，应是医务人员在常规临床工作中提供的第一级预防和第二级预防服务。其服务内容主要包括健康筛检、健康教育、化学预防和免疫接种。

健康筛检指运用快速、简便的体格检查或实验室检查以及危险因素监测与评估等手段，在健康人群中发现未被识别的病人或有健康缺陷的人。目前常用的可有效发现早期疾病或健康缺陷的筛查措施主要有：①定期测量血压：建议成年人既往舒张压在 85mmHg 以下者，每 2 年检查一次血压；舒张压在 85～89mmHg，每年检查一次；舒张压≥90mmHg，则检查更需频繁。在其他原因就诊时都应该常规检查血压。高血压病人更要按照管理要求经常性地测量血压。②称量体重：建议成年人每 2 年至少测量 1 次身高、体重和腰围。体重指数（BMI）≥23 的超重者，应进行减肥。超重并且男性腰围≥90cm 或女性腰围≥80cm 者，发生并发症的危险性增加。③血脂测定：建议 35～65 岁男性、45～65 岁女性定期测定血脂。④子宫颈癌筛检：建议有性生活的妇女每 1～3 年进行 1 次脱落细胞涂片检查，如果检查结果正常，可以到 65 岁停止检查。⑤乳腺癌筛检：建议 40 岁以上的妇女每年接受 1 次乳房临床检查，有条件时，50～75 岁妇女每 1～2 年进行 1 次乳腺 X 线摄影检查，以便及时发现乳腺癌。⑥结肠直肠癌筛检：建议所有 50 岁以上人群进行结肠直肠癌筛检。

健康教育是通过收集求医者的影响健康的危险因素，在充分尊重求医者权利的基础上，与求医者共同制订计划，改变不良健康行为，随访求医者执行计划的情况，来促使他们自觉地采纳有益于健康的行为和生活方式，消除或减少危险因素，从而预防疾病。针对不同的求医者，临床医生可以通过劝说其戒烟、控制酗酒、有规律的适量运动、合理膳食、保持正常体重、预防 AIDS 以及其他性传播疾病等方式，培养健康的生活习惯。

化学预防是指对无症状者使用药物、营养素（包括矿物质）、生物制剂或其他天然物质作为第一级预防措施，提高人群抵抗疾病的能力，防止某些疾病的发生。例如对育龄或怀孕的妇女和幼儿补充含铁物质，来降低罹患缺铁性贫血的危险；对居民补充氟化物以降低龋齿患病率；对孕期妇女补充叶酸以降低神经管缺陷婴儿出生的危险；绝经后妇女使用雌激素以预防骨质疏松和心脏病；服用阿司匹林以预防心脏病、脑卒中以及可能的肿瘤等。

免疫接种是指用人工方法将免疫原或免疫效应物质输入到机体内，使机体通过人工自动免疫或人工被动免疫的方法获得防治某种传染病的能力。我国目前实行的是计划免疫，根据疫情监测和人群免疫状况分析，按照规定的免疫程序有计划地进行预防接种，以提高人群免疫水平，达到控制乃至最终消灭相应传染病的目的。白喉、百日咳、麻疹、脊髓灰质炎等疫苗多用于儿童，因为成人经隐性感染或患病已获得对这些疾病的免疫力，但是有些传染病如伤寒、霍乱等，不同年龄都可感染，因此需要对所有人群进行接种。

二、社区卫生服务

社区卫生服务（community health service）是指在上级卫生机构指导下，以基层卫生机构为主体、全科医师为骨干力量，合理使用和调配社区资源和技术，满足社区内居民的基本卫生服务需求。社区卫生服务是以人的健康为中心，以家庭为基本服务单元，将预防、医疗、保健、康复、健康教育、计划生育技术指导融为一体的基本卫生服务，在现代化的城市社区建设中，其重要性越来越突出，已经成为城市卫生工作的重要组成部分。

发展社区卫生服务，构建以社区卫生服务为基础、社区卫生服务机构与医院和预防保健机构分工合理、协作密切的新型城市卫生服务体系，对于优化城市卫生服务结构，方便群众就医，减轻费用负担，实现人人享有初级卫生保健目标，建立和谐医患关系，具有重要意义。在推进社区卫生服务时，我们应该坚持和体现社区卫生服务的公益性质原则。坚持政府主导，但是鼓励社会、民间积极参与。坚持公益性质，可以保证卫生服务的公平性，鼓励社会参与可以提高服务的效率。由于我们国家的社区建设还处于快速发展时期，不同地区、不同城市会有极大的不同，不可能形成统一的服务模式，所以需要坚持以地方为主，实行区域卫生规划，立足于调整现有卫生资源，辅以改扩建和新建，健全社区卫生服务网络。

在社区开展的服务项目需要因地制宜，灵活掌握社区实际情况，同时需要社区工作人员深入到家庭中去，开展社区卫生状况调查，进行社区诊断，向社区管理部门提出改进社区公共卫生的建议及规划，对社区爱国卫生工作给予技术指导。有针对性地开展慢性非传染性疾病、地方病与寄生虫病的健康指导、行为干预和筛查，以及高危人群监测和规范管理工作。对社区内适龄儿童开展免疫接种和传染病的预防与控制工作。开展一般常见病、多发病的诊疗，为社区内居民提供急救、出诊、家庭护理、精神卫生和心理咨询等卫生保健服务，对残疾病人提供康复服务，对病危病人实行临终关怀，关注老人、妇女、儿童、慢性病人、残疾人、低收入居民等重点人群。积极开展健康教育、健康促进、计划生育宣传，为个人与每个家庭建立健康档案，提供连续性的健康管理服务，对社区卫生服务信息资料完成收集、整理、统计、分析与上报工作。积极参与社区建设，协助社区管理部门不断拓展社区服务，繁荣社区文化，美化社区环境，共同营造健康向上、文明和谐的社区氛围。

第四节　全球卫生与卫生保健

一、人人享有卫生保健的全球战略目标

WHO 在其宪章中宣告："享受最高标准的健康是每个人的基本权利之一。"WHO 从 20 世纪 70 年代开始进行了广泛的调查分析，发现世界上许多国家居民的生存条件恶劣，全世界 70 多个国家的人均期望寿命不到 55 岁，有 50 个国家的婴儿死亡率在 100‰以上，发展中国家有 10 亿人生活极度贫困，得不到基本的卫生服务，卫生资源分配不合理，人口剧增和老龄化，传染病、心脑血管疾病、癌症、意外事故等发病率上升。基于这些情况，WHO 在 1977 年第

30 届世界卫生大会上提出"2000 年人人享有卫生保健（Health for All by the Year 2000，HFA/2000）"的全球战略目标。全球所有人民都能享有基本的卫生保健服务，并且通过消除和控制影响健康的各种有害因素，使人民享有在社会和经济生活方面都富有成效的那种健康水平，达到身体、精神和社会适应的完好状态，目标旨在改变当时卫生资源分配严重不公的局面，缩小卫生保健和无卫生保健的鸿沟，使人人享有预防保健，特别是针对发展中国家人民人人能够得到最低限度的卫生保健服务。

1998 年第 51 届世界卫生大会上，WHO 又发表了《21 世纪人人享有卫生保健》宣言，明确了 21 世纪前 20 年的全球重点和具体目标。WHO 强调，"人人享有卫生保健"不是一个单一、有限的目标，它是促使人民健康状况不断改善的过程。每个公民都有相同的权利、义务和责任获得最大可能的健康，人类健康水平的提高和幸福是社会经济发展的最终目标。为达到这个目标，需要让人们认识到，在世界范围内，提供最高水平并能获得的健康标准是一项基本人权，遵守伦理原则是各个国家在制定卫生政策、进行科学研究和卫生服务的前提，并且要将性别观、基于团结基础上的公平观念纳入制定和实施的卫生政策和战略中。

《21 世纪人人享有卫生保健》全球总目标提出三个要求，一是全体人民增加期望寿命和提高生活质量，二是在国家间和内部促进卫生水平，三是使全体人民获得可持续的卫生系统和卫生服务。21 世纪前 20 年，WHO 希望通过全世界各个国家的共同努力，完成以下几方面具体目标：①促进卫生公平性，在国家内和国家间使用卫生公平指数作为促进和检测卫生公平的基础，将测量儿童生长发育为指标基础，来评价卫生公平性。②生存指标到 2020 年将实现孕妇死亡率 1‰，5 岁以下儿童死亡率 45%，所有国家出生期望寿命均在 70 岁以上。③控制主要流行病趋势，到 2020 年，全世界疾病负担将极大减轻。这将通过实施降低结核病、HIV/AIDS、疟疾、烟草相关疾病和暴力或意外损伤等引发的发病率和残疾上升的疾病控制规划得以实现。④根除、消灭某些疾病，到 2010 年，美洲锥虫病的传播被阻断；麻风将被消灭；到 2020 年，麻疹、淋巴丝虫病、沙眼将实现消灭。此外，维生素 A 和碘缺乏症实现消除。⑤改善生活环境（水、环境卫生、食品、住房）。到 2020 年，所有国家将通过部门间行动在提供安全饮用水、适当环境卫生、数量充足和质量良好的食物和住房方面取得进展。⑥促进健康措施，到 2020 年，所有国家将通过行政管理、经济、教育、组织和以社区为基础的综合规划，推行有利健康的生活方式，积极管理和检测、减少有损健康的生活方式的战略。⑦提供国家政策的有力保障，到 2005 年，所有成员国将已经制定、实施和监测与人人享有卫生保健政策相一致的各项具体业务规范和运行机制。⑧健全卫生保健服务，到 2010 年，全体人民将在其整个一生获得由基本公共卫生设施支持的综合、基本、优质的卫生服务。⑨建立信息监测系统，到 2010 年，将已建立适宜的全球和国家卫生信息、监测和警报系统。⑩开展科学研究，到 2010 年，在世界、区域和国家各级均要实施卫生政策和体制运作机制方面的研究。

二、全球卫生重点发展领域与目标

2000 年 9 月，包括中国在内的 189 个国家首脑在纽约联合国总部千年首脑会议上，共同签署了《联合国千年宣言》。各国领导人就消除贫困、饥饿、疾病、文盲、环境恶化以及对妇女的歧视等，商定了一整套有时限且能够测量的目标和指标。联合国千年发展目标包括八个方面的内容：①消灭极端贫穷和饥饿，靠每日不到 1 美元维生的人口比例减半；挨饿的人口比例减半。②普及小学教育，确保所有男童和女童都能完成全部小学教育课程。③促进两性平等并赋予妇女权力，最好到 2005 年在小学教育和中学教育中消除两性差距，至迟于 2015 年在各级教育中消除此种差距。④降低儿童死亡率，5 岁以下儿童的死亡率降低三分之二。⑤改善产妇保健，产妇死亡率降低四分之三。⑥与 AIDS、疟疾以及其他疾病对抗，遏止并开始扭转 AIDS 的蔓延；遏止并开始扭转疟疾和其他主要疾病的发病率增长。⑦确保环境的可持续能力，将可持续发展原则纳入国家政策和方案，扭转环境资源的流失；无法持续获得安全饮用水的人口比例减半；到 2020 年使至少 1 亿贫民窟居民的生活有明显改善。⑧全球合作促进发展，进一步发展开放的、遵循规则的、可预测的、非歧视性的贸易和金融体制；满足最不发达国家的特殊需要；向致力于减贫的国家提供更为慷慨的官方援助；满足内陆国和小岛屿发展中国家的特殊需要；通过国家和国际措施全面处理发展中国家的债务问题，使债务可以长期持续承受；与发展中国家合作，为青年创造体面的生产性就业机会；与制药公司合作，在发展中国家提供负担得起的基本药物；与私营部门合作，提供新技术，特别是信息和通信技术产生的益处。

为了如期实现与卫生相关的千年发展目标，持续促进全世界人民的健康，在 2006 年第 59 届世界卫生大会上通过了 2006—2015 年工作总规划，即"全球卫生议程"，作为健康维护战略的全球框架，该议程重点强调了七个领域：①投资健康以减少贫穷。②建立个人和全球卫生保障。③促进全面普及、性别平等和卫生相关的人权。④处理健康决定因素。⑤加强卫生系统和公平获取服务。⑥掌握知识、科学和技术。⑦加强管理、领导和问责制。WHO 指出，要改善国际卫生状况，促进卫生公平，需要强有力的政治意愿、综合性的政策和广泛的参与。力求使卫生保健成为发展的政治议程的一部分，以便提高卫生保健的地位并加强其声望，力求扩展卫生保健措施，摆脱狭隘的治疗护理的医疗模式，认可疾病预防的作用和力量。发展卫生保健会受到多重因素的影响，包括卫生以外其他领域中的一些因素，所以各级政府部门应当通力合作，关注各自工作对卫生保健的影响，并且认识到增进人民健康与增强经济和社会生产力可以相互支持、携手并进。

（许士奇）

第三篇

卫生人员与医疗卫生服务篇

第十一章　卫生人员

卫生人员指在临床医疗、预防保健、社区卫生服务等卫生机构工作的各类人员，是对一类职业群体的总称。根据各自角色的不同，卫生人员有相应的准入制度及权利、义务、责任；有不同的工作场所、工作对象、工作内容；职称、待遇也各有区别。了解各类卫生人员的有关情况，有利于医学生根据自身的能力、兴趣作出相应的选择，找到各自的学习重点，提高学习效率，以便毕业后很快适应社会、学有所用。

第一节　卫生人员的分类和准入

一、卫生人员的分类

根据工作性质的不同，卫生人员可分为卫生技术人员（health professionals）、卫生管理人员、卫生工勤人员三大类。

（一）卫生技术人员

1. 医师　指依法取得执业医师、执业助理医师资格，经注册在医疗机构从事医疗、预防、保健等工作的人员。

2. 护士　指经执业注册取得护士执业证书，依法在医疗机构从事护理工作的人员。

3. 药学技术人员　指依法经过资格认定，在医疗机构从事药学工作的药师及技术人员。

4. 医技人员　指医疗机构内除医师、护士、药学技术人员之外从事其他技术服务的卫生专业技术人员。

（二）卫生管理人员

指在医疗机构及其内设备部门和科室从事计划、组织、协调、控制、决策等管理工作的人员。

（三）卫生工勤人员

在医疗机构从业的其他人员，主要包括物资、总务、设备、基本建设、后勤等部门的工作人员。

二、卫生人员的准入

（一）医师资格考试制度

国家实行医师资格考试制度（medical licensing examination system）。医师资格考试分为执业医师资格考试和执业助理医师资格考试。医师资格统一考试的办法由国务院卫生行政部门制订。医师资格考试由省级以上人民政府卫生行政部门组织实施。

医师根据法律规定的条件参加执业医师考试，考试成绩合格，取得执业医师资格或者执业助理医师资格。取得医师资格后，可以向所在地县级以上人民政府卫生行政部门申请注册，注册后可以在医疗、预防、保健机构中按照注册的执业地点、执业类别、执业范围从事相应的医疗、预防、保健工作。

未经医师注册取得执业证书，不得从事医师执业活动。

（二）护士执业资格考试制度

护士执业考试由国家医学考试中心组织，实行全国统一组织、统一大纲、统一试题、统一评分标准。地、市以上卫生行政部门承担本地区的考试实施工作。通过考试，取得执业证书者，可根据有关规定申请护士执业注册。注册机关为执业所在地的县级及以上卫生行政部门。护士执业注册有效期为 5 年，经过执业注册后方可从事护士工作。

（三）执业药师资格考试制度

执业药师资格考试属于职业准入性考试，实行全国统一大纲、统一命题、统一组织。通过考试、成绩合格者，取得执业药师资格证书，证书在全国范围内有效。国务院药品监督管理部门为全国执业药师注册管理机构，省级药品监督管理部门为本辖区执业药师注册机构。

执业药师只能在一个执业药师注册机构注册，在一个执业单位按注册的执业类别、执业范围执业。注册有效期 3 年，有效期满前 3 个月，持证者须到原注册机构申请办理再次注册，同时提交继续教育学分证明。

第二节 卫生人员职称晋升

一、国外医生职称晋级过程

世界各国国情不同，在医疗领域存在不同的制度。美国医生职称晋级制度与我国区别较大，在此作简单介绍。

在美国，一个美国人如果想成为一名医生，必须经历 11～15 年的高等教育以及一系列的资格考试。

在进入美国的医学院之前，必须完成 4 年的大学本科学业。医学院的学制为 4 年，第一、二年在学校里学习基础课程；第三年开始进入临床，同时学习临床理论课程；第四年临床见习轮转。医学生毕业后要进入住院医师培训计划。住院医师的职位与我国医院中的设置不同，属于临时性的受培训的职位。住院医师在教学医院接受培训，培训结束后领取培训计划毕业证书，方可到各类医院寻求主治医生职位。

美国的主治医师是临床方面的正式职位，也是最高职位。主治医师要有独立的个人行医执照，而且大都需要具有专科医生资格证书。在美国没有主任医师和副主任医师职位，主治医师对自己的病人负全部责任。在医学院的教学医院中，主治医师可能也具有其他学术职称如讲师、副教授、教授，而所有的在职人员在临床上都是平等的，都是主治医师。

美国医生要经历如下所列考试：大学入学考试（SAT）、医学院入学考试（MCAT）、美国医师执照考试第一步（USMLE Step 1）、美国医师执照考试第二步临床理论部分（USMLE Step 2 CK）、美国医师执照考试第二步临床技能部分（USMLE Step 2 CS）、美国医师执照考试第三步（USMLE Step 3）、专科医生资格证书考试（Specialty Board Exam）。美国医师执照考试第一步及第二步是申请住院医师培训的必要前提步骤，美国医师执照考试第三步则是真正拿到美国行医执照的笔试部分。医学生通常在医学院二年级参加美国医师执照考试的第一部分考试，四年级参加第二部分考试，毕业后 1～3 年内参加第三部分考试，获得执业资格。从被认可的医学院校毕业，获得医学博士学位，并且在校时已通过第一、第二部分 USMLE（United States Medical Licensing Examination）考试，即可申请住院医师培训。培训可分为两个阶段，包括第一年的毕业后培训（PGY-1）和专业培训。医科毕业生通过住院医师培训职位匹配项目（residency matching program）经双向选择过程获得毕业后培训的职位，这一匹配过程由全国住院医师匹配项目（National Resident Matching Program，NRMP）完成网上申报，全程由计算机管理。在经认证的培训场所（培训基地）接受第一年实习期培训，完成 PGY-1。PGY-1 培训主要是让医学毕业生对临床医疗有较为初步的认识，完成了 PGY-1 培训，即可参加 USMLE 的第三部分考试，通过后可取得医师执照。取得医师执照后，可申请加入选定专业的住院医师培训，由各专业的专科委员会制订全国统一的各专科住院医师培训的目标、大纲、期限和认定考试等。各专业培养年限依据专业的不同而异，为 3～7 年。完成培训以后，必须通过专科委员会规定的考试，通过者获得该专科医师资格证书和"专科医师"称号。在美国，全科医师只是专科医师中的一种，没有任何特殊之处。

二、我国医生职称晋级过程

为了适应社会主义市场经济发展和医药卫生体制改革的需求，逐步建立专业技术职务能上能下、人员能进能出、待遇能高能低、人才合理流动、充满活力的用人机制，有利于优秀卫生专业技术人才脱颖而出，建立一支高素质的卫生专业技术人才队伍，原国家人事部、卫生部从 2000 年开始出台一系列文件，逐步推行卫生专业技术资格考试制度。卫生系列医、药、护、技各专业的中、初级专业技术资格逐步实行以考代评和与执业准入制度并轨的考试制度；高级专业技术资格采取考试与评审相结合的办法取得。

（一）临床医学专业技术资格考试

临床医学专业技术资格包括初级资格（医士、医师）、中级资格（主治医师）、高级资格（副主任医师、主任医师）。临床医学专业初、中级资格实行全国统一考试制度，各地、各部门不再进行相应临床医学专业技术资格的评审。

临床医学专业初级资格考试按照《中华人民共和国执业医师法》的有关规定执行，参加国家医师资格考试，取得执业助理医师资格，可聘任医士职务；取得执业医师资格，可聘任医师职务。临床医学专业中级资格考试实行全国统一组织、统一考试时间、统一考试大纲、统一考试命题、统一合格标准的考试制度，原则上每年进行一次。通过临床医学专业中级资格考试者，由各省、自治区、直辖市人事（职改）部门颁发人事部统一印制，人事部、卫生部用印的临床医学专业技术资格证书，证书在全国范围内有效，它表明持有人具有相应的学术技术水平，是受聘担任相应专业技术职务的必备条件。

（二）预防医学、全科医学、药学、护理、其他卫生技术等专业技术资格考试

预防医学、药学、护理、技术专业分为初级资格、中级资格、高级资格。全科医学专业分为中级资格、高级资格。取得初级资格，根据有关规定，并按照下列条件聘任相应的专业技术职务：①药、护、技师：取得中专学历，担任药、护、技士职务满 5 年；取得大专学历，从事本专业工作满 3 年；取得本科学历，从事本专业工作满 1 年。②不符合上述条件的人员只可聘任药、护、技士职务。取得中级资格，并符合有关规定，可聘任主治（管）医师，主管药、护、技师职务。

预防医学、全科医学、药学、护理、技术专业中级资格考试实行全国统一组织、统一考试时间、统一考试大纲、统一考试命题、统一合格标准的考试制度，原则上每年进行一次。通过考试并合格者，由各省、自治区、直辖市人事（职改）部门颁发人事部统一印制，人事部、卫生和计划生育委员会、卫计委（原卫生部）用印的专业技术资格证书，该证书在全国范围内有效。

第三节　卫生人员责任、权利和义务

一、卫生人员的责任

早在 1982 年，原卫生部根据加强医院管理、明确职责分工、提高医疗质量、全心全意为

人民服务的精神制定了《医院工作人员职责》，详细规定了各类卫生人员的责任。医师作为各类卫生人员的主体，其责任也具有代表性。《中华人民共和国执业医师法》第三条规定：医师应当具备良好的职业道德和医疗执业水平，发扬人道主义精神，履行防病治病、救死扶伤、保护人民健康的神圣职责。

二、卫生人员的权利

（一）医师的权利

《中华人民共和国执业医师法》规定，医师在执业活动中享有下列权利：

1. 在注册的执业范围内，进行医学诊查、疾病调查、医学处置、出具相应的医学证明文件，选择合理的医疗、预防、保健方案。

2. 按照国务院卫生行政部门规定的标准，获得与本人执业活动相当的医疗设备基本条件。

3. 从事医学研究、学术交流，参加专业学术团体。

4. 参加专业培训，接受继续医学教育。

5. 在执业活动中，人格尊严、人身安全不受侵犯。

6. 获取工资报酬和津贴，享受国家规定的福利待遇。

7. 对所在机构的医疗、预防、保健工作和卫生行政部门的工作提出意见和建议，依法参与所在机构的民主管理。

（二）护士的权利

《中华人民共和国护士管理条例》对护士的执业权利作如下规定：

1. 有按照国家有关规定获取工资报酬、享受福利待遇、参加社会保险的权利。

2. 有获得与其所从事的护理工作相适应的卫生防护、医疗保健服务的权利；从事直接接触有毒有害物质、有感染传染病危险工作的护士，有依照有关法律、行政法规的规定接受职业健康监护的权利；患职业病的，有依照有关法律、行政法规的规定获得赔偿的权利。

3. 有按照国家有关规定获得与本人业务能力和学术水平相应的专业技术职务、职称的权利；有参加专业培训、从事学术研究和交流、参加行业协会和专业学术团体的权利。

4. 有获得疾病诊疗、护理相关信息的权利和其他与履行护理职责相关的权利，可以对医疗卫生机构和卫生主管部门的工作提出意见和建议。

三、卫生人员的义务

（一）医师的义务

《中华人民共和国执业医师法》规定，医师在执业活动中履行下列义务：

1. 遵守法律、法规，遵守技术操作规范。

2. 树立敬业精神，遵守职业道德，履行医师职责，尽职尽责为病人服务。

3. 关心、爱护、尊重病人，保护病人的隐私。

4. 努力钻研业务，更新知识，提高专业技术水平。

5. 宣传卫生保健知识，对病人进行健康教育。

（二）护士的义务

《中华人民共和国护士管理条例》对护士义务作如下规定：

1. 护士执业，应当遵守法律、法规、规章和诊疗技术规范的规定。

2. 护士在执业活动中，发现病人病情危急，应当立即通知医师；在紧急情况下为抢救垂危病人生命，应当先行实施必要的紧急救护。护士发现医嘱违反法律、法规、规章或者诊疗技术规范规定的，应当及时向开具医嘱的医师提出；必要时，应当向该医师所在科室的负责人或者医疗卫生机构负责医疗服务管理的人员报告。

3. 护士应当尊重、关心、爱护病人，保护病人的隐私。

4. 护士有义务参与公共卫生和疾病预防控制工作。发生自然灾害、公共卫生事件等严重威胁公众生命健康的突发事件，护士应当服从县级以上人民政府卫生主管部门或者所在医疗卫生机构的安排，参加医疗救护。

第四节　临床医生角色

临床医生（clinicians）是指具有一定专业知识技能，以对病人进行检查、诊断、治疗为主要工作内容的职业角色。根据生物-心理-社会医学模式，影响人类健康的有生物遗传、环境、生活方式及行为、医疗卫生服务等因素。因此，社会对临床医生的角色期待是：医疗保健服务的提供者、医疗保健的决策者、健康信息的交流者、社区卫生的领导者和卫生服务的管理者。

一、临床医生的特点

临床医生作为卫生人员的主体，是保障人民健康，推动社会、经济发展最基本和最重要的资源之一，具有如下特点：

（一）培养周期长

在我国目前教育体制下，成为一名执业医师至少要经过 5 年的高等教育及 1 年的临床实践。若想取得医学硕士、博士学位，还需 3～6 年的研究生教育。由于自然科学发展的日新月异，临床医生在工作岗位上必须树立终身学习的观念，通过继续教育，获取和更新前沿医学知识。

（二）专业技术性强

在医疗活动中，从对病人疾病相关资料的搜集、整理、临床思维到作出诊断，从对病人疾病的治疗、疗效观察到评价，都有着严格的专业技术要求。临床医生必须具备一定的医疗技术水平才能防病治病、救死扶伤。

（三）具有社会性

人是社会的人，社会是人的社会。现代生物-心理-社会医学模式的转换和健康观念的更新，促进了医疗卫生服务社会化和社会的医学化，使卫生服务的对象涉及所有具有完整社会属性的人，医疗卫生服务面向整个社会群体以至贯穿于人们的工作和生活之中。临床医生作为一类专业人才总是以一定的形式存在于社会之中，受到一定时代和社会关系的制约和影响，体现了其社会性。

（四）具有道德性

道德性是临床医生显著的职业特点。古人云："医乃仁术"，也就是说临床医生要有强烈的责任感和伟大的博爱精神。医疗卫生服务以人的生命健康为工作对象，科学性强，责任重大。临床医生的思想道德素质如何，直接影响医疗服务的质量和效果，关系到千家万户的利益，因此必须时刻清醒地认识到要以治病救人为己任，绝不可轻义重利，甚至弃义取利、唯利是图、违背职业道德、损害病人的利益。

（五）具有服务性

临床医生的根本职责是治病救人，为人民的健康服务，而不能以经济创收为目的。在工作中应强化服务意识，从各方面尊重病人，同时努力提高业务能力，真正做到以病人为中心，减少病人的痛苦，减轻病人的负担，为群众提供全面优质的医疗服务。

二、临床医生的一般要求

临床医生的服务对象是有生命、有思想、具有社会性的人，因此，要求他们必须具有较高的综合素质。

（一）思想道德素质

良好的思想道德素质是临床医生整体素质的基础。医学事业关系着人的生老病死和家庭的悲欢离合，因而对医生道德品质的要求甚至要超过对医学学术水平的要求。

（二）专业素质

又称科学素质，包括执著的科学精神和工作态度与习惯、扎实的专业知识、综合全面的临床实际工作能力等。其中，独立工作的能力、创新能力等尤为重要。

（三）文化素质

文化素质是一种基础性的素质，对于专业素质、身心素质、道德素质的养成和提高有很大的影响力和很强的渗透力。没有较高的文化素质，一个人的业务水平和专业技能很难得到充分发挥和更快提高。临床医生在学习医学科技知识和运用技能的同时，尤其要学习人文知识、培养人文精神、提高人文素养。

（四）身心素质

包括身体素质和心理素质两方面。临床医生作为人类健康的使者，不仅要具有强壮的体魄、充沛的精力，还要有健康的心理，健全的人格和高效率、高质量的大脑思维能力。

第五节　护理人员角色

护理（nursing）一词是由拉丁文"nutricius"演绎而来的，意思为抚育，扶助，保护，照顾幼小、病患及伤残等含义。自从有了人类就有了护理活动，但是 19 世纪以前，世界各国都没有护理专业。19 世纪中叶，英国的南丁格尔首创了护理专业，护理学才逐步形成和发展起来。

一、护理人员的产生和社会地位

从事护理工作的人员称为护士"nurse"，护士的产生经历了漫长的历史演变过程。

（一）早期的护理工作

在古老的国家中，宗教与医事多混为一体。许多教堂、神社、寺院都有任务收容远道而来的信徒。遇有病人时，则由伴随的亲属或僧侣、修女进行医疗和照顾。直到人口增加、城市扩大，医疗发展建立起医院，收容病人集中治疗时，护理才引起人们的注意。在公元前后，各国的护理各具特色。古印度医院里的护士只由男性担任，他们必须心灵手巧、忠诚可靠、身心纯洁；古罗马医院一般则由未经训练但品德优良的男性奴隶或女性执行照顾工作；而我国古代医护不分，护理的内容只限于一般照料，常由家属中的母亲、姐妹担任，护理未形成一门独立的专业。

（二）近代护理人员的产生

19 世纪中叶，英国人南丁格尔首创了护理专业，她被尊称为现代护理学的奠基人。1853 年，南丁格尔在伦敦哈雷街成立了第一个看护所，开始了她的护理生涯。1854 年她带领妇女护士团首次进入前线进行伤员护理，使英国前线伤病员的死亡率由 50％降为 2.2％，受到了广泛的赞誉。1860 年南丁格尔经过多方面考察，在伦敦圣马多医院开办了第一所护士学校。这之后，培养护士的学校纷纷成立，尤以高等护理教育发展迅速。1901 年，美国约翰霍普金斯大学设立专门的护理课程，将临床护理与理论结合起来。1924 年耶鲁大学首先成立护理学院，学生毕业获学士学位；1929 年开设硕士班，学生毕业获硕士学位。1964 年加州大学旧金山分校第一个开设护理学博士学位课程。19 世纪末，护理学术团体产生。由此，护理的专业地位和科学地位已经确立，护理成为人类健康服务专业中的一个重要组成。护士不再处于辅助地位，而是成为与所有医疗保健服务人员共同工作的合作者。

（三）我国的近现代护理

中国的护士团体"中华护士学会"于 1909 年在江西成立（1964 年改称为"中华护理学会"）。1949 年新中国诞生后，护理事业得到党和国家的重视，进入较快发展阶段。改革开放后，护理事业的发展更为迅速，护理教育体制逐步完善，护理研究也得到初步发展。1993 年卫生部颁发了《中华人民共和国护士管理办法》。1995 年由国家考试中心按此条例组织举行了全国护士首次执业考试，使我国护士执业管理走上了法制化轨道，护理队伍的整体素质有了可靠的保证，护士的地位和待遇不断提高。

二、护理模式转变对护理人员的素质要求

随着社会的进步和科学技术的发展，护理模式已由单纯的"以疾病为中心"发展到"以人的健康为中心"的模式，护理的任务由疾病防治扩大到对人类全面的健康保障。护理工作由单纯的经验型、操作型向以科学理论为指导的综合应用型转变，对护理人员的素质也相应地有了更高的要求。

护理人员应具备良好的素质修养，包括：

1. 热爱护理事业，有高尚的职业道德修养和献身精神，全心全意为病人服务。为病人尽职尽责是护理人员最基本的道德义务。

2. 有合格的知识结构，熟练掌握护理基本技能，在护理实践中自始至终自觉地严格遵守各项规章制度和操作规程。

3. 仪表整洁，举止大方，语言亲切，行为得体，让病人感到信赖与安全。

4. 心理健康，情绪稳定，性格开朗，能够适应不规律的生活、强度较大的工作及经常接触病人的环境。

第六节　公共卫生人员角色

公共卫生（public health）是指通过组织社会力量，高效率地预防疾病、延长寿命、促进心理和身体健康的科学和艺术。公共卫生人员的使命就是通过努力，为公众提供适宜的良好条件，保护和促进公众的健康。

目前，我国卫生行政部门领导下的公共卫生机构是在原来卫生防疫站等单位的基础上，根据原卫生部有关文件要求，从国家到地方分别建立与卫生行政部门级别相对应的疾病预防控制中心和卫生监督所。

一、卫生防疫人员

卫生防疫人员指工作于各级疾病预防控制中心的各类卫生人员。疾病预防控制中心是实施政府卫生防病职能的专业机构，集疾病监测和分析、预防和控制、检验与评价、应用科研与指导、技术管理与服务、综合防治与健康促进为一体，以预防和控制危险因素、疾病、伤害和失能，提高所辖区域人群健康水平和生命质量为目标。

我国疾病预防控制机构分为国家级、省级、设区的市级和县级四级。各级疾病预防控制中

心有不同的职责，卫生防疫人员根据自身职责开展工作。国家级疾病预防控制机构的主要职责为：

（1）实施全国重大疾病预防控制工作规划，开展质量检查和效果评估；组织实施全国性重大疾病监测、预测、调查、处理；研究全国重大疾病与公共卫生问题发生发展规律和预防控制策略。

（2）建立突发公共卫生事件监测与预警机制，指导和参与地方传染病疫情和重大突发公共卫生事件调查、处理，参加特大突发公共卫生事件的处理工作。

（3）开展免疫规划策略研究和实施效果评价，对预防性生物制品的应用提供技术指导。

（4）建立质量控制体系，促进全国公共卫生检验工作规范化；负责国家疾病预防控制实验室网络技术管理和菌毒种保存管理。

（5）建立国家级疾病预防控制信息网络平台，管理全国疫情、突发公共卫生事件和健康危害因素等相关公共卫生信息网络。

（6）建立食品卫生安全、职业卫生、放射卫生和环境卫生等公共卫生危险性评价、监测和预警体系，研究和推广安全性评价新技术、新方法。

（7）组织实施国家健康教育与健康促进项目。

（8）承担卫生行政部门委托的与卫生监督执法相关的检验检测及技术仲裁工作，负责指导全国职业病诊断鉴定工作。

（9）负责疾病预防控制高级专业技术人员技术培训和省级疾病预防控制机构业务考核；为各级疾病预防控制机构指导开展传染病防治工作提供规范性指导。

（10）开展疾病预防控制应用性科学研究，开发和推广先进技术；拟订国家公共卫生相关标准。

二、卫生执法监督人员

卫生监督是指卫生行政机关或国家授权的卫生职能部门，对辖区内有关单位和个人执行国家颁布的卫生法律、法规、规章和标准情况进行的监察督导，是国家管理卫生事务的重要形式，其基本任务是保障市场经济和各种社会活动中的正常卫生秩序，预防和控制疾病的发生与流行，保护公民的健康权益。在卫生执法监督机构工作的卫生人员统称为卫生执法监督人员。

卫生监督所（局）是卫生行政部门行使卫生监督执法职能的执行机构，在同级卫生行政部门领导下和上级卫生监督执行机构的指导下，依法在公共卫生、医疗保健等领域，包括健康相关产品、卫生机构（包括医疗、预防保健和采供血机构等）和卫生专业人员执业许可，开展综合性卫生监督执法工作。履行下列职责：

（1）组织拟定卫生监督执法工作计划，并进行实施。

（2）负责卫生许可和执业许可的申请受理、初审、上报和批准后证书发放的具体工作。

（3）组织卫生监督执法检查，定期上报抽检结果。

（4）协助卫生行政部门定期向社会通报卫生监督结果。

（5）对卫生污染，中毒事故等重大、突发事件等进行调查取证，采取必要的控制措施，提出处理意见。

（6）组织现场监督检测、采样工作。

（7）负责卫生监督信息的收集、整理、分析和报告。

（8）负责对卫生监督员法律知识和业务的培训工作。

（9）负责对卫生监督执法的投诉、举报的受理和查处工作。

（10）开展卫生法律法规知识的宣传教育和咨询。

（11）对新建、扩建、改建工程的选址和设计进行卫生审查和竣工验收。

（12）承担卫生行政部门交付的其他任务。

第七节 基层社区卫生人员角色

一、社区卫生人员

1. 社区卫生服务（community health service） 社区卫生服务是社区建设的重要组成部分，是在政府领导、社区参与、上级卫生机构指导下，以基层卫生机构为主体，全科医师为骨干，合理使用社区资源和适宜技术，以人的健康为中心、家庭为单位、社区为范围、需求为导向，以妇女、儿童、老年人、慢性病人、残疾人等为重点，以解决社区主要卫生问题、满足基本卫生服务需求为目的，融预防、医疗、保健、康复、健康教育、计划生育技术服务等为一体的，有效、经济、方便、综合、连续的基层卫生服务。

2. 社区卫生服务机构的基本功能 社区卫生服务机构属非营利性医疗机构。城市社区卫生服务中心的基本功能有：

（1）开展社区卫生状况调查，进行社区诊断，向社区管理部门提出改进社区公共卫生的建议及规划，对社区爱国卫生工作予以技术指导。

（2）有针对性地开展慢性非传染性疾病、地方病与寄生虫病的健康指导、行为干预和筛查，以及高危人群监测和规范管理工作。

（3）负责辖区内免疫接种和传染病预防与控制工作。

（4）运用适宜的中西医药及技术，开展一般常见病、多发病的诊疗。

（5）提供急救服务。

（6）提供家庭出诊、家庭护理、家庭病床等家庭卫生保健服务。

（7）提供会诊、转诊服务。

（8）提供临终关怀服务。

（9）提供精神卫生服务和心理卫生咨询服务。

（10）提供妇女、儿童、老年人、慢性病人、残疾人等重点人群的保健服务。

（11）提供康复服务。

（12）开展健康教育与健康促进工作。

（13）开展计划生育咨询、宣传并提供适宜技术服务。

（14）提供个人与家庭连续性的健康管理服务。

（15）负责辖区内社区卫生服务信息资料的收集、整理、统计、分析与上报。

（16）在社区建设中，协助社区管理部门不断拓展社区服务，繁荣社区文化，美化社区环境，共同营造健康向上、文明和谐的社区氛围。

（17）根据社区卫生服务功能和社区居民需求，提供其他适宜的基层卫生服务。

3. 社区卫生工作者 社区卫生人员主要由全科医师、护士等有关专业卫生技术和管理人员组成，须具备法定执业资格，为社区居民提供预防、保健、健康教育、计划生育和医疗、康复等综合性基层卫生服务。国家为加强城市社区卫生人才队伍建设推出一系列优惠政策，如到艰苦边远地区社区卫生服务机构工作的大中专及以上毕业生，可提前转正、定级，转正、定级时薪级工资高定1~2级；凡到社区卫生服务机构工作的医师和护师，可提前一年参加全国卫生专业技术中级资格考试，各地可根据实际情况对在社区工作的卫生技术人员职称晋升给予适当倾斜。

二、全科医学与全科医生

（一）全科医学

全科医学又称家庭医学（general practice, family medicine），诞生于20世纪60年代。它

是在西方国家通科医生长期实践经验的基础上，综合了现代生物医学、行为科学和社会科学的最新研究成果，用于指导医生从事基层医疗保健第一线服务的知识技能体系。全科医学是一个临床二级学科，面向社区与家庭，整合临床医学、预防医学、康复医学以及人文社会学科相关内容于一体；其范围涉及各年龄、性别、各个器官系统以及各类疾病。其主旨是强调以人为中心、以家庭为单位、以整体健康的维护与促进为方向的长期负责式照顾，并将个体与群体健康照顾融为一体。

全科医学学科的特点是范围宽广、内容丰富，与其他各专科有相互交叉；亦有自己独特的知识技能和态度。它为解决个人、家庭与社区主要健康问题，维护与促进个体、群体健康的需要，将各门相关知识、技能有机地整合为一体。

（二）全科医生

全科医疗是将全科/家庭医学理论应用于病人、家庭和社区照顾的一种基层医疗保健的专业服务，是社区卫生服务中的主要医疗形式。全科医生（general practitioner）又称家庭医生，是执行全科医疗的卫生服务提供者。就我国国情而言，全科医生是综合程度较高的医学人才，主要在基层承担预防保健、常见病与多发病的诊疗和转诊，病人康复和慢性病管理、健康管理等一体化服务，被称为居民健康的"守门人"。建立全科医生制度，发挥好全科医生的作用，有利于充分落实以预防为主的方针，使医疗卫生更好地为人民健康服务。

（三）我国全科医生培养制度

1. 规范全科医生培养模式　将全科医生培养逐步规范为"5＋3"模式，即先接受 5 年的临床医学（含中医学）本科教育，再接受 3 年的全科医生规范化培养。在过渡期内，3 年的全科医生规范化培养可以实行"毕业后规范化培训"和"临床医学研究生教育"两种方式，具体方式由各省（区、市）确定。参加毕业后规范化培训的人员主要从具有本科及以上学历的临床医学专业毕业生中招收，培训期间由全科医生规范化培养基地在卫生部门（含中医药管理部门）和教育部门共同指导下进行管理。全科方向的临床医学专业学位研究生按照统一的全科医生规范化培养要求进行培养，培养结束考核合格者可获得全科医生规范化培养合格证书；临床医学专业学位研究生教育以教育部门为主管理。

2. 统一全科医生规范化培养方法和内容　全科医生规范化培养以提高临床和公共卫生实践能力为主，在国家认定的全科医生规范化培养基地进行，实行导师制和学分制管理。参加培养人员在培养基地临床各科及公共卫生、社区实践平台逐科（平台）轮转。在临床培养基地规定的科室轮转培训时间原则上不少于 2 年，并另外安排一定时间在基层实践基地和专业公共卫生机构进行服务锻炼。经培养基地按照国家标准组织考核，达到病种、病例数和临床基本能力、基本公共卫生实践能力及职业素质要求并取得规定学分者，可取得全科医生规范化培养合格证书。

3. 规范参加全科医生规范化培养人员管理　参加全科医生规范化培养人员是培养基地住院医师的一部分，培养期间享受培养基地住院医师待遇，财政根据不同情况给予补助。具有研究生身份的，执行国家现行研究生教育有关规定；由工作单位选派的，人事、工资关系不变。规范化培养期间不收取培训（学）费，多于标准学分和超过规定时间的培养费用由个人承担。

4. 统一全科医生的执业准入条件　在全科医生规范化培养阶段，参加培养人员在导师指导下可从事医学诊查、疾病调查、医学处置等临床工作和参加医院值班，并可按规定参加国家医师资格考试。注册全科医师必须经过 3 年全科医生规范化培养取得合格证书，并通过国家医师资格考试取得医师资格。

5. 统一全科医学专业学位授予标准　具有 5 年制临床医学本科及以上学历者参加全科医生规范化培养合格后，符合国家学位要求的授予临床医学（全科方向）相应专业学位。

6. 完善临床医学基础教育　临床医学本科教育要以医学基础理论和临床医学、预防医学基本知识及基本能力培养为主，同时加强全科医学理论和实践教学，着重强化医患沟通、基本药物使用、医药费用管理等方面能力的培养。

7. 改革临床医学（全科方向）专业学位研究生教育 从 2012 年起，新招收的临床医学（全科方向）专业学位研究生要按照全科医生规范化培养的要求进行培养。要适应全科医生岗位需求，进一步加强临床医学研究生培养能力建设，逐步扩大全科方向的临床医学专业学位研究生招生规模。

8. 加强全科医生的继续教育 以现代医学技术发展中的新知识和新技能为主要内容，加强全科医生经常性和针对性、实用性强的继续医学教育。加强对全科医生继续医学教育的考核，将参加继续医学教育情况作为全科医生岗位聘用、技术职务晋升和执业资格再注册的重要因素。

三、农村基层卫生人员

新中国成立以来，在党和政府的高度重视下，我国贯彻以农村为重点、预防为主、中西医并重的卫生工作方针，广泛开展爱国卫生运动，实施初级卫生保健，基本建立了农村三级（县、乡、村）卫生服务网和农村卫生队伍，农村卫生事业有了长足的发展，农民健康水平得到了较大提高。但是，从整体上看，农村卫生落后的面貌仍没有得到根本改变，特别是随着农村经济体制改革不断深化和经济社会的快速发展，城乡之间、东西部之间农民健康水平的差距逐步扩大。为了改变这种状况，国家于 2006 年出台《农村卫生服务体系建设与发展规划》，制订了农村卫生服务体系框架，明确指出农村卫生服务体系以公有制为主导、多种所有制形式共同发展和完善，由政府、集体、社会和个人举办的县、乡、村三级医疗卫生机构组成，以县级医疗卫生机构为龙头、乡（镇）卫生院为中心、村卫生室为基础。主要包括县医院、县中医（民族医）医院、县疾病预防控制机构、县卫生执法监督机构、县妇幼保健机构、乡（镇）卫生院、村卫生室及其他卫生机构等。各级卫生机构发挥相应的功能，到 2010 年建立起基本设施比较齐全的农村卫生服务网络。

农村基层卫生人员（rural grassroots health workers）由执业医师、执业助理医师、辅助技术人员和乡村医生、卫生员共同组成。由于既往卫生体制存在一定的不完善，我国农村基层卫生人员的业务素质、学历结构偏低，专业知识不足。此外，由于乡村卫生资源有限，医护人员工资低、待遇差，造成人才流失严重，有些乡村医院往往有一名医师身兼数职的情况，对医疗护理质量有一定的影响，不能满足广大群众的服务要求。基于这些情况，《中共中央、国务院关于进一步加强农村卫生工作的决定》要求：全国乡（镇）卫生院临床医疗服务人员要尽快具备执业助理医师及以上执业资格，其他卫生技术人员要具备初级及以上专业技术资格；到 2010 年，全国大多数乡村医生要具备执业助理医师及以上执业资格。为此，各级政府都要大力加强农村卫生服务队伍建设，尤其要加强乡村医生管理，严格执行乡村医生执业注册制度，开展对乡村医生、卫生员和接生员的培训与考核工作。同时要稳定农村基层卫生人员队伍，建立健全继续教育制度，对农村各类卫生专业技术人员和管理人员开展业务知识和技能培训，各级医疗机构对农村卫生机构进修人员给予费用减免。结合农村实际，由省、自治区、直辖市人事部门会同卫生行政部门制定卫生专业技术职务聘任和晋升的具体办法。地方政府采取措施，保障贫困地区农村卫生技术人员的基本生活条件。通过深化改革、落实配套政策、建立起具有一定专业素质的农村基层卫生服务队伍，使农村常见病、多发病的防治能力得到显著提高，农民群众的基本卫生服务需求得到满足，实现农民人人享有初级卫生保健。

（陶利军）

第十二章 医学伦理与卫生人员职业道德

医学伦理学（medical ethics）是运用一般伦理学原则解决医疗卫生实践和医学发展过程中的医学道德问题和医学道德现象的学科，它是医学的一个重要组成部分，又是伦理学的一个分支。是运用伦理学的理论、方法研究医学领域中人与人、人与社会、人与自然关系的道德问题的一门学问。医学伦理与卫生人员职业道德（health personnel occupation morality）包括四个方面的内容，一是卫生人员职业道德；二是以病人为中心（taking the patient as the center）；三是临终关怀（hospitalpice）；四是医学伦理。主要研究医疗实践和医学科学研究活动中人群间的道德关系及道德原则，并认识和理解医学道德的作用，熟知以病人为中心、临终关怀以及医学伦理的内涵，掌握临床工作、公共卫生及医学科研的伦理原则并了解生命伦理学的发展前景。

第一节 卫生人员职业道德

一、卫生人员应具备的基本素质

卫生人员指在医疗、预防保健、医学科研等卫生机构工作的技术人员。卫生人员的工作内容与社会公众的健康密切相关，人类生命的不可逆性决定了对卫生人员的特殊要求。因此，卫生人员要特别注重提高自身素质。

（一）哲学素质

医疗卫生是研究人体健康和疾病及其相互转化规律的科学，它虽属自然科学，但在应用中则受到社会科学的制约，因为医疗卫生服务的对象是人，人具有自然属性和社会属性，是有思维和心理活动的。卫生人员每天面对的是病人，一个病人所提供的信息常常是零散的、复杂的，甚至是矛盾的。除了疾病本身所涉及的问题外，还有病人的家庭条件、社会环境、科学文化素质、心理状态等，这些都与诊断和处置有着直接或间接的关系。要想对病人经过一系列的检查、分析、判断，作出正确的处理决定，这是一个比较复杂的过程。哲学是对自然、社会一般规律高度概括的一门科学，是关于世界观的理论，是理论化、系统化的世界观，它回答关于世界的本质、本原，关于自然、社会、人和思维的最普遍、最一般的问题，向人们提供整体性的世界图景，并以哲学的方式论证人在世界中的位置，揭示人与自然、人与社会、人与自身的多重关系，为人们正确处理自己与外部世界的关系提供了理论前提。因此，自觉地将哲学和医学结合起来尤为重要。一个医生不但要掌握丰富的专业知识，而且要具备多维的思考方法和较强的思维能力，这样他才能少走或不走弯路，进而去接近客观真理，掌握诊断疾病的主动权。

（二）科学研究的素质

目前，医学本科毕业生的科研水平普遍不高，没有科研经历，科研意识不强，阻碍了医学生毕业后的成长，导致其在事业上至多成为"匠"而不是"家"，没有创新意识，永远跟在别人后面，人云亦云。因此，引导卫生人员尽早参与科研，提高创新意识和动手能力，是提高卫生人才质量、推动卫生事业可持续发展的基石。各级各类卫生机构可以通过学术报告、学术讨论、课题研究等途径培养卫生人员的科研能力，提高他们的科研素质。在科研活动中，卫生人员通过课题设计、文献查找、标本收集、实验操作、数据处理、结果分析、论文和综述写作等，学习运用分析、比较、综合、归纳、演绎等逻辑方法和统计方法，了解学科发展的脉搏和科研成果，提高科学研究的素质和能力，更好地适应社会对卫生人才高标准的需求。

(三) 道德素质

卫生人员的神圣使命昭示他们的工作是一项最富有人文关怀和人性温暖的事业。缺乏人格修养的卫生人员，是难以从内心深处对痛苦中的病人表达出亲和、爱抚之感情的，是难以与治疗对象进行深层次的精神沟通的，是难以对病人的不良心理情绪作出有效调整的，甚至是会贻误病情乃至误人性命的。随着人们对生活质量、生命质量意识的增强，要求卫生人员树立正确的世界观、人生观和价值观，将外在的道德要求转化为自我认识，进而将内在的认识转化为外在的行为和习惯，塑造"止于至善"的完美人格。

(四) 心理素质

现代医学模式要求卫生人员在工作中不仅能够医治病人生理上的疾病，而且还能够诊治病人心理上的疾患，通过心理疏导、稳定情绪、讲授医学知识、介绍病情、准确的医治等措施取得良好的医患关系，增强病人医治的信心，使各项治疗顺利进行。要达到上述目的，卫生人员必须心智健全，具有坚忍不拔的意志以及较强的应变能力、心理相容能力及抵抗挫折能力。因此，加强卫生人员的心理健康教育是培养合格卫生工作者的重要一环。各级各类卫生机构可以通过心理咨询、医院文化、思想教育等措施提高卫生人员的心理素质，帮助他们正确认识自我，正视现实，学会处理各种人际关系，尊重他人，宽待他人，培养稳定的性格、顽强的意志，以满足医疗卫生事业的要求。

(五) 终身学习的素质

当代科技发展的特点一是发展速度快、转化周期短；二是各个学科相互渗透，边缘学科、交叉学科不断出现，特别是自然科学与人文社会科学综合化程度越来越明显。这些发展趋势表明，学习不再是一劳永逸的事。据权威人士预测，未来 30 年人类的科技知识总量将在现有基础上增加 100 倍。一个大学本科毕业生在校期间所学的知识，仅占一生所需要知识的 10% 左右，而其余 90% 的知识都需要在工作中不断学习而获得。另外，在校期间学到的知识，随着时间的推移，到医学毕业生步入社会后，很多已经陈旧了，难以适应医学新科技不断发展的要求。因此，卫生人员必须培养终身学习的素质。同时，必须使卫生人员意识到，终身学习既是时代的要求，也是个人提升社会生活质量所必备的。

(六) 身体素质

卫生人员的身体强健与否，直接关系到在工作中能否承担繁重的医疗卫生工作。身体素质是物质基础，是硬件。没有健康的身体，人的道德、知识、理想等这些软件，就没有可靠的硬件作为载体，就成了无水之源、无本之木。现在许多卫生人员是独生子女，他们大多娇生惯养、缺乏锻炼、弱不禁风，还不乏"胖墩儿"、"豆芽"形的体质，难以应对艰苦的医疗卫生工作。因此，卫生机构可以通过开展各类体育活动、体育训练、体育竞赛等达到提高卫生人员身体素质以及培养他们勇敢、顽强、不怕困难的意志品质的目的。

(七) 团队素质

医疗卫生机构的工作目标不是而且也不可能单凭某个人的表现就能实现，而是需要全体卫生人员形成合力、共同作战去完成。有些医疗卫生机构虽然使用了很多人才，但他们之间的合作并不是很协调，而是存在许多摩擦、竞争和冲突，致使医疗目标受到影响，引起病人的不满。

救死扶伤需要的是团队素质，从诊断、治疗到康复是一个复杂的过程，要有临床、医技、后勤各科室协调运转才能完成。团队素质就是通过运用集体智慧，将整个团队的人力、物力、财力整合于某一方面，创造出惊人的业绩，追求共同的价值取向，那就是平等、自由、效率、约束。和谐的人际关系不仅使医务工作者的工作、学习和生活环境顺畅、有序，带来愉悦、幸福的情感体验，而且使医疗卫生机构的目标更容易被员工所认同，能够调动每一名卫生人员的力量，形成整体合力，不断把医疗卫生机构的各项工作推向新起点、新阶段，产生和谐有序、良好互动的医患关系。

二、卫生人员职业道德

职业道德是指从事一定职业的人们在特定的工作或劳动环境中应遵守的行为规范的总和。

医学道德是职业道德的一种，可简称为医德。是指卫生人员在医疗卫生服务的职业活动中应具备的品德。中外一些著名的医学家都十分强调医德的重要性，如古希腊的医学鼻祖希波克拉底（公元前 460—前 377 年）认为只有具有良好医德的医生才是最好的医生，医生应该是个受人尊敬的人。中国唐代的医学家孙思邈（公元 581—682 年）十分注意医德修养，认为人的生命比黄金还贵重，一个医生除应掌握医学的知识和技能外，还应当有不追逐名利、不辞劳苦的为病人服务的精神。古代的这些医德楷模至今仍有很好的教育意义。

作为一名医疗卫生人员，单独工作的机会是很多的，时时处处都应该自觉地用高尚的医德来严格要求自己。比如，对新入院的病人收集病史时是否做到了系统全面、重点深入；查体时是否认真细致，不漏掉任何重要的阳性体征；开医嘱时是否仔细考虑如何最有效地解决病人存在的问题，一旦发现医嘱不恰当时能否勇于改正；进行诊治处理时，皮肤消毒是否确实达到无菌要求，是否千方百计地减轻病人痛苦和注意操作的准确性；平日巡视病人时是走过场、搞形式，还是一丝不苟地注意病情改变、考虑对策，并及时向上级医生报告；遇到危重病人抢救时是设法躲开还是自觉积极参与；在进行心肺复苏时，是装模作样、只图省劲，还是真正把每个动作都做得确实到位。总之，这些都不仅是技术问题，它时时刻刻都是对卫生人员医德水平的检验。

第二节　以病人为中心

随着现代医学模式逐渐被医疗行业与社会各界所认同，医疗服务中提倡并需要人文关怀的理念，正不断地被医院管理者所要求、医护人员所推崇、广大病人及家属所追求。当人的生命健康出现问题时，医院除了用医疗技术帮助病人解除身体上的病患之外，还应该帮助病人解除或减轻精神上和心理上的压力。从这一视角来解读，人文关怀就成为医院发展的内在宗旨。"以病人为中心"就很好地阐释了医院对病人人文关怀的理念，体现了医疗服务中人文关怀的情感。

一、"以病人为中心"的内涵

"以病人为中心"阐明了诊断与治疗时应该了解病人的生活特点与社会环境以及疾病产生的过程，并形成"以病人为中心"的治疗思维方式，又称为"整体诊断"。以"病人为中心"体现的是医患之间平等、尊重、沟通与互动的协作模式。它的积极效应是医患之间良好的协调关系。当然，我们不是追求医患之间完全彻底的"风平浪静"、"风和日丽"，事实上那也不现实。我们所企盼的是医患之间的沟通、理解，正确对待彼此间的不同看法，并妥善地解决双方的分歧、争论，使不同意见能够有比较通畅的解决途径。

二、"以病人为中心"服务模式的发展状况

20 世纪 70 年代中期，巴林特（K. Balint）博士等提出了"以病人为中心"的医疗服务模

式。与"以疾病为中心"的传统医疗服务模式相比，"以病人为中心"的医疗服务模式具有明显的时代与人文特点。从 20 世纪到现在，医疗服务的发展经历了"以疾病为中心"的传统医疗服务模式到"以病人为中心"的新医疗服务模式的转变；"卫生保健是一种服务"的观念在国际上早已流行，并成为一种发展趋势。在日本、韩国及欧美一些国家，早已提出了"以病人为中心"的医疗模式。"以病人为中心"是医疗服务观念的一个根本转变。在我国，"以病人为中心"的医疗服务模式也正在成为医院改革与发展的主题。"病人的知情权、自主权、参与权"、"以病人为中心"、"医患交流"、"病人的身心健康"等概念正频繁地出现在各种医学文献和新闻媒体中，成为人们关注的热门话题。

三、"以病人为中心"的积极效应

"一切为了病人，为了一切病人，为了病人的一切"是医学的目的与宗旨，体现了医学人文关怀的本质，使病人及家属产生良好的心理效应，有助于医疗效果的提高。医务工作者的高尚情操、一丝不苟的敬业精神，会使病人在情感上得到安慰、品德上得到熏陶、精神上得到鼓励，因疾病而导致的郁闷心情会有所缓解，从而积极配合医务工作者的精心诊治。病人由于受到医务工作者无微不至的照顾、医治，就会对医院、医务工作者怀有深深的感激之情，对医院产生信赖感，他们及亲属、朋友就会把这种信息带回单位和社会，形成良性循环的效果，社会风气也将受到积极的影响，百姓对医院的信任程度也会相应提高，医院自身也会得到发展。也就是说，医疗行业一方面是社会文明的"窗口"，另一方面，医院作为经营实体，医疗服务质量不仅关系到病人身心康复的问题，也关系到医院自身的生存与发展。因此，医院的服务模式从"以疾病为中心"转变为"以病人为中心"具有划时代的意义。

四、"以病人为中心"理念的落实

（一）把工作当做事业

如果医务工作者把自己所从事的工作仅仅看做是一种职业、一种谋生的手段，那么医患关系就很难得到改善。但是，如果医务工作者把自己的工作当做事业，他们就会处处"以病人为中心"，把病人的健康和生命放在首位。

当然，医务工作者是人不是神，他们同我们普通人一样，也离不开人间烟火。问题的关键是，许多职业可以以利润为第一要义、以金钱为第一动力，但医学不可以。人类对生命的热望不允许医学随波逐流、走下圣洁的殿堂。医生理想的职业人格是仁爱、责任与奉献，是对病人生命和健康的珍视。离开了这种理想的职业人格，医学将衍变为赚钱的行业，过度医疗、开大处方等将成为理所当然的普遍现象。医院过度追求经济效益的结果，必然侵害病人的利益，医疗纠纷也就在所难免，与之相对应的是医院与医务工作者的利益受到损失。孔子曾言："君子爱财，取之有道。"医院要生存，医务工作者也要生活，但这不能成为医院、医务工作者大搞创收的借口。如果真正做到"以病人为中心"，把医疗职业不仅仅当做谋生的手段、方式，而是作为一项事业去经营，那么医院的经济效益、社会效益自然会得到提高。

（二）提升人文情感

一般说来，病人和社会满意度差就被认为是医疗服务质量差。有的医务工作者对病人缺乏同情心、责任感，粗心大意，敷衍塞责，操作粗暴，滥用各项检查，开大处方，引起病人及家属的不满。这样的医务工作者即使医疗水平再高，也常常出现责任性差错和事故，给病人增加痛苦，甚至造成伤残和死亡。而对病人认真负责的医务工作者在遇到问题时能够认真钻研、虚心求教，对采取的每一项治疗措施都经过深思熟虑。在决定各种检查、用药和治疗之前，特别是在使用新技术、新材料之前，能够考虑仔细而全面，因而很少发生漏诊、误诊、费用偏高等问题，治疗效果也非常好。因此，"以病人为中心"的根本在于提升广大医务工作者的人文关怀情感，教育医务工作者树立正确的人生观和价值观，树立无私奉献、淡漠名利的思想。丰富的人文情感能够时刻激励医务工作者对病人承担责任和义务，并将内心的信念转化为医疗实践中的一种具体行为，热爱自己的事业，时时刻刻以病人利益为重，使医学职业的崇高性得到充分的体现。

（三）建立良好的医患沟通渠道

医疗行为贯穿于医患关系的始终。大量临床资料显示，较好的医患交谈与沟通，不仅可以促进病人的心理、生理健康，还能增加临床的诊治效果。因为，沟通一方面可以使医生很好地了解病情、了解病人，同时也可以使病人了解医生、相互信任，建立良好的医患关系。建立相互信任的医患关系对疾病治疗会起到事半功倍的效果。医生的语言如同他的手术刀，可以救人，也可能伤人。医生高超的语言水平能给病人增加信心、希望和力量，会使病人的免疫能力、代偿能力、康复能力和各种协调能力增强。反之，则结果会大相径庭。特别是在病人的早期，症状与征候都不太清楚，无法作出准确诊断时或病人对生病的反应出现夸大或异常表现时，医患之间的良好沟通就显得尤为重要。在这些特殊背景下，从病人的生命周期或生活环境中来寻找致病因素，可以协助医务人员了解病人目前的感受，全面分析病情，作出正确的诊断。即使在诊断明确或病情比较复杂的情况下，对病人的全面了解也可帮助医生回答病人的询问。医患双方是治疗联盟的关系，因此，在医患交谈与沟通的过程中，医务人员的言辞必须符合职业道德规范，简明清晰、通俗易懂、温和亲切。在治疗的过程中，有的病人会因病程较长、症状顽固而心情烦躁，对治疗失去信心。这时医务工作者应冷静勿躁，切不可训斥、责怪病人，应同情、理解病人的心情，主动与病人进行心与心的交流，深入浅出地为病人及其家属介绍疾病机制，提高病人和家属对疾病发生发展过程、预期治疗效果以及风险的认识，得到病人和家属的配合，必要时可用幽默的语言消除其心理负担，以提高治疗的效果。因此，在建立有效的治疗计划之前，医患双方尽可能地沟通与相互交换意见，是提高治疗效果的有力保障。

（四）信誉是落实"以病人为中心"的关键

医院的信誉是依赖每一个医务工作者的一言一行和良好的形象树立起来的。医院信誉的优劣与医患关系状况、医院兴衰、医务工作者的切身利益及事业发展紧密相连。在大多数病人的心目中，医生是值得尊敬和信赖的，他们把医生当做知心朋友，相信医生的人格和医术，把自己的病情甚至隐私透露给医生，毫不保留地向医生倾诉心声，希望得到医生的安慰与帮助。这就要求医生与病人处在平等的位置上，认真倾听病人的意见，同情、安慰他们，耐心解答他们提出的相关问题，帮助他们提高对本学科疾病的认识，了解相关的防治知识，积极配合医生治疗。因此，医务工作者要做到尽职尽责、无私奉献、精益求精，处处"以病人为中心"，视病人如亲人，热情接待，友好相处，维护病人的尊严，尊重他们的人格、隐私与自主权，对他们的病情及不愿透露的隐情要严格保密，使他们在一个良好的心境和社会氛围下接受医疗服务。对他们提出的合理知情要求，应尽量给予满足，让其获得更多的信息。在诊疗活动中，让他们有选择或决定的余地和空间，不要强迫他们接受某种方案或意见，鼓励他们自主作出选择。

（五）提高医疗技术水平

精湛的医疗技术和熟练的操作技能是医务工作者行医的资本，医疗技术的优劣直接体现出医务工作者对民众是否具有人性关怀。医院是最能够完美诠释人文关怀的地方。所以要把人文关怀的理念落实于医务工作者职业道德修养的全过程之中，并在医疗服务的每一个环节上使之得到体现。人文关怀应该包括医疗技术，医疗技术水平的高低是人文关怀最好的重要表征。因为病人的最大利益或最关心的事情就是自己的生命健康能否得到有效的维护，所以准确无误的诊断、精湛的医疗技艺、高超的手术技巧是医生人文关怀的重要表现，否则，为病人提供人性化的医疗服务将是一句空话。可以说，提升一所医院的医疗技术水平不仅是医院生存与发展的关键，也是评价一所医院人文关怀的重要指标。因此，医务人员必须努力学习业务，加强基本技能的训练，做到精通本专业知识、医疗服务得心应手、技术操作准确熟练。要有计划地学习新知识、新技术，在开展新技术、新项目之前，必须先进行必要的培训，并从中不断积累经验、提升水平。

第三节　临终关怀的理念

一、临终关怀的内涵

现代临终关怀运动起源于 20 世纪 60 年代，先锋人物桑德斯（Cicely Saunders）博士身兼医生、护士及社工三大专业。在长期临床工作中，他发现生命垂危的病人得不到合适的护理，而其家人也不知道如何照顾病人的情况时有发生。1967 年在英国伦敦，他开设圣·克里斯多福安宁院（St. Christopher's Hospice），率先尝试以医疗团队全程陪伴癌症晚期病人，并辅导家属度过哀恸期的医疗照顾方式。该机构影响深远，成为日后所有临终关怀组织的重要参考。

我国内地临终关怀起步相对较晚，天津医科大学崔以泰教授于 1990 年建立了我国第一家临终关怀病房。1998 年由李嘉诚先生捐助汕头大学医学院第一附属医院建立了全国第一家宁养院，从而开始了国内临终关怀服务的推广工作；至今，全国已有 20 家重点医院由李嘉诚先生捐助建立了宁养院。

WHO 指出，临终关怀是对无治愈希望的病人提供积极与整体性的照顾，其目的在于确保病人及其家属最佳的生活品质。临终关怀以控制疼痛、缓解病人其他相关生理症状，以及解除病人心理、社会与灵性层面的痛苦为重点；强调的是通过服务者为病人提供保守性的治疗和支持性的照顾，尽可能地使病人有尊严地达致安详的死亡。与此同时向病人家属提供支持系统与哀伤辅导。对临终病人的完善照护，不仅是对人的尊严的维护，也是人道主义在医学领域内的升华和深化，体现了生命神圣、质量和价值的统一，标志着人类文明的进步和道德的进步。因此，为适应百姓对医学的需求，必须大力加强临终关怀事业的发展，从而优化医疗卫生结构，不断提高医疗卫生服务的效果。

目前世界上临终关怀机构的组织类型有三种：第一种是在医院为病人设立专门病房；第二种是独立的临终关怀医院；第三种是临终关怀医院在病人家中提供照顾。临终关怀为垂死的病人及家属提供温暖性、支持性的照护，给临终者以安宁，让其在生命的最后阶段安详、满意地到达生命的终点。这不仅是对临终病人尊严的维护，也是对家属的安慰。倡导临终关怀正是这一医疗照护方案的实施、拓展、推广的过程。临终关怀事业的发生、发展反映了人类对自身和社会环境认识的提高，是人类随着社会物质文明与精神文明的提高而自然提出的要求。临终关怀是临终病人获得高质量生命的体现，也是社会文明进步、经济发展的标志之一。

二、临终关怀面临的紧迫任务

根据《中国老龄事业发展报告（2013）》显示，随着新中国成立后新出生的人口进入老年期，我国迎来了第一个老年人口增长高峰。截至 2012 年底，我国老年人口数量达到 1.94 亿，比上年增加 891 万，占总人口的 14.3%，其中 80 岁及以上高龄老年人口达 2273 万人；2013 年老年人口数量将突破 2 亿大关，达到 2.02 亿，老龄化水平将达到 14.8%。据预测，到 21 世纪中叶，中国人口老龄化水平将增加到 35% 左右。从这些数据可以看出我国临终关怀的任务非常繁重。人类总要面临生老病死这一自然过程，死亡过程应该是自然而无憾的。长久以来，人类存在对死亡的恐惧和害怕，疾病给人们带来肉体上的痛苦、精神上的悲观和焦虑，使死亡这一自然过程蒙上了恐怖的阴影。尽管濒死的过程十分短暂，但是死亡所造成的心理影响却是深远而沉重的,因此大力推广临终关怀已刻不容缓。实际上人人都在走向临终,所以,临终关怀不是临终病人的专利,而是人类的普遍需求。以目前中国的情况来看,1.2亿以上的人要面对死亡的胁迫;若以每人5个亲属、10个朋友计算,则中国每年约有6亿和12亿人口有间接的死亡问题的困扰。其实,人到老年时,都会不同程度地接近临终的体验,心理上的恐惧和健康质量的每况愈下,都是临终阶段的特点。

三、临终关怀的伦理原则

美国科学家曾对过度悲哀和克制伤感的两组死者家属的情况进行调查,结果表明:第一年内第一组死亡率为5%,丧偶者死亡率为12%;第二组死亡率为0.68%,丧偶者死亡率为1.6%。由此可见,从医学、社会和家庭的角度,对死者的亲属做好抚慰工作,使他们尽快从悲哀中解脱出来是多么重要。然而,现实中却往往只重视对死者的关照而忽略对家属的抚慰。临终关怀的最终目标是使病人的生命质量得到提高,使病人能够舒适、尊严、无牵挂地离去,并使其亲属的身心健康得以维护和增强,为实现这一目标,医务工作者就必须以慈善的心灵、优质的服务、高超的医术,认真做好临终关怀中的每一项细致入微的工作,使临终者安心、其亲属放心。

由于临终关怀是一个新兴的学科,一般医务工作者大多对这门学科没有科学的认知,缺乏临终关怀的专业技术与知识,不适应临终关怀工作的需要。如果不对他们进行系统的专业培训与知识更新,而任其固守传统医学模式,依靠传统技术与经验去办临终关怀医院,其结果势必与普通医院并无差异,还有可能把临终关怀事业引向歧途。因此,要对从事临终关怀的医务工作者进行培训,让他们学习一定的法律常识,尊重和保护临终病人的各种权利,学习多方面的技能,帮助病人转移思维方式,缓解临终焦虑和恐慌;培养良好的心理素质,不被临终病人痛苦垂丧的情绪所影响,要以热爱生活的满腔热情去护理病人。临终关怀这一神圣使命向医务工作者提出了更高的素质要求:高尚的道德情操、无限的爱心、高度的责任感、敏捷轻柔的操作、坚强持久的意志力都是临终关怀事业所需要的品质。

第四节   医学伦理学

一、医学伦理学概述

医学伦理学是研究医学道德的一门科学。它是运用一般伦理学的原理来研究医疗卫生实践和医学发展过程中的医学道德问题和医学道德现象的学科。在医学伦理学的早期定义中,是将其与"医德学"相提并论的,把它看成了"医德学"。应当肯定的是,直到当今的医学伦理学仍然以医务人员的职业道德为其主要研究内容,但是,仅仅把医学伦理学简单地看做是研究医务人员职业道德的一门科学是不够全面的。当代医学科学发展、医学新技术运用过程中提出来的伦理道德问题,如器官移植、试管婴儿等新技术的伦理道德问题,都是医学伦理学的研究内容。同时,就其研究和适用的对象来讲,当今的医学伦理学也不仅仅局限于医务人员,还包括与医学事业有关的其他工作人员,如国家行政机关的卫生立法人员、医学研究机构的科研人员、医学院校的教育工作者、从事药品生产和经销的人员等。

20世纪80年代以来,我国医学伦理学界多数学者的观点是:医学伦理学是研究医学道德的科学。它是一般伦理学原则在医疗实践中的具体运用,是运用一般伦理学的原理来解决医疗卫生实践和医学科学发展过程中人们相互之间、医学与社会之间的关系而形成的一门学科。

二、临床工作伦理

临床实践表明，只有广大医务人员既有高尚的医德即遵守临床工作伦理原则，又有良好的诊治技术，才能促进病人的早日康复，保护所有社会成员的健康利益。

医学模式的转变首先对临床医疗工作和医学道德产生了重要影响，并形成了与临床医疗工作发展相一致的道德特点。在生物医学模式的指导下，医务人员对疾病开展了大量的实验研究，从而促进了医学技术的迅速发展和医务人员诊治水平的提高，提高了人们的健康水平，延长了平均寿命。但是，生物医学模式只关注病人的局部病变而忽视了人的整体，只重视疾病的病理而忽视了病人的心理、社会因素，促使了医务人员技术主义的滋长而忽视了与病人的情感沟通和交流。现代医学模式要求医务人员在诊治疾病时应以病人为中心，既关注疾病又重视病人的整体。为此，医务人员必须更新知识，注重人文素质，培养与人沟通、交往的能力等，不断加强医德求修养以适应现代医学模式的要求。

一般来说，在诊治过程中病人的利益和社会公益是一致的。但是，有时候两者在某些病人身上也会出现矛盾，如有限卫生资源的分配、传染病的隔离、计划生育措施的实施等。在卫生资源短缺的情况下，先满足谁？满足某个病人会不会危及广大病人的利益？医务人员要正确掌握这种分配权利。同时，说服那些为了社会公益而必须牺牲个人利益的病人或家属，并使病人的利益损失降到最低限度。同样，对传染病人的隔离而使个体活动受到限制，对计划外妊娠实施计划生育手术，而使个体的生育不能得到满足，上述这些矛盾的妥善解决都是对社会公益负责的表现。所以，从整体上讲，维护社会公众利益是医务人员首先要考虑的，这样做也是符合道德要求的。在疾病的诊断过程中，既要注意生物因素的作用，也不能忽视心理、社会因素对疾病的影响；既要作出躯体疾病的诊断，又要注意心理、社会的诊断。在疾病诊疗过程中，既要注意药物、手术、营养等方面的治疗，也不要忽视心理治疗和社会支持。总之，在诊治疾病的过程中，医务人员应提供全面服务。为此，医院必须深化改革，医院和病房的规章制度要更多地考虑病人的需要、方便病人、减轻病人的负担等，做到更及时、准确、安全、有效地诊治疾病，促使病人尽快康复。

三、公共卫生伦理

公共卫生伦理是一门新兴的学科，正在研究探讨中。作为公共卫生伦理的一个核心领域，预防医学伦理是医学生需要了解和掌握的。随着新科技与信息交流的迅猛发展，人们对生命的珍惜与生存的危机已备受关注，也从过去只注重有病治病的观念逐渐转向了未病防病的共识和健康的生活方式。

疾病预防是投入少、产出大的措施，但这种投入因为很难看到立竿见影的显著效果，往往容易被忽视，它不像打针吃药后效果那样明显。同时随着一些经典的传染病在逐渐减少或得到控制，人们出现了一种非常乐观和令人鼓舞的估计，即第一次卫生革命的任务基本完成了，我们所面临的问题主要是非传染性疾病、慢性病（如心脑血管疾病、恶性肿瘤、糖尿病等）的防治问题了。受上述观点的影响，人们在一定程度上忽略了传染病控制工作的长期性、艰巨性和复杂性，在预防策略和具体措施上有所松懈，预防医学的地位也往往处于"讲起来重要，办起来次要"的状态，从而导致传染病发病率大幅回升，流行、暴发的事件屡见不鲜，如乙型肝炎的流行率高、性传播疾病卷土重来、1988年上海甲肝暴发以及20世纪80年代出现的AIDS以及近几年暴发的SARS、手足口病、甲型H1N1流感、H7N9禽流感等新老传染病。而且，由于卫生改革与发展在战略与战术上的缺陷，使得我们的卫生保健工作不知不觉地走进了"重治疗、轻预防，重城市、轻农村，重大医院、轻社区卫生保健"的误区与恶性循环之中，加上传统体系的毛病是缺乏一种未雨绸缪的常态机制，以致落后于社会经济发展水平的公共卫生系统自然很难完善地应对这些已经被控制的传染病,如结核病的死灰复燃与新传染病的大量出现,更不用说紧急应对来势凶猛的 2003 年的 SARS 危机,从而导致传染病再度肆虐人类。不断变异的病毒屡次三番地袭击人类的严峻现实,说明了人类同传染病的斗争远没有结束,任何忽视传染病控制的观点都是错误的。

四、医学科研伦理

医学科研使得临床诊断的方法更加现代化,不仅能够帮助医生提高对某些疾病诊断的准确率,而且还能够协助医生检查出许多早期的、潜在的、无临床表现的疾病。医学科研成果在医生和病人之间建起了一条快速诊断的绿色通道,它延长了医生的视线,扩大了医生认识疾病的范围和种类。医学科研的动因是医学工作者要探索生命与疾病现象的本质,并为人类生命活动、生命质量的提高作出自己的贡献。但无论如何,医学科研都应该在伦理规范的约束下进行,否则,救人性命的医学会走向其反面,成为间接害人性命的"工具"。

在医学科研的历史上,发生过无数次的违背人类伦理的事件,成为医学科研发展史上的惨痛教训。在第二次世界大战期间,德国纳粹医生曾经使用大批完全健康的人(主要是犹太人,也包括吉普赛人、战俘、政治犯和其他人)做人体试验,为纳粹德国发动第二次世界大战服务,杀害了无数的平民百姓,而这些医生很多是当时颇有名望的医学专家。日本侵略军在侵华期间,为了制造造价低、杀伤力大,又不易发现的细菌武器,于 1935 年组建了以细菌战为目的的 731 部队,即石井支队。他们使用健康的中国人、俄罗斯人、朝鲜人、蒙古人和某些欧洲人进行活体人体试验,使数以万计的战俘和平民在人体试验中死亡。为了杜绝德、日法西斯分子把人当做实验品的非人道行为,保护医学科学的尊严和人类自身利益,国际社会多次研究并制定了人体试验的道德准则,如《约伦堡法典》《赫尔辛基宣言》《贝蒙尔报告》等,使人体试验能在正确的道路上进行。此外,医学研究除必须遵守上述几项规定外,还应遵循医学伦理学和生命伦理学的"尊重"、"有利"、"无伤"、"公正"等共同原则。具体来讲,医学科研人员在开展医学研究时,必须明确自己的道德责任,遵循医学科学研究的伦理原则,维护受试者的利益,实行知情同意、公平合理等伦理原则。

医学科研作为一项以追求真理、改善人类生命质量、推动社会发展为目的的活动,无疑是和伦理道德紧密相连的。所以不管医学科研工作者是否意识到,整个医学科研活动都会始终在人类的伦理道德天平上,接受伦理道德的检验。人类医学科研发展史表明,医学研究只有在伦理道德的约束下,才能给人类带来福音,才能不断地发展完善。

第五节　生命伦理

生命伦理学是指根据道德价值和原则对生命科学和卫生保健领域内的人类行为进行系统研究的学科,主要研究生物医学和行为研究中的道德问题,环境与人口中的道德问题,动物实验和植物保护中的道德问题,以及人类生殖、生育控制、遗传、优生、死亡、安乐死、器官移植等方面的道德问题。

一般认为,生命伦理学一词最早由美国威斯康星大学的生物学家和癌症研究者波特在 20世纪 70 年代提出。他在 1971 年出版了一本重要著作《生命伦理学——通向未来的桥梁》,在书中明确提出了生命伦理学的概念,并认为生命伦理学是一门把生物学知识和人类价值体系知识结合起来的新学科,它在科学和人文学科中间架起一道桥梁,帮助人类生存,维持并促进世界文明。

生命伦理学研究的重点是现代最前沿的医学实验涉及的伦理道德问题、医疗卫生专业中涉及的普遍的公共伦理问题、国家卫生政策中的伦理问题等。生命伦理学应把主要的研究内容转移到精神、灵性与社会生命的伦理解读，要保持心境平和，而不是戏剧性的躁动。

生命伦理学的概念虽然诞生在美国，但是这一概念提出以后，为许多国家的医学伦理学家引用和采纳。目前，已出现了全球研究生命伦理学的热潮。自20世纪70年代以来，随着现代医学前沿技术的发展，医疗手段、设备的更新，在与人的生命活动各阶段密切相关的医疗实践中，伦理、社会、法律等问题层出不穷。例如试管胚胎的医学价值与滥用的伦理冲突问题；由其他人工生殖技术诞生的后代是否享有各种相关权利的问题；人体器官、精子、卵子等的出售与商业化倾向问题；器官移植中供体与受体的伦理问题；寻求胎儿优生、流产与胎儿性别鉴定问题；对待脑死亡的观念与法律的制定及实施问题；安乐死与临终关怀问题；基因技术与基因信息的获得、处理的权利问题与基因歧视、克隆人问题等，这些仍处于争论不休、悬而未决的状态之中，均有待进一步深入探索与研究。

近些年来，人类基因组研究带来的一系列伦理、社会、法律问题更是引起全球的关注。科学家预测，21世纪是生命科学的世纪。而生命科学的进展、生物技术更广泛的应用，不仅会给人类展现更美好的希望曙光，同时也带来了更多的伦理难题，给生命伦理学的理论研究和实践提供了更大的发展空间。

（孙英梅　景汇泉）

第十三章 医疗中的人际沟通

随着医学模式由传统的生物医学模式转变为现代的生物-心理-社会医学模式，人们的健康期待水平不断地提高，医疗服务质量的内涵也更加丰富和广泛。医务人员除了不断提高医疗技术水平外，更需要提高人际沟通能力，在与病人的交往中建立相互信任、尊重、融洽的人际关系，才能给病人提供满意的医疗服务。本章介绍了沟通的概念、模式、过程，人际关系的含义、基本规律以及人际交往，重点介绍了医学人际关系与沟通，包括医患关系、医患沟通、医生与同事间的沟通，并对目前的医患关系进行了分析，介绍了医患沟通的技巧以及医务人员的自我防范和心理健康。

第一节 沟通概述

沟通（communication）是信息和观点的传递、传播、交流和分享。人际沟通是人类为了设定的目标，在个体或群体间传递信息，并达到准确理解其意义的过程。

现在越来越多的人认识到，要把沟通作为建立和谐人际关系的重要手段，在实践中主动与对方进行沟通是有益和必要的。

一、沟通的要素

沟通是信息传递和被了解的过程，包含以下三要素：第一，沟通一定要有一个明确的目标；第二，传递信息；第三，准确地理解信息的意义。管理学中，西蒙将人际沟通定义为："信息沟通是指一个组织成员向另一个成员传递决策前提的过程。"没有信息沟通，显然就不能有组织，集体就无法影响个人行为。

二、沟通的基本要求

沟通是人际交往中的重要技能，要做好沟通，就要达到以下基本要求：

1. 平等、尊重、换位思考　沟通主要是当事人心灵和感情的沟通，它建立在互相平等、尊重的基础上，双方应该将心比心、换位思考。

2. 正确采用人际沟通信息　在人际沟通中，首先要给对方提供全面、真实的信息，其次在沟通时双方要实事求是，确保信息的真实性。

3. 正确运用沟通技巧和途径　在人际沟通中，要因人而异，注意分级沟通，内容要有层次。对情况的轻重、复杂程度以及预后不同的人，应由不同的人员沟通。这对双方都是相当有利的。

4. 正确安排和利用沟通环境　沟通特别是医患沟通，应当在良好的内（双方平静、良好的心态）、外（良好的物理、人际、人文）环境中进行。

5. 面对面沟通的要素和内容　包括：预先做好准备工作；设定目标，开始讨论，正式的开场白；直截了当的声明、问题提问、过渡；眼神、表情、手势等肢体语言的运用；控制语音、语调；聆听；保持正确的谈话习惯。

6. 决定沟通成效的三方面　①成熟的心态；②广博的知识；③沟通的技巧。

三、沟通的模式、过程

(一) 沟通的模式

沟通的基本模式可分为语言沟通和非语言沟通，语言沟通更擅长沟通的是信息，非语言沟通更善于沟通的是人与人之间的思想和情感。

1. 语言沟通　语言沟通包括口头语言、书面语言、图片或者图形。语言沟通的渠道见表13-1。

表 13-1　语言沟通的渠道

语言沟通	渠道
口头	一对一（面对面）、小组会、讲话、电影、电视/录像、电话（一对一/联网）、手机、无线电、录像会议、互联网、微信
书面	信、用户电报、发行量大的出版物、发行量小的出版物、传真、广告、计算机、电子邮件
图片或图形	幻灯片、电影、电视/录像、投影、照片/图表/曲线图/画片等、与书面模式相关的媒介定量数据

2. 非语言（肢体语言）沟通　包括我们的动作、表情、眼神。非语言沟通的渠道见表13-2。

表 13-2　非语言沟通的渠道

非语言表述	行为含义
手势	柔和的手势表示友好、商量，强硬的手势则意味着："我是对的，你必须听我的。"
脸部表情	微笑表示友善、礼貌，皱眉表示怀疑和不满意。
眼神	盯着看意味着不礼貌，但也可能表示兴趣、寻求支持。
姿态	双臂环抱表示防御，开会时独坐一隅意味着傲慢或不感兴趣。
声音	抑扬顿挫表明热情，突然停顿是为了造成悬念、吸引注意力。

沟通还可以分为单向沟通、双向沟通和多向沟通。

1. 单向沟通　是指无互动、无反馈的沟通。
2. 双向沟通　是指有互动、有反馈的沟通。
3. 多向沟通　是指多个主体、网络式的沟通。

(二) 人际沟通的过程

1. 信息策划　策划是确保信息质量的必要手段。按信息能否被接受者理解和掌握，可将其分为明示信息与默示信息，一般前者容易被理解、掌握。信息策划包括：①确定信息的范围：确定信息的范围实质是确定信息策划的目的，对信息定性、定量和定范围；②收集信息：在确定的范围内收集信息以备整理、分析；③信息评估：信息评估是对信息的真伪、正误进行评判，他对信息策划结果的有效性有重要影响；④信息整理和分析：信息整理和分析是将收集到的信息进行加工、整理，以便获得有价值的信息供使用。

2. 信息编码　编码是以某种形式将信息与意义编排符号化。信息编码常用书面和口头语言，此外，也借助于表情、声调、手势等身体语言和动作语言。

3. 信息传输　传输指通过传媒将信息在主体间传播，如通过谈话、演讲、电话、信函、电视、广播、网络在主体间传播信息。

4. 信息解码　即将信息恢复为具体的思想、意义的东西，以便适于理解、接受，使沟通得以顺利进行并产生预期的效果。

5. 信息反馈　是信息接受者向信息发出者发出的感应或反映，他们的地位恰好发生了反转。有信息反馈的沟通、交流才是双向互动的沟通、交流。

6. 沟通干扰　指对沟通的不利影响及因素，这些不利影响因素可能来自沟通者，也可以来自外部环境。沟通者之间的干扰有些是故意的，有些不是故意的。

四、沟通失败的原因

良好的沟通需要信息和知识，如缺乏二者之一，都会使沟通失败。具体如下：①没有说明重要性；②只注重表达，没有注重倾听；③没有完全理解对方的话语，以致询问不当；④时间短，语言简单；⑤带有不良情绪；⑥没有注重反馈；⑦没有理解他人的需求；⑧职位、文化的差距。这些都会造成沟通失败。

第二节　人际关系

人际关系（interpersonal relation）即人与人之间的关系。如果拥有良好的人际关系，人会感到快乐、振奋和向上，就会更健康。反之，人际关系较差，朋友很少甚至缺乏，人就会感到孤独、寂寞、无助，这种消极情绪会直接影响人的健康。

一、人际关系的含义

（一）社会学意义上的人际关系
人际关系是社会关系的一个重要方面，其外延很广，包括朋友关系、夫妻关系、亲子关系、师生关系、同志关系等。这其中又可分为血统关系如亲子关系、法律关系如夫妻关系等。人的社会学意义上的关系受生产关系的决定和政治关系的制约，并渗透到社会关系的各个方面。

（二）心理学意义上的人际关系
在人们的物质交往与精神交往中发生、发展和建立起来的人与人之间的直接的心理关系，如认同、亲密、疏远和排斥等。

（三）行为学意义上的人际关系
人际关系的形成从行为学上来说，还包含着对他人和自我的认识、交往双方相互间在情绪上的好感、活动的结果及对交往现状的满意程度。

二、人际交往

（一）人际交往的定义
是指个人与个人、个人与群体或群体与群体之间通过一定的方式进行接触，从而在认知、情感和行为上发生互相影响的过程。

人际交往是人类进化过程中为了生存、为了适应群体生活合作的方式而产生的，因此带有明显的社会性，又称社会关系（social relations）。

（二）人际交往的方式
人际交往常用的方式有语言、面部表情、手势姿态、声调等。在现代社会中，网络已经成为人们生活中不可缺少的一部分。网络的出现和迅速发展改变了人们传统的生活方式和交往方式，打破了旧的交往模式，引发了一种新型的人际交往的方式，即人们在任何地方、任何时候与任何人都可以借助计算机和网络进行面对面的信息交流。当人们采用这种方式交流的时候，他们所采用的方式和工具以及一些特有的网络语言都有很大的不同。

(三) 人际交往的能力

指妥善处理对外界关系的能力，包括与周围环境建立广泛联系和对外界信息的吸收、转化能力，以及正确处理上下、左右关系的能力。

(四) 人际交往的原则

平等、相容、互利、信用、宽容。

三、人际关系的基本规律

1. 邻近律 时空的邻近性有利于建立良好的人际关系，即所谓"远亲不如近邻"。
2. 一致律 志同道合，"不同道者不与谋"。
3. 互补律 取长补短，互通有无。
4. 对等律 平等待人。

第三节 医学人际关系与沟通

在医疗行为中，人与人之间的关系即医学人际关系 (interpersonal relation on clinical medicine)，它包括医患关系、医生与同事间的关系、医生与社会公众的关系等。

在医疗行为中"沟通"是非常重要的技能，也是医生的责任和义务。全球医学教育最基本的要求之一是将交流和沟通能力作为全世界医生必须具备的一项基本技能。

一、医患关系

(一) 医患关系的特殊性

医患关系是指医生与病人在健康与疾病问题上建立起来的真诚、信任、彼此尊重的人际关系，是一种特殊的人际关系。病人到医院看病与医院形成医患关系，这种关系是一种行为关系，但在技术上、后果上、伦理上、法律上绝非买卖关系可以比拟，因为医疗行业不等同于服务行业，医疗保健不是一般商品。医患关系应该是在一定利益基础上，广泛渗透着伦理关系的主体互动的特殊关系。

在诊疗病人的过程中，医患关系非常重要。当病人求助医生时，医生一定要对这个病人的病情进行整体的评估和治疗，包括从躯体方面到精神方面。为了取得理想的治疗效果，医生不但需要与病人建立良好的医患关系，同时也要与病人的家属建立良好的沟通关系。临床上，医患关系是构成医疗关系的重要组成部分，也是反映医疗质量的重要指标之一。医患关系作为治疗过程的成分，也可能改善病人的疾病预后和健康结局。

(二) 医患关系的特点

医患关系既是一个结果，也是一个过程。它既具有相对稳定性，又具有动态性。与其他类别的人际关系比较，医患关系具有以下特点：

1. 目的指向性 医患关系是为解决病人的健康和疾病方面的问题而建立的一种人际关系。病人因疾病而寻求医疗服务，医生为了解除病人的痛苦、促进健康的恢复，需要与病人建立一个共同进行医疗工作的联盟。在这样的关系中，病人对医生具有了信任、尊重，把自己的健康甚至生命托付给了医生，可见医患关系可谓"健康所系、性命相托"。作为职业医生，医患关系具有明确的目的指向性，就是消除病人的痛苦、促进健康。医患关系的目的指向性体现了医生对病人生命权的尊重、忠诚和责任。具有了这样的医患关系，才具备了医疗服务的基本条件。

2. 职业性 医患关系是职业行为中出现的一种特殊人际关系，这体现了医生要通过劳动和服务来获取报酬。这种关系有一个发生、发展和结束的过程。经历了从初期的病人求医、病史采集、完善检查、诊断、治疗方案的制订、实施治疗，到后期随着病人治愈或死亡而结束。医患双方虽然在人格上是平等的，但就病人疾病与治疗方面的知识和信息是不对等的，因此医患关系在互动过程中也常常会有变化。病人常常希望与医生成为朋友关系，以得到更方便的健康照顾。如病人希望得到医生的私人电话，请医生外出吃饭，有些病人因病耻感不愿到医院看病，但又需要医生的帮助，因此希望医生成为朋友或改用其他的称谓，以改变医患关系的职业性的特点。通常，医生在职业时间以外，并不希望被病人过多地打扰，以及参加工作时间以外的医疗职业活动。因为如果医患之间没有职业界限，医生可能会逐步出现职业倦怠。当然，一些医学情况则除外。如有些医学问题需要医生在一段时间内跟踪病人的治疗反应，病情突然变化或病人出现紧急情况，医生则必须全力以赴。这是医生的责任和义务所决定的，不能与上述职业性混为一谈。

3. 实现性　从病人的就医行为到疾病的治疗结束，医患关系经历了建立、发展、工作及结束等不同时期。与其他类型的人际关系比较，医患关系有一个明确的特点就是时限性，病人治疗结束，这种特定的关系就结束了。

4. 动态性　医患关系会随着医疗服务的过程和结局而变化。良好的医患关系，可能会因为疾病治疗结局不好而变成不和谐的医患关系，使医患关系失去了基本的信任、忠诚、互相尊重。紧张的医患关系也可能会因疾病经过治疗很快痊愈而发展成和谐相融的医患关系。因此，医生要通过有效的沟通，建立并维护良好的医患关系，这是一个医生最基本的技能之一。

（三）医患关系的模式

当病人就医时，医生和病人之间的关系立即发生。一个良好的医患关系是医疗工作的基本需要。病人对医疗的依从性、满意度及医疗关系的持续性完全取决于医患关系是否良好。医患关系的基本模式有以下几种：

1. 医生权威式（physician paternalism model）　这是一种受传统生物医学模式影响而建立的医患关系模式。医生认为自己是医疗技术的掌握者，病人是为谋求医疗技术的帮助而来，所以在医疗过程中医生作出的决定，病人只能被动地服从。这种模式过分强调了医生的权威性，忽视了病人的主观性。但这种医患关系的模式可适用于某些特殊病人，如严重意识障碍的病人、婴幼儿病人、危重或休克病人、智力严重低下病人及某些精神疾病病人。

2. 病人自主式（patient autonomy model）　这种模式与医生权威式相反。在这种模式中病人犹如顾客，医生及其医疗行为被病人的意见左右。这种模式将医疗服务视为商品交易。

这种模式在诸如美容整形手术之类的治疗中或许尚有可取之处，但并不符合一般疾病的医疗原理，因为病人对医疗决策的能力是有限的。完全病人自主的模式危害的仍是病人自己。

3. 医生与病人互动式（physician and patient mutual act model）　这是一种以生物-心理-社会医学模式为指导思想而建立的医患关系。在医疗活动中，病人不仅是积极的合作者，而且能够积极主动地参与到自己疾病的治疗过程中。

与前两种类型相比，更加重视尊重病人的自主权，给予病人充分的选择权。在相互尊重的基础上，这种模式中医患双方在道义上、责任上的要求都可以得到满足。这种医患关系模式是临床医学学科应有的医患关系模式。

（四）医患关系的决定因素

良好的医患关系是取得满意医疗效果的关键。医患关系是否良好与医生、病人两方面的态度有关。但在两者之间，医生方面的因素起着主导作用。

1. 医生的态度　医生在诊疗过程中，传统上占主导地位。所以医患关系的好坏也主要在医生方面。当医生表现出亲切、关怀、真诚与负责时，很容易取得病人的信赖而建立良好的关系。

医生的态度受到其本身人格特质（personality characteristics）的影响。所谓人格特质包括了一个人的世界观、人生观、道德修养、医疗能力及其对职业与生活的满意度。这其中，医生的道德修养即医德，应是最为关键的因素。中国古代的仁学思想认为"医乃仁术"，说"医生当有割股之心"。确实对于一个医生来说，最基本的素质要求是对于病人应富有同情和爱心，要善于理解病人的愿望并给予尽可能的帮助。除了爱心之外，医生还必须有兢兢业业、实事求是的工作作风，并坦诚地、谦虚地承认技术能力的局限性。不要以为承认技术能力的局限性会影响病人对医生的信任，恰恰相反，当医生表示尽管技术能力有限，但自己愿意尽力为病人解决问题时，反而会得到病人真诚的信任。

2. 病人的态度　医患关系是双向的行为。病人对医患关系所持的态度亦受其人格特质的影响。两者不同的是医生以医疗为职业，对医患关系形成了一个固定的理念，而病人只是在生病时面临着医患关系的问题。所以病人对医患关系的态度亦取决于其对疾病和医疗的认知程度。"自己的健康自己负责"应该成为每个病人的共识。在这个基点上，较易建立起良好的医患关系。

病人对疾病与医疗的认知取决于其文化背景、健康信念、经济基础、社会地位及个人经验等。当然，医患关系既然是双向的，病人的态度亦受医生态度的影响。所以从医学的立场而言，医生应为建立良好的医患关系而努力。

3. 治疗结果的影响　疾病治疗的结果直接影响了医患关系。治疗的失败通常会对医患关系带来负面的影响，而负面影响的大小，取决于病人对疾病的态度以及医患沟通的结果。医生与病人在疾病面前的目标是一致的，希望所有疾病都能治愈，病人能健康生活。遗憾的是医学发展至今并不能完全满足病人和医生的这个善良的愿望，仍有许多疾病是无法治愈的，甚至导致病人的死亡。虽然医生已经尽力，但病人及家属仍然无法接受事实，此时治疗结果对医患关系有着极大的影响。

病人对疾病的认识程度需要医生耐心细致的讲解，这是医生的职责，良好的医患沟通会化解矛盾，使病人或家属理解医生的无奈和目前医学发展的现状，对疾病治疗结果有个较深的认识，这样才能减少纠纷，建立互信的医患关系。

（五）建立良好的医患关系

建立良好的医患关系可以从以下几个方面入手：①寄希望于深化医疗卫生体制改革，希望国家能够增加对医疗卫生事业的投入，进一步减轻民众在疾病治疗方面的经济负担。②改进医学教育，务必使医学生理解医学不仅仅是一门科学，从事临床医疗的医务工作者应该有丰厚的人文素养，临床医疗事实上也是一门关心人、爱护人、照顾人的技术。③改进医疗管理，正确引导医生钻研业务，提高医疗水平，减少医疗差错，改善医生待遇，加强医德教育。④建设和谐社会，创建良好的社会环境。应使民众尊重科学，尊重医生的劳动，理解医学在战胜疾病方面的局限性。⑤加强法制建设、完善卫生法规。应该对公民加强法制教育，社会各界皆应维护法律的公正。医生应该加强对相关法律法规的学习，模范遵守并用于维护自己的合法权益。

二、医患沟通

（一）医患沟通的概念和意义

"医患沟通，就是在医疗卫生和保健工作中，医患双方围绕伤病、诊疗、健康及相关因素等主题，以医方为主导，通过各种有特征的全方位信息的多途径交流，科学地指引诊疗病人的伤病，使医患双方达成共识并建立信任合作关系，达到维护人类健康、促进医学发展和社会进步的目的。"显然，医患沟通属于沟通的一个分支，具备沟通的通性，而且医患沟通也是医患之间人际关系的一门艺术。

医患沟通是医生对疾病进行诊断时的不可或缺的手段。良好的医患沟通是化解医患矛盾、减少医患纠纷的有利渠道。随着社会发展，广大人民群众的健康理念和法律自我保护意识越来越强。而医院现阶段已远不能满足社会的需求。当前，病人对医疗服务的要求已从常规医疗服务向医疗技术和职业道德延伸，向权益保护拓展。近年来，医患矛盾、医患关系紧张越演越烈。造成医患关系紧张的原因是多方面的，其中最主要的原因是医患之间缺乏理解和信任，不能换位思考，不能很好沟通，即沟通不足或缺乏沟通技巧。因此，良好的医患沟通能够化解矛盾、缓和紧张的医患关系。和谐医患关系的建立，于医、于患、于社会都有利处。

（二）医患沟通的形式

医患沟通有多种形式，如直接沟通：语言交流、眼神表情交流等，涉及沟通时医患双方态度、语句等各方面因素；间接沟通：文字沟通，如病历、化验单、药单等。其中医患沟通中以直接沟通更重要，对医患关系的影响也更为直接。

（三）医患沟通的策略和技巧（tactics and skill）

1. 沟通的基本步骤　步骤一：事先准备，设立沟通的目的，制订计划，预测可能遇到的争端和异议。步骤二：确认病人的需求与病情，积极聆听，有效提问，及时确认。步骤三：阐述观点，处理疑义，与病人达成治疗协议。步骤四：共同实施。

2. 正确的医患沟通方法　双赢的心态，先推销自己，打造成功的形象，学会倾听，善于运用体态语言和表情艺术，此外还要善于把握病人的心理特征。病人心理变化的特征主要表现在三个方面：①认知功能的变化；②情绪活动的变化；③意志行为的变化。

3. 医患沟通应把握的原则　①平等和尊重的原则；②真诚和换位的原则；③依法和守德的原则；④适度和距离的原则；⑤克制和沉默的原则；⑥留有余地和区分对象的原则。

4. 常用的医患沟通技巧

（1）建章立制将医患沟通纳入医院管理制度，医院应加强医患沟通的管理，建立物价、服务、沟通管理制度并有监督执行。

（2）医生要掌握医患沟通的精髓，具体如下：①诚信、尊重、同情、耐心。②倾听，请多听病人说几句；介绍，请多向病人及家属说几句。③掌握病人的病情、治疗情况和检查结果；掌握医疗费用情况；掌握病人及家属的社会心理因素。④留意病人的受教育程度及对沟通的感受；留意病人对疾病的认知程度和对交流的期望值；留意自己的情绪反应，学会自我控制；留意病人的情绪状态。⑤避免强求病人即时接受事实；避免使用易刺激病人情绪的语气和语言；避免过多使用病人不易听懂的专业词汇；避免刻意改变病人的观点，避免压抑病人的情绪。通过全方位、多层次的，甚至是问题发生前即预防为主的针对性沟通，医患矛盾往往能够化解，增强病人对医务人员的信任和理解，这样能有效地提高质量，构建和谐的医患关系。

（3）在临床工作中的医患沟通技巧：①与病人或家属相遇时要主动问候。②不以病人所患的疾病名称或床号来称呼他们，而是尽量记住他们的姓名。③查房时告诉病人今天要做什么，并把他们的意见和要求记在小本子上。④如果有什么治疗遗忘了，向病人说对不起。⑤病人不在的时候，给他写留言条，告诉他我来过了，请他有空的时候来办公室，有事和他商量。⑥下班前再去病房里转一遍。⑦术前谈话时，把意外和并发症都说到，但是最后说明："这些都只是可能发生的，并不一定发生，我们会尽最大努力去做，请相信我们。"⑧全身麻醉手术前，在病房里再次确认术前准备是否都完成。⑨在病人进入手术室之后、全身麻醉之前，告诉他不要紧张；局部麻醉时告诉他如果有什么不舒服请尽管说。⑩局部麻醉病人手术完毕时，及时为他撤去手术单，并对他说："您配合得很好，辛苦了。"⑪尽可能与病人一起出手术室。⑫病人回到病房后的半小时之内，再去看望一次，告诉家属手术中的情况、术后注意事项，有什么情况及时和值班医师或护士联系。再次确认引流管、填塞物和敷料。⑬自己手术的病人，尽量自己为他第一次换药。⑭出院前给病人一份详尽的复查时间表，写有自己的联系电话和门诊时间。

三、医生与同事的沟通

（一）医生与医生间的沟通

1. 与上级医生的沟通　上级医生具有渊博的医学知识和丰富的临床经验，对各类疾病的诊断、治疗有他们独到的见解，我们应该尊敬上级医生，学习他们严谨的工作作风和缜密的临床思维，观察他们轻柔仔细的手法和果断的判断力，多向上级医生请教。同时要避免盲目的崇拜、不加思考。当出现意见与上级医生相左时，应本着客观、科学的态度，以病人的利益和安全为重，充分交流彼此的见解，多方面听取意见，慎重决定诊治方案。

2. 与同级医生的沟通　相仿的年龄、相同的资历，能在一起工作是一种缘分，彼此间应该互帮互助、良性竞争。首先要诚实对人，诚实是人际交往中信任的基础。其次要树立信心，建立起自己的人格，但不能妄自尊大。再者要严于律己，宽以待人，多换位思考。在专业学术和临床工作中要互通信息、互相合作、共同提高。当同时遇到困难时应主动帮忙，无论生活上还是工作中都应该积极给予关心、成为朋友。

3. 与下级医生的沟通　作为上级医生应该友善对待下级医生，每个人都是从年轻时成长起来的。要具有包容下级医生的失误和承担失误的责任而不索取回报。包容和承担是一种气度、一种智慧、一种修养，能增进彼此间的情感，对改善上下级关系是大有裨益的。对下级医生还要严格要求、加倍呵护，应该把专业知识毫无保留地交给他们，多用鼓励的眼光看下级医生，挖掘他们的潜力，使其尽快成为一名优秀的医生。

4. 与不同专科医生的沟通　不同专科的医生从事的专业不同，但治病救人的宗旨一致。在病人诊治问题上，各个专科医生应该相互尊重和信任、积极配合，对于不同意见可以充分讨论、达成共识。出现问题应及时沟通、互相弥补，忌讳在病人及家属面前诋毁持不同意见的医生，趁机抬高自己。科研工作也是需要不同专业的医生相互合作的，在合作过程中应实事求是，尊重他人的科研成果。

5. 与不同医院医生的沟通　医院无论大小都有自己的特色和专家，所以在医院之间的交流中要尊重外院的专家，对请来的专家应热情接待，详细汇报病史和诊治现状，提出需要解决的问题。应该把握机会，学习专家的先进经验。作为被邀请专家时应该平易近人、谦虚温和、尊重他人，仔细听取病史等汇报，认真体检，然后在肯定该院医生取得的诊治效果后，委婉提出自己的观点。

（二）医生与护士间的沟通

护士是医疗方案的具体执行者，是医疗工作中必不可少的一部分。医生和护士在工作上有明确的分工，但工作过程中却有着紧密的联系，彼此之间应该相互配合、相互提醒、相互弥补、相互帮助，使医疗工作有条不紊地进行下去，让病人满意、放心。一旦出现问题，医护间应该坦诚相待，把病人的安全放在首位，共同协作，尽量减少或消除不良影响，不能推卸自己的责任或把矛盾暴露给病人，以免造成不必要的纠纷。医生应该尊重护士的劳动，体谅护士的辛苦，在保证医疗安全的前提下尽量减少他们的工作强度，缓解精神压力。工作中尽量交代清楚细节，发现问题及时提醒，防止发生医疗差错。

（三）医生与其他科室人员的沟通

1. 与临床药师的沟通　在临床工作中医生遇到用药问题时应该多多请教临床药师，如药物配伍禁忌、新药临床应用、药物不良反应等。遇到具体病例时如需超常规用药应该及时与临床药师沟通，希望临床药师给予配合。

2. 与医疗技术人员的沟通　医生在诊断疾病和观察疗效的过程中需要结合实验室、影像诊断等辅助科室的检查资料，这就需要和医疗技术人员积极配合、及时沟通。虽然在医疗工作中医生占主导地位，但医技人员工作的重要性不可忽视，检查结果是否准确，检查安排是否及时，皆关系到医疗服务质量，因此医生在结果与临床表现出现不一致时应该及时与辅助科室人员沟通。在安排病人进行辅助检查时，特别是急诊病人，应该及时与辅助科室人员沟通。

（四）医生与医院管理者的沟通

医生与上级领导和部门的沟通非常重要。上级领导或部门具有决策权和支配权，并掌握各种政策信息，对医生事业的发展至关重要。另外，工作中难免会遇到困难需要上级领导出面协调，所以与医院管理者的沟通也是十分重要的。首先要尊重、服从上级领导，主动维护和树立领导的威信，和领导的交往要把握分寸，注意说话的语气和场合。在某些情况下应该理解领导的难处，要以大局为重。在与领导持不同意见时，不能赌气或消极怠慢，而应换个角度重新考虑问题，当然也可以坚持或保留自己的意见，等待以后寻求适当的机会再行提出。

第四节　医务人员的防范意识与自我保护

随着社会的发展，人们物质文化水平的提高，对医学的期望、对医生的要求越来越高，而对医疗风险的理解、承受能力越来越低。而由于医学本身的复杂性、不可预见性以及主观上受医务人员的学术水平、临床经验、道德水平的影响，价值舆论导向等因素，使得近年来医疗投诉和纠纷逐渐升温，给正常的医疗工作带来很多不必要的麻烦。所以，如何提高医务人员的防范意识与自我保护能力，防止医疗纠纷成了每个医务人员面临的重要问题。

一、医生在医疗工作中如何实现自我保护

（一）充实医学理论和法律知识，树立正确的道德法制观念

随着我国法制建设逐步完善，人们以法律手段进行自我保护的意识迅速提高，纠纷时有发生。我国的《医疗事故处理条例》为弱势群体的病人维权提供了有力武器，但也给医疗事业发展过程中新设备、新技术的应用，新领域的开拓造成了困难，使医疗纠纷的发生概率增加。医疗纠纷作为一种社会现象不能完全避免，医疗单位和医务人员加强自我保护显得尤为重要。医院和医务人员应该加强医学理论和法律知识的学习，不断增强道德法制观念。相关的法制理论的学习和实践，不但能够帮助医务人员接受正确的人文思想及法制观念，树立正确的医务职业道德观念，从而理智地为人类的健康事业作出无私奉献，而且也能减少不必要的纠纷干扰，把更多的精力专注于病人的诊治，使技术能力的提高及经济、社会效益的获取过程步入一种良性循环轨道。

（二）重视病人的知情权

1. 签署书面委托授权书和知情同意书　条例及其配套文件明确了病人在诊断、治疗过程中的知情同意权。在诊断、治疗过程中作为保护性医疗制度的一种方式，可以由病人签署书面委托授权书，将签署知情同意书的权利委托给病人自己信任的亲属或其他人，这种作为病人知情同意权的转移，得到了法律的保障。但是医务人员应该了解委托人主体必须合法，应排除无民事行为能力的人、未成年人、限制民事行为能力的人、精神病人、痴呆病人以及昏迷意识不清的人，这类人群应由其监护人进行委托，但16周岁以上不满18周岁的病人，以自己的劳动取得收入为主要生活来源的，根据民法有关规定，是具有完全民事责任能力的人，可由本人进行委托。委托书的各项签字手续要齐全，委托人、被委托人情况要填写完整，如身份证号、电话、住址等。

2. 知情同意的内容　医生必须切实尊重病人的知情同意权，认真履行告知义务和签字手续，让病人或受委托人明白病情，知道该做的检查项目，知晓可能出现的医疗风险和影响疾病好转的因素，并将告知的内容真实地记录在病历上并由病人或家属签字。这不仅能保护医护人员和病人双方的利益，也可使病人对病情有更客观的认识，对可能出现的问题有充分的思想准

备，在出现确因客观病情所导致的不良后果时能够理智地接受，最大限度地减少非责任和技术原因所导致的不必要的医疗纠纷。

知情同意权是病人最基本的权利。在许多医疗纠纷中，是由于病人的知情同意权未被充分行使造成的。针对不同的对象，应采取不同的谈话方式，文化程度低、年龄大、认知能力差的，应用通俗易懂的语言进行告知，告知方式应采取一问一答的形式，使医患双方所掌握的信息尽量对称。告知的内容要全面，应告知病人的病情、诊断、治疗方法、医务人员对拟实施治疗方法的评价、手术名称、目的、效果、危险性及并发症，同时还应告知患方医院对术中危险的把握及预处理方案。履行告知义务时，对高风险手术及诊疗或新开展的临床实验性项目，甚至应采取录音、录像以及请公证人员进行现场公证等方式留取证据，有条件的医院应建立配备有音像设备的术前谈话室。

3. 履行告知义务　在对病人进行诊疗过程中，病人或其亲属拒绝诊疗、手术以及作出不利于医疗的行为，如拒绝检查、治疗、私自外出，需要陪护的病人无人陪护等时，医务人员应该履行告知其行为后果的义务，并在病程记录中详细记录，让患方签字确认。术中改变方案应及时履行知情同意的义务，在手术中如发现病人的病变与术前诊断有出入，需要改变手术方案或者扩大手术范围时，应立即取得病人、近亲属及委托人知情同意或选择。若病情紧急来不及与病人近亲属或委托人协商，也应术后向病人或近亲属及委托人说明情况，取得病人或近亲属及委托人的理解。

（三）重视医患沟通

随着经济发展和社会进步，人们的维权意识增强，更加关注生存、健康的权利。这就要求医生在治疗疾病的同时，必须重视病人的感受及对社会的影响。当病人期望值与疾病的发展或诊治规律相背离时，便有可能引发或激化医患矛盾，甚至造成医患纠纷。加强医患间的沟通是减少纠纷的关键。一名合格的医生，不仅要具备渊博的医学知识和精湛的医疗技术，还要具备扎实的医学伦理学、医学心理学知识，并能运用这些知识与患方进行交流沟通，从而实现医务人员的自我保护。

在处理医疗纠纷过程中，医务人员必须注重语言艺术。对于医院确没有过失，只是由于病人缺乏医疗知识造成的纠纷，应耐心讲解医学知识，真诚的态度是取得患方理解的基础。对于医方确实存在问题，要敢于面对、实事求是。对于当时难以答复的问题，要准确地把握语言的分量、尺度。医生不用"没事、不可能、一定会"等过于肯定的话，恰当地运用语言是一门艺术。

（四）加强医疗文书管理

医疗文书是记录病人就医过程的客观文书，也是解决医疗纠纷、进行医疗事故技术鉴定、判断医务人员和医疗活动与病人损伤后果之间因果关系的重要法律依据，因此必须重视医疗文书的规范化书写和保管工作。写好医疗文书，要求医务人员有较高的诊疗水平并严格遵守医疗文书的书写规定，同时还要加强质量意识，及时、准确地记录医疗行为的每一个细节。病人病史全面、真实、可靠是临床正确诊疗的依据。目前医院在临床工作中普遍使用电子模板病历，医务人员在使用时应谨慎，不能千篇一律。医疗文书的保管也至关重要，医务人员应加强医疗文件管理的意识，以防丢失和被篡改。

二、努力提高医疗技术水平、实现自我保护

（一）精湛的医疗技术是实现自我保护的基础

精湛的医术是医务人员从医的基础，直接影响疾病的诊治和医患关系。就医是为了治病，治疗效果好自然满意，反之，就不满意，医患关系必定受到影响，甚至会引发纠纷。

现在医学是一门理论性、整体性、系统性很强的学科，它需要人们去不断地学习和研究。

良好的思维能使医生在整理、归纳、研究的过程中得心应手，更能提高临床诊断和鉴别诊断的能力。有的放矢地进行辅助检查，有助于降低医疗费用，也有助于实现医疗行为中的自我保护。

（二）抵制各种诱惑，实现自我保护

在当今市场经济条件下，清贫的我国医生面临着一个高消费的花花世界，难免心理失衡。而我国社会的世俗又兴送礼办事之风，于是病人或病人家属会给医生送钱赠物以求万无一失，而医疗技术充满了不确定性，受人钱物而未能满足患方需求，医生便成被告，甚至名声扫地。所以医生应该甘贫乐道，恪守医生治病救人之天职，不受金钱、美色之诱惑，这是医生重要的职业素质，同时也实现了自我保护。

第五节　医务人员心理健康

医务人员是个特殊的职业，工作的对象是身体和（或）心理发生了障碍的病人，他们正饱受疾病的折磨。面对这样的病人，医生必须有健康的心理、高尚的职业道德和坚强的意志。

一、医务人员的心理特征

医生的工作对象是有思想、有欲求的人类。因此，医生应具有特殊的人格心理特征。

1. 积极稳定的情绪　积极的情绪使人精神饱满、注意广泛、观察敏锐、工作有序。在诊疗中，医生的情感对病人有暗示作用，因此医生要用良好的情感影响病人的心理状态，应努力做到热情而端庄、亲切而稳重、保持自信和愉快的情绪、给病人以信任感和力量、唤起病人对生活的热爱、增强战胜疾病的信心；此外，医生在病人面前要善于克制和调节自己的情绪，不把工作及个人生活中的不愉快发泄到病人身上，这是一种职业道德，也是医务人员保持身心健康的重要途径。

2. 良好的性格　性格是个人对现实的态度和行为方式中比较稳定而独特的心理特征的总和。性格的形成受遗传、环境、教育以及经历等影响，也与个人的世界观、理想、信念有关。根据人的理智、意志以及情绪在性格结构中的重要程度，可以将性格分为理智型、情绪型和意志型三种类型。研究表明，理智型者通常以理智作为衡量事物的标准，其行为主要受理智控制，处事冷静而善于思考；情绪型者易于感情用事，其言行易受情绪支配，不善于冷静思考，但情绪体验深刻；意志型者通常表现为行为目标明确、积极主动、勇于克服困难、意志坚定、果断而自制。医务人员应注意培养良好的性格特征，特别是诚恳、正直、热情、开朗、友爱、认真、负责、机智、果断、沉着冷静、严谨的特征。良好的性格特征对提高医疗工作的实效性和改善医患关系很有益。

3. 坚强的意志　意志是人调节自己的行为、动员自己的力量克服困难、实现目的的能力。医务工作者的劳动是极为繁重和辛苦的。在医疗活动中，医务人员会面临许多主客观的困难。因此必须要有坚强的意志，才能很好地完成任务。坚强的意志品质包括自觉性、果断性、坚忍性和自制力。

医生意志的果断性是及时作出有充分根据的、经过周密思考的决定，并毫不犹豫地去实现这些决定的能力。果断性是深谋远虑和当机立断的结合，是建立在丰富的临床经验和确切地把握疾病过程诸因素基础上的。临床工作中，医生优柔寡断往往会延误时机、影响诊治。

医生意志的自制力表现为沉着、自制，善于控制自己的情感和行为，抑制无益的激情和冲动。耐心和容忍是自制力的具体表现。病人因疾病会产生焦虑心理，对治疗过程中出现的挫折产生异常心理反应，这些现象会引起病人的心理应激。他们可能会用攻击性语言对待医生，对合理治疗不满意，甚至谩骂、殴打医务人员。这时医生要容忍、克制、宽宏大量，切忌发生口

角和冲突，避免矛盾激化。医务人员完成任务的目的性、果断性及坚忍性直接影响到医务工作的效果，同时，医务人员的沉着、自制、耐心及坚忍也同样影响病人的心理和情绪，影响医患关系。所以，医务人员要培养自己坚强的意志品质。

4. 科学的思维能力　思维是人脑对客观现实的间接和概括的反映。它是借助于语言实现的，是揭示事物本质特征及内部规律的认识过程。由于临床上病人的病情表现各异，因此，医生的思维要富于灵活性和创造性，要善于打破常规，经历假设、推理、顿悟等阶段，达到新的认识，取得创造性成果。

二、医生的品格与行为举止

（一）医生应有的品格

人的品格（character of person）在不同的时代、不同的社会、不同的人会有不同的要求，在当今我国社会对医生品格的要求如下：

1. 医生应为人正直、明辨是非　"为人正直"是对一个人品格的最基本要求，表现在世界观、人生观是否正确，能否明辨是非，站在正义的立场上看待和处理问题。医生应具有刚毅坚贞的个性、坚忍不拔的精神、忠诚守信的作风。医生应该能与人合作共事，有一定的组织、号召能力和良好的人际交往。这样人们才能以健康和性命相托。

2. 医生应怀有高度的同情心、敬畏生命　同情心人皆有之，对医生则要求更高。医生的职业是治病救人，生命是至高无上的，当人的生命健康受到威胁时求助于医生，医生应从尊重生命的立场来审视其医疗行为，应该努力追求疗效并避免伤害，维护生命的安全，以高度的同情心竭尽全力给予帮助。医生应该善解人意、宽以待人、严于律己。

3. 医生应有奉献精神、淡泊名利　医生职业的特殊性在于他人面临危难时必须全身心地投入，因此必须要有为别人奉献自己的精神，在面对病人时可以不惜牺牲自己而救治他人。医生作为一种职业有获取报酬的权利，但不可以医谋利，应该克己奉公、先人后己、谦逊礼让。

4. 医生应虚心好学、知书达理　由于人对生命与健康的追求是无限的，所以医学技术的发展也是无限的。随着信息化时代的到来，医疗技术的发展更加迅猛，作为医生必须不断学习、终身学习才能跟上时代的步伐。

医生的职业崇高而神圣，要成为合格的医生必须努力完善自己的品格。

（二）医生应有的行为举止

病人能否把生命和健康托付给医生，首先要看医生的医疗技术水平，其次还要看医生的医德、人品，而这些只能从医生的行为举止来窥视。

医生从事的职业是用他的知识和技术为病人服务，所以医生的行为举止首先应该是一个知识人士的形象，医生的装束、仪表应该是一个品味高尚的人的行为举止。当病人受疾病折磨时，他们希望得到良好的治疗，同时希望得到安慰，医生还必须有一个慈祥的形象。在医患关系中，病人对医生的感情因素起了很大的作用。在职业以外的社会活动中，医生应该是一个受人尊敬的形象，因此医生还应该是遵守社会公德、积极参与公益活动、助人为乐的模范。

（陈琪玮　景汇泉）

第十四章　医学相关法律法规

卫生法律法规是我国社会主义法律体系的重要组成部分。随着我国民主法制建设进程的不断推进，卫生法律法规为国家加强对卫生领域的管理、促进卫生事业健康发展、维护公民健康权益提供了重要的法律依据。本章将对卫生法、卫生技术人员执业法律制度及医疗事故处理的法律依据等相关知识作系统介绍。

第一节　卫生法概述

一、中国卫生法历史发展概述

我国是世界上最早运用法律手段管理社会卫生的国家之一，早在两千多年前就有了卫生方面的法律规范。我国古代卫生法的制定和实施，散见于各种古籍之中，构成了我国卫生法早期的发展轨迹。从商周到秦朝，是我国卫生法规范的萌芽时期，其主要标志是《周礼》。《周礼》详实地记载了当时的医事管理制度，包括司理医药的机构、病历书写和医生考核制度等。在周朝，已经有了世界上最早的病历死亡报告制度以及根据医疗成绩确定俸禄等级的医生年终考核制度。

从秦代起我国有了比较系统的法典，卫生法规逐渐增多，有关医疗管理制度和药品管理制度也趋于规范化。汉朝建立了军医制度。公元 659 年唐朝颁布的药典《新修本草》比欧洲最早的《佛罗伦萨药典》还早 839 年。宋朝建立了国家药品检验制度，颁布了生产成药的法定标准《太平惠民和剂局方》。我国古代对医疗活动的刑事责任规定比较多，在《唐律》《宋律》《元典章》《大明会典》《大清律》等典籍中均有体现。

辛亥革命以后，我国卫生法规范开始趋向专门化。当时国民政府制定了一些卫生法规，但由于国民党统治的政治腐败、经济衰落，使得制定的诸多卫生法规并没有真正得到实施。

新民主主义革命时期，中国共产党先后在革命根据地颁布实施了《卫生法规》《卫生运动纲要》《卫生防疫条例》《战时卫生勤务条例》等法规规章，使根据地的卫生事业有法可依、有章可循，也为新中国成立后的卫生立法奠定了基础。

中华人民共和国成立后，我国卫生法进入了一个崭新的发展阶段。当时起临时宪法作用的《共同纲领》第 48 条规定："提倡国民体育，推广医药卫生事业，并保护母亲、婴儿和儿童的健康。"1954 年颁布的第一部《中华人民共和国宪法》第 93 条规定："中华人民共和国劳动者在年老、疾病或者丧失劳动能力的时候，有获得物质帮助的权利。国家举办社会保险、社会救济和群众卫生事业，并且逐步扩大这些设施，以保证劳动者享受这种权利。"20 世纪 50 年代是我国卫生法发展最为重要的时期之一，在这个时期国家制定了卫生工作方针，确立了卫生行政管理体制，建立了卫生防疫体系和医疗服务体系，实行了劳保医疗制度和公费医疗制度。同时，颁布了许多卫生法律、行政法规和规章，规定了我国卫生行政机关的组织、职权、工作方式和责任，也规定了我国基本卫生制度、卫生管理领域和卫生管理方式。1957 年我国有了第一个卫生专门法律即《国境卫生检疫条例》。

由于受"法律虚无主义"的影响，20 世纪 50 年代末到 60 年代初我国卫生法的立法速度有所放缓，但也制定颁布了一些重要的卫生法规。1966 年至 1976 年"十年动乱"期间，我国的卫生法立法几乎完全停顿下来。党的十一届三中全会以后，卫生法的立法工作才重新被提上议事日程。

1982 年颁布的《宪法》是我国卫生法发展的重要基础，它不仅规定了国家发展卫生事业的目的、指导思想，同时也规定了国家发展卫生事业的内容。在 20 世纪末短短的十多年时间里，我国建立了卫生法体系的基本架构。随着社会主义市场经济的逐步形成、完善和卫生改革的不断深化，卫生法制建设显得日益重要和迫切，卫生立法步伐大大加快。改革开放以来，全国人大及其常委会颁布实施了《传染病防治法》《食品安全法》《母婴保健法》等 11 部有关卫生方面的法律；国务院颁布实施了《医疗机构管理条例》《突发公共卫生事件应急条例》等 37 部行政法规；卫生部制定印发了《处方管理办法》等 200 余件部门规章；现行有效卫生标准 1300 多项。目前，我国已初步建成了以公共卫生、医疗服务、健康相关产品管理和医疗保障等法律制度组成的卫生法律体系，为保障公民身体健康和生命安全、规范市场经济行为、促进医学科学和卫生事业的发展发挥了重要作用。

二、卫生法的概念与特征

（一）卫生法的概念

卫生法（health law）是指由国家制定或认可，并由国家强制力保证实施，调整在卫生活动过程中形成的各种社会关系的法律规范的总称。这一概念包括以下几层含义：

1. 卫生法调整的对象是卫生社会关系　卫生社会关系是多种多样的，主要包括卫生组织关系、卫生管理关系、卫生服务关系以及国际卫生关系。

2. 卫生法是法律规范的总和　我国卫生法是由一系列调整卫生社会关系的法律规范所构成的。卫生法律规范分两大组成部分，一部分是在专门制定的卫生法律、行政法规和规章中，另一部分是散在于其他方面的法律、行政法规、规章中。

（二）卫生法的特征

1. 卫生法立法宗旨是保护公民生命健康权。卫生法以保障公民生命健康权为根本宗旨，这正是它区别于其他法律的重要标志。

2. 卫生法具有诸法合体、多种调节手段并用的特殊形态。卫生法没有统一的法典，卫生法既表现为专门以医药卫生为主要内容的卫生法律规范文件，也表现为在其他法律文件中有关医药卫生的规范性条文，是卫生法律规范的总和，在卫生管理中往往是同时运用行政法律、民事法律、刑事法律等多种手段进行调节管理。

3. 卫生法中技术规范和法律规范紧密结合。卫生法的具体内容与医学等自然科学相联系并成为立法的基础和依据，同时医药卫生工作本身作为技术性很强的工作，要适应现代科学技术发展，把科学技术的研究成果应用于医药卫生工作中，就必须用立法来强化医药卫生技术规范，形成操作规程、技术常规及医药卫生标准等法定性技术规范供人们遵照执行。

4. 形式的多样化和内容的易变性。从法律形式上看，卫生法表现为法、条例、规范、办法、规定、通知等。同时，有关卫生政策在一定条件下和一定范围内，也起着卫生法的调整作用。

卫生法调整范围非常宽泛，凡涉及保护和增进人体健康的事项均属卫生法调整的范围，而这些事项本身经常变化，并时有突发性的公共卫生事件发生，因而其调整的范围也就具有了不稳定性的特征，导致卫生法不得不随着卫生事业、事项的变化而修订。其中，卫生行政性法规和规章是卫生行政机关为实施法律、执行职务和适应实际需要而制定的，其制定和修改的程序与法律相比较为宽松和频繁，其表现也体现出多变性。

5. 社会共同性。随着社会的发展，反映健康领域内具有社会共性的问题及要求成为世界各国卫生立法的共识。各国在卫生立法方面不断加强国际合作与交流，从而推动了国际卫生法的发展，也使本国的卫生法制建设不断完善，体现了卫生法的社会共同性的特征。

三、卫生法的基本原则

卫生法的基本原则是指反映卫生法立法精神，贯穿于卫生法律关系始终，在调整卫生社会关系中具有普遍指导意义的准则。卫生法的基本原则主要有以下五个方面：

(一) 卫生保护原则

卫生保护是实现人的健康权利的保证，也是卫生保健制度的重要基础。卫生保护原则有两方面的内容：第一，人人有获得卫生保护的权利；第二，人人有获得有质量的卫生保护的权利。

(二) 预防为主原则

卫生法实行预防为主原则，首先是由卫生工作的性质所决定的，其次是由我国经济发展水平所决定的。预防为主原则有以下几个基本含义：①任何卫生工作都必须立足于防；②强调预防，并不是轻视医疗；③预防和医疗都是保护人体健康的方法和手段。无病防病、有病治病、防治结合是预防为主原则总的要求。

(三) 公平原则

所谓公平原则，就是以利益均衡作为价值判断标准来配置卫生资源，协调卫生保健活动，以便每个社会成员普遍能得到卫生保健。公平原则的基本要求是合理配置可使用的卫生资源。公平不是一个单一的、有限的目标，而是一个逐步改善的过程。

(四) 保护社会健康原则

保护社会健康原则本质上是协调个人利益与社会健康利益的关系，它是世界各国卫生法公认的目标。人具有社会性，要参与社会的分工和合作，所以就要对社会承担一定的义务。这个义务就是个人在行使自己的权利时，不得损害社会健康利益。

(五) 病人自主原则

保护病人权利的观念是卫生法的基础，而病人的自主原则是病人权利的核心。所谓病人自主原则，是指病人经过深思熟虑就有关自己疾病的医疗问题作出合理的、理智的并表示负责的自我决定权。它包括：①有权自主选择医疗机构、医生及其医疗服务的方式；②除法律、法规另有规定外，有权自主决定接受或者不接受某一项医疗服务；③有权拒绝非医疗性服务等。我国目前还没有专门的病人权利保护法，但我国现行的卫生法律、法规都从不同角度对病人权利（如医疗权、知情权、同意权、选择权、参与权、隐私权、申诉权、赔偿请求权等）作了明确、具体的规定。

四、卫生法规的作用

卫生法规的作用是指卫生法规对个人以及社会生活发生的影响，其目的在于调整社会关系并使其处于满足人类需要的状态。卫生法规的作用分为规范作用和社会作用。规范作用是手段，社会作用是目的。

(一) 规范作用

卫生法规的规范作用主要是指卫生法规对调整人们的行为所起的作用，体现为指引作用、评价作用、教育作用、预测作用和强制作用。

(二) 社会作用

1. 有利于强化卫生事业管理　用法律手段管理和规范卫生事业，使医疗、预防、保健活动有法可依，是卫生事业健康、有序、稳定发展的重要保障。

2. 有利于保障公民生命健康　卫生工作的目的是防病治病、保护人类健康。卫生法规就是国家为了实现卫生工作目的而制订的行为规范的总和。

3. 有利于推动医学科学进步　　随着新的科学技术不断被运用到医学领域中来，当代医学科学也向卫生立法提出了一系列的新课题，需要法律作出明确规定，用法律手段加以调整。通过卫生法规的规范调节作用可以创造一个良好的医学探索、研究环境和氛围，从而推动医学科学的不断进步和健康发展。

4. 有利于促进国民经济发展　　国家通过加强卫生立法，使全体公民和各种社会组织明确各自在医疗卫生工作中的权利和义务，努力改善生产、生活、学习和工作条件，不断提高生产、生活和产品的卫生质量，以达到保护劳动者身体健康、促进国民经济发展的目的。

5. 有利于促进国际卫生交流合作　　随着世界经济发展和对外开放的扩大，我国与国外的友好往来日益增多，涉及的医疗卫生事务更加宽泛和复杂。我国陆续颁布了一系列涉外的卫生法律、法规和规章。这对于维护我国国家主权、保护人体健康、促进国际医疗卫生交流与合作都起到了积极的促进和推动作用。

五、卫生法律关系

卫生法律关系（health legal relation）是由卫生法律所调整和确认的社会关系，和其他法律关系一样，也具有主体、客体和内容三要素。卫生法律关系的产生、变更和消灭总是在一定条件下实现的。

（一）卫生法律关系的概念

卫生法律关系是指由卫生法律所调整的国家机关、企事业单位和其他社会团体之间，它们的内部机构以及它们与公民之间在医疗卫生管理监督和医疗卫生预防保健服务过程中所形成的权利和义务关系。

（二）卫生法律关系的构成要素

卫生法律关系包括主体、客体和内容三个要素。这三个要素必须同时存在、缺一不可。

1. 主体　　卫生法律关系的主体是指卫生法律关系的参与者，即在卫生法律关系中享有权利并承担义务的当事人，主体包括国家机关、企事业单位、社会团体和自然人。

2. 客体　　卫生法律关系的客体是指卫生法律关系主体的权利和义务所指向的对象。主要包括生命健康利益、行为及其结果、物、智力成果等。

3. 内容　　卫生法律关系的内容是指卫生法律关系主体依法所享有的权利和承担的义务。

（三）卫生法律关系的产生、变更和消灭

卫生法律关系的产生是指在卫生法律关系主体之间形成了某种权利和义务关系。卫生法律关系的变更是指卫生法律关系主体、客体或内容发生变化。卫生法律关系的消灭是指卫生法律关系主体之间权利义务关系的消失和终止。

六、卫生法律责任

卫生法律责任（health legal liability）是指因不履行或拒绝履行卫生法所规定的义务，侵犯他人的合法权利而应承担的法律义务。根据违法行为的情节、动机、性质和社会危害程度不同，违法者所承担的相应法律责任有民事责任、行政责任和刑事责任。

（一）卫生法中的民事责任

卫生民事责任是指医疗机构和卫生工作人员或从事卫生事业有关的机构违反了卫生法规规定，侵害了公民的生命健康权时，应向受害人承担的以财产为主的损害赔偿法律责任。

1. 构成卫生民事责任必须具备以下要件：具有损害事实；行为人有过错；行为人的过错行为与损害事实之间有因果关系。

2. 承担民事责任的方式　我国《民法通则》规定：承担民事责任的方式主要有停止侵害，排除妨碍，消除危险，返还财产，恢复原状，修理、重作、更换，赔偿损失，支付违约金，消除影响、恢复名誉，赔礼道歉等十种。

（二）卫生法中的行政责任

卫生行政责任是指卫生行政法律关系主体违反卫生行政法律规范，尚未构成犯罪所应承担的法律后果。根据我国现行卫生行政管理法规的规定，主要包括行政处罚和行政处分两种。

1. 行政处罚　行政处罚是指卫生行政机关、法律法规授权组织或者卫生行政机构委托的组织，在职权范围内对违反卫生行政管理法律法规而尚未构成犯罪的公民、法人和其他组织，实施的一种卫生行政制裁。其种类主要有：警告、通报、罚款、没收违法所得、没收非法财物、责令停产停业、暂扣或吊销有关许可证等。

2. 行政处分　行政处分是指有管辖权的国家机关或企事业单位对所属一般违法失职人员给予的一种行政惩戒。行政处分的种类主要有：警告、记过、记大过、降级、降职、撤职、留用察看、开除等八种。

（三）卫生法中的刑事责任

卫生刑事责任是指行为人因实施了违反卫生法规的行为，严重侵犯了卫生管理秩序及公民的生命健康权而依刑法所应承担的法律后果。卫生法律、法规对于刑事责任的规定，直接引用了刑法中有关条款的规定。

根据我国刑法规定，承担刑事责任的方式是刑罚。刑罚包括主刑和附加刑，主刑有：管制、拘役、有期徒刑、无期徒刑、死刑；附加刑有：罚金、剥夺政治权利、没收财产。对于犯罪的外国人，可以独立适用或附加适用驱逐出境。

我国刑法对违反卫生法规的行为所应承担的刑事责任作了明确规定。具体罪名有：生产、销售假药罪，生产、销售劣药罪，生产、销售不符合卫生标准的食品罪，生产、销售有毒有害食品罪，生产、销售不符合标准的医用器材罪，生产、销售不符合卫生标准的化妆品罪，妨害传染病防治罪，传染病菌种、毒种扩散罪，妨害国境卫生检疫罪，非法组织卖血罪，强迫卖血罪，非法采集、供应血液或制作、供应血液制品罪，采集、供应血液或制作、供应血液制品事故罪，医疗事故罪，非法行医罪，非法进行节育手术罪，非法提供麻醉药品、精神药品罪，传播性病罪等。刑事责任实现的方法是通过剥夺犯罪分子的某种权益（财产、政治权利、人身自由）甚至生命，以实现法律制裁。

第二节　卫生技术人员执业法律制度

卫生技术人员是指按照国家有关法律、法规和规章的规定取得卫生技术人员资格或者职称的，并于相应的卫生机构中从事专业技术工作的人员。卫生技术人员应当接受过高等或中等卫生教育或培训，掌握相关的医药卫生知识和技能，经政府行政部门的考试或考核并进行职业登记注册，取得执业权利，从事医疗、预防、药剂、护理等方面的工作。

我国对于卫生技术人员的从业管理一直予以高度重视。1998 年 6 月 26 日，为规范医师的执业行为，保障医师的合法权益，第九届全国人大常委会第三次会议通过了《中华人民共和国执业医师法》，并于 1999 年 5 月 1 日起施行。为规范药师的执业行为，1999 年国家人事部、国家药品监督管理部门修订了《执业药师资格制度暂行规定》《执业药师资格考试实施办法》《执业药师注册管理暂行办法》。为了提高乡村医生的职业道德和业务素质，加强乡村医生从业管理，保护乡村医生的合法权益，保障村民获得初级卫生保健服务，国务院于 2003 年 7 月 30 日制定通过了《乡村医生从业管理条例》，并于 2004 年 1 月 1 日起施行。2008 年 1 月 31 日，为规范护士执业行为，保障护士的合法权益，国务院总理温家宝签署第 517 号国务院令，公布

《护士条例》并于同年 5 月 12 日起正式施行。这一系列法律法规的颁布与实施，促进了我国医疗卫生技术队伍的建设，并使卫生人员管理工作逐渐步入了法制化轨道。本节将对执业医师法及护士条例作系统介绍。

一、执业医师法

（一）概述

执业医师法（practicing physicians law）是调整加强医师队伍建设，提高医师职业道德和业务素质，保障医师的合法权益和保护人民健康活动中产生的各种社会关系的法律规范的总和。执业医师法中所称的医师是指依法取得执业医师资格或者执业助理医师资格，经注册在医疗、预防、保健机构中执业的专业医务人员。

（二）执业医师资格的取得与注册

1. 医师资格考试制度　国家实行医师资格考试制度，分为执业医师资格考试和执业助理医师资格考试。医师资格统一考试的办法，由国务院卫生行政部门制订，省级以上人民政府卫生行政部门组织实施。考试的类别分为临床医师、中医（包括中医、民族医、中西医结合）师、口腔医师、公共卫生医师四类。考试方式分为实践技能考试和医学综合笔试。

（1）申请执业医师资格考试的条件：具有下列条件之一的，可以参加执业医师资格考试：具有高等学校医学专业本科以上学历，在执业医师指导下，在医疗、预防、保健机构中试用期满 1 年的；取得执业助理医师执业证书后，具有高等学校医学专科学历，在医疗、预防、保健机构中工作满 2 年的；具有中等专业学校医学专业学历，在医疗、预防、保健机构中工作满 5 年的。

（2）申请执业助理医师资格考试的条件：具有高等学校医学专科学历或者中等专业学校医学专业学历，在执业医师指导下，在医疗、预防、保健机构中试用期满 1 年的，可以参加执业助理医师资格考试。

（3）其他参加执业医师资格考试的条件：以师承方式学习传统医学满 3 年或者经多年实践医术确有专长的，经县级以上人民政府卫生行政部门确定的传统医学专业组织或者医疗、预防、保健机构考核合格并推荐，可以参加执业医师资格或者执业助理医师资格考试。

2. 医师执业注册制度（registration system for doctors）　国家实行医师执业注册制度。取得医师资格的，可以向所在地县级以上人民政府卫生行政部门申请注册，并取得医师执业证书。

（1）不予注册的规定：有下列情形之一的，不予注册：不具有完全民事行为能力的；因受刑事处罚，自刑罚执行完毕之日起至申请注册之日止不满 2 年的；受吊销医师执业证书行政处罚，自处罚决定之日起至申请注册之日止不满 2 年的；有国务院卫生行政部门规定不宜从事医疗、预防、保健业务的其他情形的。

（2）注销注册的规定：医师注册后有下列情形之一的，其所在的医疗、预防、保健机构应当在 30 日内报告准予注册的卫生行政部门，卫生行政部门应当注销注册，收回医师执业证书：死亡或者被宣告失踪的；受刑事处罚的；受吊销医师执业证书行政处罚的；因参加医师定期考核不合格暂停执业活动期满，再次考核仍不合格的；中止医师执业活动满 2 年的；有国务院卫生行政部门规定不宜从事医疗、预防、保健业务的其他情形的。

（3）变更注册的规定：医师变更执业地点、执业类别、执业范围等注册事项的，应当到准予注册的卫生行政部门办理变更注册手续。

（4）对不予注册、注销注册持有异议的法律救济：受理申请的卫生行政部门对不符合条件不予注册的，应当自收到申请之日起 30 日内书面通知申请人，并说明理由。申请人有异议的，可以自收到通知之日起 15 日内，依法申请复议或者向人民法院提起诉讼。

被注销注册的当事人有异议的，可以自收到注销注册通知之日起 15 日内，依法申请复议或者向人民法院提起诉讼。

（三）执业医师的权利、义务和执业规则

1. 医师执业权利　医师执业权利是指取得医师资格、依法注册的医师，在执业活动中依法享有的权利。任何人不得侵犯或剥夺医师的法定权利。医师在执业活动中享有下列权利：

（1）在注册的执业范围内，进行医学诊查、疾病调查、医学处置、出具相应的医学证明文件，选择合理的医疗、预防、保健方案。

（2）按照国务院卫生行政部门规定的标准，获得与本人执业活动相当的医疗设备基本条件。

（3）从事医学研究、学术交流，参加专业学术团体。

（4）参加专业培训，接受继续医学教育。

（5）在执业活动中，人格尊严、人身安全不受侵犯。

（6）获取工资报酬和津贴，享受国家规定的福利待遇。

（7）对所在机构的医疗、预防、保健工作和卫生行政部门的工作提出意见和建议，依法参与所在机构的民主管理。

2. 医师执业义务　医师执业义务是指医师在执业活动中必须履行的责任。医师在执业活动中应当履行的主要义务是：

（1）遵守法律、法规，遵守技术操作规范。

（2）树立敬业精神，遵守职业道德，履行医师职责，尽职尽责为病人服务。

（3）关心、爱护、尊重病人，保护病人的隐私。

（4）努力钻研业务，更新知识，提高专业技术水平。

（5）宣传卫生保健知识，对病人进行健康教育。

3. 医师执业规则　医师的执业规则主要有：

（1）医师实施医疗、预防、保健措施，签署有关医学证明文件，必须亲自诊查、调查，并按照规定及时填写医学文书，不得隐匿、伪造或者销毁医学文书及有关资料。医师不得出具与自己执业范围无关或者与执业类别不相符的医学证明文件。

（2）对急危病人，医师应当采取紧急措施进行诊治，不得拒绝急救处置。

（3）医师应当使用经国家有关部门批准使用的药品、消毒药剂和医疗器械。除正当诊断治疗外，不得使用麻醉药品、医疗用毒性药品、精神药品和放射性药品。

（4）医师应当如实向病人或者其家属介绍病情，但应注意避免对病人产生不利后果。医师进行实验性临床医疗，应当经医院批准并征得病人本人或者其家属同意。

（5）医师不得利用职务之便，索取、非法收受病人财物或者牟取其他不正当利益。

（6）遇有自然灾害、传染病流行、突发重大伤亡事故及其他严重威胁人民生命健康的紧急情况时，医师应当服从县级以上人民政府卫生行政部门的调遣。

（7）医师发生医疗事故或者发现传染病疫情时，应当按照有关规定及时向所在机构或者卫生行政部门报告。医师发现病人涉嫌伤害事件或者非正常死亡时，应当按照有关规定向有关部门报告。

（8）执业助理医师应当在执业医师的指导下，在医疗、预防、保健机构中按照其执业类别执业。在乡、民族乡、镇的医疗、预防、保健机构中工作的执业助理医师，可以根据医疗诊治的情况和需要，独立从事一般的执业活动。

（四）医师的考核与培训

1. 医师的考核　医师考核是指医疗机构或者有关组织对医师的考察和评价活动，它是对医师进行管理的重要一环。考核的结果将作为卫生主管部门和医疗机构对医师进行奖惩、职称

评定、职务晋升、执业监督等项管理的依据。

（1）考核主体：对医师进行考核的主体是受县级以上人民政府卫生行政部门委托的医疗、预防、保健机构或者医疗机构评审委员会、医师协会或者其他医学专业组织。县级以上人民政府卫生行政部门负责指导、检查和监督医师考核工作。

（2）考核标准：医师的考核标准应当按照医师执业标准由考核机构根据医师的岗位职责制订。

（3）考核内容：医师考核的内容包括医师的业务水平、工作成绩和职业道德状况等。

（4）考核形式：对医师考核的形式是定期考核。

（5）考核结果：对医师进行考核的结果分为合格和不合格两种。

（6）医师有下列情形之一的，县级以上人民政府卫生行政部门应当给予表彰或者奖励：在执业活动中，医德高尚、事迹突出的；对医学专业技术有重大突破、作出显著贡献的；遇有自然灾害、传染病流行、突发重大伤亡事故及其他严重威胁人民生命健康的紧急情况时，救死扶伤、抢救诊疗表现突出的；长期在边远贫困地区、少数民族地区条件艰苦的基层单位努力工作的；国务院卫生行政部门规定应当予以表彰或者奖励的其他情形的。

2. 医师的培训　医师的培训是指以提高医师的业务水平和素质为目的的各种教育和训练活动。县级以上人民政府卫生行政部门应当制订医师培训计划，对医师进行多种形式的培训，为医师接受继续医学教育提供条件。县级以上人民政府卫生行政部门应当采取有力措施，对在农村和少数民族地区从事医疗、预防、保健业务的医务人员实施培训。医疗、预防、保健机构应当按照规定和计划保证本机构医师的培训和继续医学教育。县级以上人民政府卫生行政部门委托的承担医师考核任务的医疗卫生机构，应当为医师的培训和接受继续医学教育提供和创造条件。

（五）法律责任

执业医师法是医师在执业活动中必须遵守的法律制度，如果违反了有关规定，将承担相应的法律责任，包括行政责任、民事责任和刑事责任。

1. 行政责任

（1）以不正当手段取得医师执业证书的，由发给证书的卫生行政部门予以吊销；对负有直接责任的主管人员和其他直接责任人员，依法给予行政处分。

（2）违反医师的义务以及医师的执业规则行为的，视情节轻重，由县级以上人民政府卫生行政部门给予警告或者责令暂停6个月以上、1年以下执业活动；情节严重的，吊销其执业证书。

（3）未经批准擅自开办医疗机构行医或者非医师行医的，由县级以上人民政府卫生行政部门予以取缔，没收其违法所得及其药品、器械，并处10万元以下的罚款，吊销医师执业证书。

（4）阻碍医师依法执业，侮辱、诽谤、威胁、殴打医师或者侵犯医师人身自由，干扰医师正常工作、生活尚未构成犯罪的，依照《治安管理处罚法》的规定处罚。

（5）医疗、预防、保健机构未依照《执业医师法》的规定履行报告职责，导致严重后果的，由县级以上人民政府卫生行政部门给予警告；并对该机构的行政负责人依法给予行政处分。

（6）卫生行政部门工作人员或者医疗、预防、保健机构工作人员违反《执业医师法》有关规定，弄虚作假、玩忽职守、滥用职权、徇私舞弊，尚不构成犯罪的由所在机构或者卫生行政部门依法给予行政处分。

2. 民事责任　《执业医师法》规定，医师在医疗、预防、保健工作中造成事故的，依照法律或者国家有关规定处理。未经批准擅自开办医疗机构行医或非医师行医，给病人造成损害的，依法承担赔偿责任。

3. 刑事责任　《刑法》第335条规定，医务人员由于严重不负责任，造成就诊人死亡或者严重损害就诊人身体健康的，处3年以下有期徒刑或者拘役。

《刑法》第336条第一款规定，未取得医生执业资格的人非法行医，情节严重的，处3年以下有期徒刑、拘役或者管制，并处或者单处罚金；严重损害就诊人身体健康的，处3年以上、10年以下有期徒刑，并处罚金；造成就诊人死亡的，处10年以上有期徒刑，并处罚金。

《刑法》第336条第二款规定，未取得医生执业资格的人擅自为他人进行节育复通手术、假节育手术、终止妊娠手术或者摘取宫内节育器，情节严重的，处3年以下有期徒刑、拘役或者管制，并处或者单处罚金；严重损害就诊人身体健康的，处3年以上、10年以下有期徒刑，并处罚金；造成就诊人死亡的，处10年以上有期徒刑，并处罚金。

《执业医师法》规定，阻碍医师依法执业，侮辱、诽谤、威胁、殴打医师或者侵犯医师人身自由，干扰医师正常工作、生活的，构成犯罪的，依法追究刑事责任。

二、护士条例

(一) 概述

护士是指经执业注册取得护士执业证书，依照规定从事护理活动，履行保护生命、减轻痛苦、增进健康职责的卫生技术人员。

(二) 申请护士执业注册的条件

《护士条例》规定，护士执业，应当经执业注册取得护士执业证书。申请护士执业注册，应当具备下列条件：

1. 具有完全民事行为能力。

2. 在中等职业学校、高等学校完成国务院教育主管部门和国务院卫生主管部门规定的普通全日制3年以上的护理、助产专业课程学习，包括在教学、综合医院完成8个月以上护理临床实习，并取得相应学历证书。

3. 通过国务院卫生主管部门组织的护士执业资格考试。

4. 符合国务院卫生主管部门规定的健康标准。

护士执业注册申请，应当自通过护士执业资格考试之日起3年内提出；逾期提出申请的，除应当具备规定条件外，还应当在符合国务院卫生主管部门规定条件的医疗卫生机构接受3个月临床护理培训并考核合格。

(三) 护士的权利

1. 享受福利待遇的权利　护士执业，有按照国家有关规定获取工资报酬、享受福利待遇、参加社会保险的权利。

2. 获得职业防护的权利　护士执业，有获得与其所从事的护理工作相适应的卫生防护、医疗保健服务的权利。

3. 提升业务能力的权利　护士有按照国家有关规定获得与本人业务能力和学术水平相应的专业技术职务、职称的权利；有参加专业培训、从事学术研究和交流、参加行业协会和专业学术团体的权利。

4. 获得履行护理职责的权利　护士有获得疾病诊疗、护理相关信息的权利和其他与履行护理职责相关的权利。

5. 参与民主管理的权利　护士在执业中可以对医疗卫生机构和卫生主管部门的工作提出意见和建议。

6. 获得表彰、奖励的权利　国务院有关部门对在护理工作中作出杰出贡献的护士，应当授予全国卫生系统先进工作者荣誉称号或者颁发白求恩奖章，受到表彰、奖励的护士享受省部级劳动模范、先进工作者待遇；对长期从事护理工作的护士应当颁发荣誉证书。具体办法由国务院有关部门制订。

县级以上地方人民政府及其有关部门对本行政区域内作出突出贡献的护士,按照省、自治区、直辖市人民政府的有关规定给予表彰、奖励。

(四) 护士的义务

1. 护士执业应当遵守法律、法规、规章和诊疗技术规范的规定。

2. 护士在执业活动中,发现病人病情危急,应当立即通知医师;在紧急情况下为抢救垂危病人生命,应当先行实施必要的紧急救护。

3. 护士发现医嘱违反法律、法规、规章或者诊疗技术规范规定的,应当及时向开具医嘱的医师提出;必要时,应当向该医师所在科室的负责人或者医疗卫生机构负责医疗服务管理的人员报告。

4. 护士应当尊重、关心、爱护病人,保护病人的隐私。

5. 护士有义务参与公共卫生和疾病预防控制工作。

(五) 医疗卫生机构的职责

1. 按标准配备护士数量　医疗卫生机构配备护士的数量不得低于国务院卫生主管部门规定的护士配备标准。

2. 不得违法使用非护理专业技术人员从事护理活动　医疗卫生机构不得允许下列人员在本机构从事诊疗技术规范规定的护理活动:未取得护士执业证书的人员;未依照《护士条例》第9条的规定办理执业地点变更手续的护士;护士执业注册有效期届满未延续执业注册的护士。

3. 执行国家福利待遇规定　医疗卫生机构应当为护士提供卫生防护用品,并采取有效的卫生防护措施和医疗保健措施。医疗卫生机构应当执行国家有关工资、福利待遇等规定,保障护士的合法权益。

4. 加强护士培训　医疗卫生机构应当制订、实施本机构护士在职培训计划,并保证护士接受培训。

5. 建立护士岗位责任制并进行监督检查　医疗卫生机构应当建立护士岗位责任制并进行监督检查。护士因不履行职责或者违反职业道德受到投诉的,其所在医疗卫生机构应当进行调查。经查证属实的,医疗卫生机构应当对护士作出处理,并将调查处理情况告知投诉人。

(六) 法律责任

1. 卫生主管部门工作人员的法律责任　卫生主管部门的工作人员未依照本条例规定履行职责,在护士监督管理工作中滥用职权、徇私舞弊,或者有其他失职、渎职行为的,依法给予处分;构成犯罪的,依法追究刑事责任。

2. 医疗卫生机构的法律责任

(1) 医疗卫生机构有下列情形之一的,由县级以上地方人民政府卫生主管部门依据职责分工责令限期改正,给予警告;逾期不改正的,根据国务院卫生主管部门规定的护士配备标准和在医疗卫生机构合法执业的护士数量核减其诊疗科目,或者暂停其6个月以上、1年以下执业活动;国家举办的医疗卫生机构有下列情形之一、情节严重的,还应当对负有责任的主管人员和其他直接责任人员依法给予处分:护士的配备数量低于国务院卫生主管部门规定的护士配备标准的;允许未取得护士执业证书的人员或者允许未依照本条例规定办理执业地点变更手续、延续执业注册有效期的护士在本机构从事诊疗技术规范规定的护理活动的。

(2) 医疗卫生机构有下列情形之一的,依照有关法律、行政法规的规定给予处罚;国家举办的医疗卫生机构有下列情形之一、情节严重的,还应当对负有责任的主管人员和其他直接责任人员依法给予处分:未执行国家有关工资、福利待遇等规定的;对在本机构从事护理工作的护士,未按照国家有关规定足额缴纳社会保险费用的;未为护士提供卫生防护用品,或者未采取有效的卫生防护措施、医疗保健措施的；对在艰苦边远地区工作，或者从事直接接触有毒有害物质、有感染传染病危险工作的护士，未按照国家有关规定给予津贴的。

（3）医疗卫生机构有下列情形之一的，由县级以上地方人民政府卫生主管部门依据职责分工责令限期改正，给予警告：未制订、实施本机构护士在职培训计划或者未保证护士接受培训的；未依照本条例规定履行护士管理职责的。

3. 护士的法律责任　护士在执业活动中有下列情形之一的，由县级以上地方人民政府卫生主管部门依据职责分工责令改正，给予警告；情节严重的，暂停其6个月以上、1年以下执业活动，直至由原发证部门吊销其护士执业证书：

（1）发现病人病情危急未立即通知医师的。

（2）发现医嘱违反法律、法规、规章或者诊疗技术规范的规定，未依照《护士条例》第17条的规定提出或者报告的。

（3）泄露病人隐私的。

（4）发生自然灾害、公共卫生事件等严重威胁公众生命健康的突发事件，不服从安排参加医疗救护的。

护士在执业活动中造成医疗事故的，依照医疗事故处理的有关规定承担法律责任。

护士被吊销执业证书的，自执业证书被吊销之日起2年内不得申请执业注册。

4. 阻碍护士依法执业的法律责任　扰乱医疗秩序，阻碍护士依法开展执业活动，侮辱、威胁、殴打护士，或者有其他侵犯护士合法权益行为的，由公安机关依照治安管理处罚法的规定给予处罚；构成犯罪的，依法追究刑事责任。

第三节　医疗事故处理的法律依据

一、医疗事故的概念

（一）医疗事故的定义

医疗事故（medical accident）是指医疗机构及其医务人员在医疗活动中，违反医疗卫生管理法律、行政法规、部门规章和诊疗护理规范、常规，过失造成病人人身损害的事故。

（二）医疗事故具有的特征

1. 医疗事故的责任主体是医疗机构及其医务人员。医疗事故的责任主体是医疗事故的实施者和责任承担者。凡未经法律许可，未取得执业资格证或者未经依法登记注册的机构和个人开展医疗活动，造成病人身体健康损害的，不属于医疗事故，而属于违法犯罪。病人由于自己的过错造成的不良后果，也不能认定为医疗事故。

2. 医疗事故是在医疗活动中发生的。医疗活动的主要内容和形式是诊疗护理。没有诊疗护理内容和形式的事故不能称为医疗事故。这是区分医疗事故与其他事故的分水岭。

3. 医疗事故是违反医疗卫生管理法律、行政法规、部门规章和诊疗护理规范、常规的过失行为造成的。医疗事故的行为违法性主要体现在违反了由国家制定的医疗卫生管理法律、行政法规、部门规章和诊疗护理规范、常规。

4. 医疗事故的责任主体主观上必须具有过失。医疗机构及其医务人员应当预见到自己的行为可能产生损害后果，但是由于疏忽大意而没有预见或者虽已预见但轻信能够避免，致使对病人的危害结果发生。

5. 医疗事故给病人造成了人身损害。人身损害是指侵害他人生命健康权、身体权以及其他人身权利而造成不良后果。此处的人身损害应理解为广义的损害，即包括精神损害。

6. 医疗事故其危害行为和危害结果之间必须有直接因果关系。危害行为和危害结果之间，必须有直接的因果关系，否则不能认定为医疗事故。在多因一果时，要综合分析病人的疾病和个体差异，科学地、具体地、实事求是地分析各个原因的不同地位和作用，使之得到公正的认定。

（三）处理医疗事故的原则与基本要求

处理医疗事故，应当遵循公开、公平、公正、及时、便民的原则，坚持实事求是的科学态度，做到事实清楚、定性准确、责任明确、处理恰当。

二、医疗事故的等级

为了切实保护病人的合法权益，促进医疗机构提高医疗质量和服务水平，同时也为了妥善解决医疗事故争议，与其他法律相衔接，《医疗事故处理条例》及《医疗事故分级标准（试行）》根据对病人人身造成的损害程度，将医疗事故分为四个等级：

1. 一级医疗事故　系指造成病人死亡、重度残疾。
2. 二级医疗事故　系指造成病人中度残疾、器官组织损伤导致严重功能障碍。
3. 三级医疗事故　系指造成病人轻度残疾、器官组织损伤导致一般功能障碍。
4. 四级医疗事故　系指造成病人明显人身损害的其他后果的医疗事故。

三、医疗事故的预防与处置

对于医疗事故，关键在于事先科学预防与事后及时处置。

（一）医疗事故的预防

医疗事故重在预防，只有事先科学预防，才能降低医疗事故的发生概率。医疗机构应当制定防范、处理医疗事故的预案，预防医疗事故的发生，减轻医疗事故的损害。

1. 依法从事医疗活动　明确要求各级医疗机构及其医务人员在医疗活动中，必须严格遵守医疗卫生管理法律、行政法规、部门规章和诊疗护理技术操作常规，恪守医疗服务职业道德。

2. 加强对医务人员法律、法规、规章、规范和医德的培训与教育　医疗机构应当经常对其医务人员广泛开展普法宣传教育，深入学习医疗卫生法律法规和规章，加强诊疗护理规范和常规的培训，加强医疗服务职业道德教育。

3. 加强对医疗机构质量监控、接受病人投诉、提供咨询服务　医疗机构应当设置医疗服务质量监控部门或者配备专（兼）职人员，具体负责监督本医疗机构的医务人员的医疗服务工作，检查医务人员执业情况，接受病人对医疗服务的投诉，耐心细致地向病人提供咨询服务，预防医疗事故的发生。

4. 注重制度保障　医疗机构应当制定防范、处理医疗事故的预案，并加强对病历资料的管理与监督。

5. 尊重病人的知情同意权，保护病人隐私权　医疗机构及其医务人员应当将病人的病情、治疗措施、医疗风险等如实告知病人，及时解答其咨询，但应避免对病人产生不利后果。医务人员有义务严格为病人保密，未经病人请求，不得向他人暴露或渲染病人隐私。

（二）医疗事故的处置

1. 立即采取有效措施防止损害扩大　发生或者发现医疗过失行为或者可能导致病人人身伤害时，医疗机构及其医护人员应当采取有效措施，避免或者减轻对病人身体健康的损害，防止损害扩大。

2. 执行医疗事故的报告制度　医务人员在医疗活动中发生或者发现医疗事故、可能引起医疗事故的医疗过失行为或者发生医疗事故争议的，要立即向所在科室负责人报告，科室负责人应当及时向本医疗机构负责医疗服务质量监控的部门或者专（兼）职人员报告（个体开业的医务人员应立即向当地的卫生行政部门报告）。负责医疗服务质量监控的部门或者专（兼）职人员接到报告后，应当立即进行调查、核实，将有关情况如实向本医疗机构负责人报告，并向病人通报、解释。医疗机构应当按照规定向所在地卫生行政部门报告。

对发生导致病人死亡或者可能为二级以上的医疗事故，导致 3 人以上人身损害后果以及国务院卫生行政部门和省、自治区、直辖市人民政府卫生行政部门规定的其他情形的重大医疗过失行为，医疗机构应当在 12 小时内向所在地卫生行政部门报告。

3. 按法定要求封存病历资料和现场实物等证据　医疗机构应当按照国务院卫生行政部门规定的要求，书写并妥善保管病历资料。病历资料等应当在医患双方在场的情况下封存和启封。

疑似输液、输血、注射、药物等引起不良后果的，医患双方应当共同对现场实物进行封存和启封，封存的现场实物由医疗机构保管；需要检验的，应当由双方共同指定的、依法具有检验资格的检验机构进行检验；双方无法共同指定时，由卫生行政部门指定。疑似输血引起不良后果，需要对血液进行封存保留的，医疗机构应当通知提供该血液的采供血机构派员到场。

4. 遵守尸体存放、处理和尸检的具体规定　病人死亡，医患双方当事人不能确定死因或者对死因有异议的，应当在病人死亡后 48 小时内进行尸检；具备尸体冻存条件的，可以延长至 7 日。尸检应当经死者近亲属同意并签字。尸检应当由按照国家有关规定取得相应资格的机构和病理解剖专业技术人员进行。

四、医疗事故的技术鉴定

（一）医疗事故技术鉴定的组织

医疗事故技术鉴定由负责组织医疗事故技术鉴定工作的医学会组织专家鉴定组进行。设区的市级地方医学会和省、自治区、直辖市直接管辖的县（市）地方医学会负责组织首次医疗事故技术鉴定工作。省、自治区、直辖市地方医学会负责组织再次鉴定工作。必要时，中华医学会可以组织疑难、复杂并在全国有重大影响的医疗事故争议的技术鉴定工作。

（二）医疗事故技术鉴定的程序

1. 鉴定的提起　卫生行政部门接到医疗机构关于重大医疗过失行为的报告或者医疗事故争议当事人要求处理医疗事故争议的申请后，对需要进行医疗事故技术鉴定的，应当交由负责医疗事故技术鉴定工作的医学会组织鉴定；医患双方协商解决医疗事故争议，需要进行医疗事故技术鉴定的，由双方当事人共同委托负责医疗事故技术鉴定工作的医学会组织鉴定。当事人对首次医疗事故技术鉴定结论不服的，可以自收到首次鉴定结论之日起 15 日内向医疗机构所在地卫生行政部门提出再次鉴定的申请。

2. 鉴定的受理　负责组织医疗事故技术鉴定工作的医学会应当自受理医疗事故技术鉴定之日起 5 日内通知医疗事故争议双方当事人，提交进行医疗事故技术鉴定所需的材料。当事人应当自收到医学会的通知之日起 10 日内提交有关医疗事故技术鉴定的材料、书面陈述及答辩。医学会自接到当事人提交的有关医疗事故技术鉴定的材料之日起 45 日内，组织鉴定并出具医疗事故技术鉴定书。

对不符合受理条件的，医学会不予受理。不予受理的情形包括：①当事人一方直接向医学会提出鉴定申请的；②医疗事故争议涉及多个医疗机构，其中一所医疗机构所在地的医学会已经受理的；③医疗事故争议已经人民法院调解达成协议或判决的；④当事人已向人民法院提起民事诉讼的（司法机关委托的除外）；⑤非法行医造成病人身体健康损害的；⑥卫生部规定的其他情形。

3. 成立专家鉴定组　医学会根据医疗事故争议所涉及的学科专业，确定专家鉴定组的学科构成和人数。医疗事故争议涉及多学科专业的，其中主要学科专业的专家不得少于专家鉴定组成员的二分之一。医学会应当提前通知双方当事人，在指定时间、指定地点从专家库相关学科专业组中随机抽取专家鉴定组成员。医学会主持双方当事人抽取专家鉴定组成员前，应当将专家库相关学科专业组中专家姓名、专业、技术职务、工作单位告知双方当事人。当事人要求专家库成员回避的，应当说明理由。

4. 收集材料、调查取证 负责组织医疗事故技术鉴定工作的医学会应当向医疗机构收集有关医疗事故技术鉴定的材料、书面陈述及答辩，也可以向双方当事人和其他相关组织、个人进行调查取证，进行调查取证时不得少于 2 人。调查取证结束后，调查人员和调查对象应该在有关文书上签字。如调查对象拒绝签字的，应当记录在案。

5. 听取陈述答辩、作出鉴定结论 专家鉴定组应当认真审查双方当事人提交的材料，听取双方当事人的陈述及答辩并进行核实。专家鉴定组应当在事实清楚、证据确凿的基础上，综合分析病人的病情和个体差异，作出鉴定结论，并制作医疗事故技术鉴定书。

6. 移送与送达 医学会应当及时将医疗事故技术鉴定书送达移交鉴定的卫生行政部门，经卫生行政部门审核，对符合规定作出的医疗事故技术鉴定结论，应当及时送达双方当事人；由双方当事人共同委托的，直接送达双方当事人。

（三）医疗事故技术鉴定书的内容

医疗事故技术鉴定书是具有法律效力的文书，内容要合法、格式要规范、语言要准确、结构要严谨、语句要简练、条理要清楚，与法律、法规一致。鉴定书除应载明裁定的时间、地点、鉴定组成员外，还包括以下几个方面的内容：

1. 双方当事人的基本情况及要求。
2. 当事人提交的材料和负责组织医疗事故技术鉴定工作的医学会的调查材料。
3. 鉴定过程的说明，主要是对鉴定程序的合法性进行说明。
4. 医疗行为是否违反医疗卫生管理法律、行政法规、部门规章和诊疗护理规范、常规。
5. 医疗过失行为与人身损害后果之间是否存在因果关系。
6. 医疗过失行为在医疗事故损害后果中的责任程度。
7. 医疗事故等级。
8. 对医疗事故病人的医疗护理学建议。

（四）不属于医疗事故的法定情形

由于人体的特异性和疾病的复杂性，人类对许多疾病的发生原理尚未完全认识，现代医学科学技术还做不到包治百病。结合医学科学实际情况，《医疗事故处理条例》规定了六种情形不属于医疗事故：

1. 在紧急情况下为抢救垂危病人生命而采取紧急医学措施造成不良后果的。
2. 在医疗活动中由于病人病情异常或者病人体质特殊而发生医疗意外的。
3. 在现有医学科学技术条件下，发生无法预料或者不能防范的不良后果的。
4. 无过错输血感染造成不良后果的。
5. 因患方原因延误诊疗导致不良后果的。
6. 因不可抗力造成不良后果的。

五、医疗损害责任

《中华人民共和国侵权责任法》（The Tort Liability Law of the People's Republic of China）规定病人在诊疗活动中受到损害，医疗机构及其医务人员有过错的，由医疗机构承担赔偿责任。

1. 医务人员在诊疗活动中应当向病人说明病情和医疗措施。需要实施手术、特殊检查、特殊治疗的，医务人员应当及时向病人说明医疗风险、替代医疗方案等情况，并取得其书面同意；不宜向病人说明的，应当向病人的近亲属说明，并取得其书面同意。

医务人员未尽到前款义务，造成病人损害的，医疗机构应当承担赔偿责任。

2. 因抢救生命垂危的病人等紧急情况，不能取得病人或者其近亲属意见的，经医疗机构负责人或者授权的负责人批准，可以立即实施相应的医疗措施。

3. 医务人员在诊疗活动中未尽到与当时的医疗水平相应的诊疗义务，造成病人损害的，医疗机构应当承担赔偿责任。

4. 病人有损害，因下列情形之一的，推定医疗机构有过错：

（1）违反法律、行政法规、规章以及其他有关诊疗规范的规定。

（2）隐匿或者拒绝提供与纠纷有关的病历资料。

（3）伪造、篡改或者销毁病历资料。

5. 因药品、消毒药剂、医疗器械的缺陷，或者输入不合格的血液造成病人损害的，病人可以向生产者或者血液提供机构请求赔偿，也可以向医疗机构请求赔偿。病人向医疗机构请求赔偿的，医疗机构赔偿后，有权向负有责任的生产者或者血液提供机构追偿。

6. 病人有损害，因下列情形之一的，医疗机构不承担赔偿责任：

（1）病人或者其近亲属不配合医疗机构进行符合诊疗规范的诊疗。

（2）医务人员在抢救生命垂危的病人等紧急情况下已经尽到合理诊疗义务。

（3）限于当时的医疗水平难以诊疗。

前款第一项情形中，医疗机构及其医务人员也有过错的，应当承担相应的赔偿责任。

7. 医疗机构及其医务人员应当按照规定填写并妥善保管住院志、医嘱单、检验报告、手术及麻醉记录、病理资料、护理记录、医疗费用等病历资料。病人要求查阅、复制前款规定的病历资料的，医疗机构应当提供。

8. 医疗机构及其医务人员应当对病人的隐私保密。泄露病人隐私或者未经病人同意公开其病历资料，造成病人损害的，应当承担侵权责任。

9. 医疗机构及其医务人员不得违反诊疗规范实施不必要的检查。

10. 医疗机构及其医务人员的合法权益受法律保护。干扰医疗秩序，妨害医务人员工作、生活的，应当依法承担法律责任。

六、医疗事故的行政处理与监督

（一）医疗事故的行政处理

卫生行政部门应当按照《医疗事故处理条例》和有关法律、行政法规、部门规章的规定，对发生医疗事故的医疗机构和医务人员作出行政处理。行政处理包括行政处罚和行政处分。

发生医疗事故争议，当事人申请卫生行政部门处理的，应当提出书面申请。申请书应当载明申请人的基本情况、有关事实、具体请求及理由等。当事人自知道或者应当知道其身体健康受到损害之日起1年内，可以向卫生行政部门提出医疗事故争议处理申请。卫生行政部门应当自收到医疗事故争议处理申请之日起10日内进行审查，作出是否受理的决定。当事人既向卫生行政部门提出医疗事故争议处理申请，又向人民法院提起诉讼的，卫生行政部门不予受理；卫生行政部门已经受理的，应当终止处理。

（二）医疗事故的行政监督

卫生行政部门应对医疗机构重大医疗过失行为进行调查，对医疗事故技术鉴定结论作形式审核，接受医疗机构对医疗事故处理结果的报告，并按规定逐级上报。

七、《医疗事故处理条例》中有关医疗事故赔偿的相关规定

（一）医疗事故赔偿争议的解决途径

1. 协商解决　协商是在医患双方平等、自愿的基础上进行的。医患双方当事人协商解决

医疗事故的赔偿等民事责任争议的，应当制作协议书。

2. 调解解决 发生医疗事故的赔偿等民事责任争议，医患双方不愿意协商或者协商不成的，当事人可以向卫生行政部门提出调解申请。已确定为医疗事故的，卫生行政部门应医疗事故争议双方当事人请求，可以进行医疗事故赔偿调解。

3. 诉讼解决 发生医疗事故的赔偿等民事责任争议，医患双方不愿意协商或者协商不成的，当事人可以直接向人民法院提起民事诉讼。诉讼是解决医疗事故赔偿等民事责任争议的最终途径。它可以在作出医疗事故技术鉴定结论前提起，也可以在作出医疗事故技术鉴定结论后提起。

（二）医疗事故赔偿考虑因素

医疗事故赔偿应当考虑下列因素，确定具体赔偿数额：

1. 医疗事故等级。

2. 医疗过失行为在医疗事故损害后果中的责任程度。

3. 医疗事故损害后果与病人原有疾病状况之间的关系。

不属于医疗事故的，医疗机构不承担赔偿责任。

（三）医疗事故赔偿项目、标准和方式

医疗事故赔偿包括下列项目：医疗费、误工费、住院伙食补助费、陪护费、残疾生活补助费、残疾用具费、丧葬费、被扶养人生活费、交通费、住宿费、精神损害抚慰金等。医疗事故赔偿标准依照《医疗事故处理条例》的规定计算。医疗事故赔偿费用实行一次性结算，由承担医疗事故责任的医疗机构支付。

八、医疗事故的法律责任

针对医疗活动中各方参与主体的不同，《医疗事故处理条例》分别规定了卫生行政部门及其工作人员、医疗机构、医务人员、医疗事故技术鉴定人员以及其他机构和人员的法律责任。

（一）卫生行政部门工作人员的违法责任

卫生行政部门的工作人员在处理医疗事故过程中违反《医疗事故处理条例》的规定，利用职务上的便利收受他人财物或者其他利益，滥用职权，玩忽职守，或者发现违法行为不予查处，造成严重后果的，依照刑法关于受贿罪、滥用职权罪、玩忽职守罪或者其他有关罪的规定，依法追究刑事责任；尚不够刑事处罚的，依法给予降级或者撤职的行政处分。

（二）卫生行政部门的违法责任

卫生行政部门违反《医疗事故处理条例》的规定，由上级卫生行政部门给予警告并责令限期改正；情节严重的，对负有责任的主管人员和其他直接责任人员依法给予行政处分。

（三）医疗机构的违法责任

医疗机构违反《医疗事故处理条例》的规定，由卫生行政部门责令改正；情节严重的，对负有责任的主管人员和其他直接责任人员依法给予行政处分或者纪律处分。医疗机构发生医疗事故的，由卫生行政部门根据医疗事故等级和情节，给予警告；情节严重的，责令限期停业整顿直至由原发证部门吊销执业许可证。

（四）医务人员的违法责任

《医疗事故处理条例》规定，对负有责任的医务人员依照刑法关于医疗事故罪的规定，依法追究刑事责任；尚不够刑事处罚的，依法给予行政处分或者纪律处分。对发生医疗事故的有关医务人员，除依照上述处罚外，卫生行政部门可以责令其暂停6个月以上、1年以下执业活动；情节严重的，吊销其执业许可证。

（五）医疗事故技术鉴定人员的违法责任

参加医疗事故技术鉴定工作的人员违反《医疗事故处理条例》的规定，接受申请鉴定双方

或者一方当事人的财物或者其他利益，出具虚假医疗事故技术鉴定书，造成严重后果的，依照刑法关于受贿罪的规定，依法追究刑事责任；尚不够刑事处罚的，由原发证部门吊销其执业证书或者资格证书。

（六）有关机构的违法责任

医疗机构或者其他有关机构违反《医疗事故处理条例》的规定发生医疗事故的，由卫生行政部门责令改正，给予警告；对负有责任的主管人员和其他直接责任人员依法给予行政处分或者纪律处分；情节严重的，由原发证部门吊销其执业证书或者资格证书。

（七）扰乱医疗秩序的法律责任

医疗机构的财产和工作秩序，工作人员的人身安全、民主权利和工作权利，受法律保护。任何人不得以医疗事故为由，寻衅滋事、抢夺病历资料，扰乱医疗机构正常医疗秩序和医疗事故技术鉴定工作。对有上述违法行为的，依照刑法关于扰乱社会秩序罪的规定，依法追究刑事责任；尚不构成刑事处罚的，依法给予治安管理处罚。

（景汇泉　侯英杰）

第十五章 我国卫生工作方针与组织机构

从 1949 年中华人民共和国成立以来，到 20 世纪末，我国卫生工作方针的产生与形成经历了一个不断演变的过程，调整后的卫生工作方针反映了新时期的卫生发展导向和改革思路。始终坚持用这一方针指导今后的卫生改革与发展，卫生事业将步入良性循环的发展轨道。我国目前已经初步建成了一套具有中国特色的中国卫生组织机构，形成了比较健全的卫生组织体系，为保障人民得到良好的健康服务，促进社会主义现代化建设事业的发展，发挥了重要作用。我国卫生组织机构分为卫生行政组织、卫生行业组织以及出版团体与群众性卫生组织等三大类。

第一节 我国卫生工作方针

一、我国卫生事业的基本概述

卫生事业（sanitary cause）是社会发展的一个重要组成部分，它在提高人民健康、保障社会生产力发展和促进经济建设中发挥着不可替代的作用。我国的卫生事业经历了一个相当漫长的发展过程，新中国成立以来，尤其改革开放 30 多年来，在医疗卫生事业的各个领域都取得了巨大的进步。回顾这些伟大成就的取得，主要得益于卫生事业的各项改革。当然，我国卫生事业在新的形势下仍然存在着诸多矛盾和问题，也面临着许多新的机遇和挑战。如何把握好机会、深化卫生领域内各项改革是卫生事业进一步前进与发展的关键。卫生事业改革涉及范围广、深层次的问题多、过程复杂，如何探索卫生事业的改革之路，是目前摆在我们面前的主要课题。

（一）我国卫生事业的地位

卫生事业是医疗卫生和健康保障事业的简称。我国的卫生事业在国民经济和社会发展过程中发挥着十分重要的作用，它是一项造福于人民的复杂社会工程，关系着亿万人民的健康、千家万户的幸福、国民经济发展和社会全局的稳定，在国民经济和社会发展中的独特作用是不可缺少和替代的。卫生事业是切实保障和提高人民群众的身心健康，促进经济发展和社会进步的必要条件。在任何一个社会中，劳动者基本的健康水平如果不能得以保障，必然会影响整个社会的稳定、前进与发展。自新中国成立以后，尤其是改革开放以来，随着我国社会主义建设事业的不断进步与发展，卫生事业也取得了巨大的成就。与此同时，卫生事业的进步与发展，又对我国社会、经济的发展起到了巨大的推动作用。

（二）我国卫生事业的性质

随着社会的发展，我国卫生事业的性质也随之发生了相应的改变。新中国成立以后，我国曾把卫生事业的性质确定为社会主义福利事业。改革开放以后，我国社会经济体制的性质和成分发生了较为深刻的变化，卫生事业也随之进行了一系列改革，在全国范围内，对卫生事业的性质进行了广泛而全面的讨论。1996 年在全国卫生工作会议上再次明确了我国卫生事业的性质，即政府实行一定福利政策的社会公益事业。这种定性说明，在社会主义市场经济条件下，我国的卫生事业是使社会全体成员共同受益的公益事业，不以营利为主要目的。同时，政府对卫生事业实行一定的福利政策，各级政府对其要给予必要的投入。进入 21 世纪以来，随着医疗改革的呼声不断高涨，各种医改政策逐步出台，卫生事业的公益性日益受到人们的重视。

（三）我国卫生事业的奋斗目标

2012 年 10 月 8 日国务院印发了《卫生事业发展"十二五"规划》（国发〔2012〕57 号），提出了我国未来 5 年内卫生事业发展的总目标。规划提出，"到 2015 年，初步建立覆盖城乡居民的基本医疗卫生制度，使全体居民人人享有基本医疗保障，人人享有基本公共卫生服务，医疗卫生服务可及性、服务质量、服务效率和群众满意度显著提高，个人就医费用负担明显减轻，地区间卫生资源配置和人群间健康状况差异不断缩小，基本实现全体人民病有所医，人均预期寿命在 2010 年基础上提高 1 岁。"这一规划目标具有如下特征：

第一，分工明确、信息互通、资源共享、协调互动的公共卫生服务体系基本建立，促进城乡居民享有均等化的基本公共卫生服务。

第二，规范有序、结构合理、覆盖城乡的医疗服务体系基本建立，为群众提供安全、有效、方便、价廉的基本医疗服务。

第三，以基本医疗保障为主体、其他多种形式补充医疗保险和商业健康保险为补充、覆盖城乡居民的多层次医疗保障体系基本建立，个人医药费用负担进一步减轻。

第四，以国家基本药物制度为基础的药品器械供应保障体系进一步规范，确保基本药物安全有效、公平公道、合理使用。

第五，支撑卫生事业全面、协调、可持续发展的各项体制机制更加健全，有效保障医药卫生体系规范运转。

总体而言，"十二五"规划目标不仅是涉及卫生服务领域改革和发展的目标和重点工作，而是从"大卫生"的角度出发，包括了其他与促进人民健康相关的内容，如医疗保障、食品安全、医疗救助、药品供应保障、医学教育、科技发展、健康产业等方面。"十二五"规划目标的提出，体现了党中央、国务院对卫生事业改革与发展的重视，体现了党中央、国务院着力解决群众反映突出的看病就医问题的决心，也体现了党中央、国务院对民生问题的关注。

（四）我国卫生事业发展的基本特征

新中国成立以后，尤其是改革开放以来，我国的卫生事业在党和各级政府的领导下，坚持为人民保障健康的服务方向，坚持以邓小平理论为指导，从我国的国情出发，经过反复的实践与探索，逐步形成了具有中国特色的社会主义卫生事业发展道路。它具有以下基本特征：

1. 为整个中华民族的健康提供服务，为经济发展和社会进步提供保障，是卫生事业的根本宗旨和任务。

2. 建立以全民所有制为主体，多种所有制形式并存的卫生事业所有制结构体系，保证卫生事业持续、稳定、协调发展。

3. 各级行政管理部门加强领导，有关部门协调配合，广大人民群众积极参与，是发展卫生事业的基本保证。

4. 坚持以预防为主的基本方针，防治结合，加强预防保健，是有效防治疾病、提高人民健康的长期任务和根本措施。

5. 我们国家卫生工作的基本要求之一是坚持把卫生工作的重点放到农村和缺医少药的老、少、边、穷地区。农村三级医疗预防保健网络体系、农村基层医疗队伍、合作医疗制度是我国农村卫生工作历史上的三大法宝。在新的形势下，我国卫生事业开始加强基层卫生服务体系的建设，同时实行医药分离，建立医疗保障制度的政策。

6. 城乡三级医疗服务网，是适合我国目前经济水平、文化状况的卫生服务组织形式，要努力改善和充分发挥基层卫生组织的综合服务功能。

7. 现代高水平的医药科学技术是发展卫生事业的技术条件和智力保证。在发展卫生事业的过程中，既要运用高新医药科学技术，不断吸收医学领域内先进的科研成果，又要因地制宜，选取符合本地区、本部门的卫生技术要求，满足人民基本的卫生服务需要。

8. 充分发挥我国传统中医药学在卫生工作中的作用。中医药学是我国几千年来中华传统文化的精华，也是我国现代医药学的重要组成部分，充分发挥传统中医药的特色和优势，加强其现代化建设，促进中西医结合，共同增进人民健康。

9. 广大医务工作者是卫生事业不断发展和实施改革的主力军，要最大限度地发挥他们的积极性和创造性，为适应不同层次的卫生要求，努力造就一支爱岗敬业、医德高尚、技术过硬、素质全面的医疗卫生服务队伍。

（五）我国卫生事业工作的基本原则

1. 坚持统筹兼顾　统筹公共卫生、医疗服务、医疗保障、药品供应保障四个体系，加快推进基本医疗卫生制度建设；统筹城乡、区域卫生事业发展，不断缩小人群之间卫生服务利用和健康水平的差异。坚持中西医并重，充分发挥中医药的特色与优势。

2. 坚持科学发展　平衡局部利益与整体利益、当前利益与长远利益，推动卫生发展方式从注重疾病治疗向注重健康促进转变，从注重个体服务向注重家庭和社会群体服务转变；优化资源配置，重点发展公共卫生、基层卫生等薄弱领域及医学模式转变要求的新领域，实现医疗卫生工作关口前移和重心下移。

3. 坚持政府主导、全社会参与　强化政府保障基本医疗卫生服务的主导地位，加大投入力度；广泛动员社会力量参与，加快形成多元化办医格局；切实调动医务人员的积极性，充分发挥其改革主力军作用；通过健康教育等多种方式积极引导广大群众形成健康的生活方式，促进健康产业发展。

4. 坚持强化能力建设　以医药卫生人才队伍和信息化建设为战略重点，强化人才资源是第一资源的理念，加快实施人才强卫战略，改革人才培养和使用体制机制，优先培养高素质卫生人才；大力加强信息化建设，提升医疗卫生服务能力和管理水平。

二、新中国成立后卫生工作方针的形成和发展

（一）新中国成立后卫生工作方针的制定背景

中华人民共和国成立，开创了中华民族五千年来文明发展史的新纪元。截至 20 世纪 90 年代末期，经过近 50 年的建设与发展，我国卫生工作取得了骄人的业绩。

新中国成立以前，中国的医疗卫生条件非常落后，疾病丛生、瘟疫流行，各族人民长期承受着疾病和贫困的苦难。新中国成立以后，随着卫生事业获得迅速发展，公共卫生设施的改善，医药卫生资源不断增强，人民物质文化生活得到显著改善，从而使人民群众的健康水平有了大幅度的提高。综合反映国民健康的主要指标，如婴儿死亡率从新中国成立前的 200‰下降为 31.4‰，孕产妇死亡率从 1500/10 万下降为 61.9/10 万。长期以来，严重危害着人民健康的烈性传染病，有的已经消灭和基本消除或得到控制；绝大多数地方病和寄生虫病的发生发展得到有效地控制；各种常见病的发病率和死亡率明显降低。中国人口平均期望寿命已从新中国成立前的 35 岁提高到 20 世纪末的将近 70 岁，位居发展中国家的前列。我国近代史上，中国人民被称为"东亚病夫"的年代已经一去不复返了。

中国卫生工作之所以能够取得如此巨大的成就，最根本的原因是由于我们党和政府为卫生事业的发展制定了正确的方针政策，并采取了一系列行之有效的落实措施。

（二）卫生工作四大方针的提出

1949 年 10 月 1 日，中华人民共和国中央人民政府成立。1949 年 11 月 1 日，中央人民政府卫生部正式成立。遵照党和政府领导国家建设的总方针，密切结合中国卫生工作的实际，卫生部为制订卫生工作方针做了大量的工作。在认真总结中国卫生事业的历史发展经验的基础上，根据新中国成立前夕制定的具有国家临时宪法作用的《中国人民政治协商会议共同纲领》

第 48 条规定："提倡国民体育。推广卫生医药事业，并注意保护母亲、婴儿和儿童的健康。"卫生部制定了新中国的卫生工作方针。

1950 年 8 月 7 日至 19 日，卫生部与中央人民政府革命军事委员会卫生部联合召开了第一届全国卫生工作会议。毛泽东主席为这次会议题词："团结新老中西各部分医药卫生人员，组成巩固的统一战线，为开展伟大的人民卫生工作而奋斗。"会议对目前中国的卫生情况，以及人民对卫生保健的要求作了深刻的分析，并取得了一致共识。在毛泽东题词的指引下，与会人员对开展伟大的人民卫生工作确定了"面向工农兵"、"预防为主"、"团结中西医"为卫生工作的三大原则，即指导新中国卫生工作的三大方针。三大方针指明了中国卫生建设的方向。概括地说，"面向工农兵"就是卫生工作要为人民大众服务首先为工农兵服务；在业务方针与工作方法上，就要以"预防为主"；在力量的组织与使用上，就要"团结中西医"。这些方针的贯彻实行，对推动卫生事业的健康发展，保障广大人民群众的健康，服务于国家的经济建设和文化建设，取得了显著的成绩，积累了丰富的经验，并使之不断发展和完善。

1952 年 12 月 8 日至 13 日，中央卫生部与军委卫生部联合召开了第二届全国卫生工作会议。会议总结了近三年来贯彻上述卫生工作三大方针的成就和经验，特别是一年多来开展爱国卫生运动的经验，深刻认识到，卫生工作必须依靠广大人民群众并使卫生工作与群众运动相结合，才能取得更为显著的成绩。因此，大会接受周恩来总理的建议，决议在卫生工作三大方针之外，增加"卫生工作与群众运动相结合"这一重要方针。至此，新中国卫生工作的方针正式形成。

（三）卫生工作四大方针的内涵与作用

1. 面向工农兵，是指卫生工作的方向问题，就是为广大人民群众服务。卫生工作为少数人服务还是为多数人服务，是卫生工作的原则立场问题，也是旧中国卫生工作与新中国卫生工作的本质区别。明确卫生工作坚持为工农兵服务的方针，在当时具有深远的政治意义和现实意义。1965 年，毛泽东同志提出的"把医疗卫生工作重点放到农村去"的号召，是对面向工农兵方针的进一步深化。

2. 预防为主，是指卫生工作的方针问题，就是对待疾病要首先从预防着手，主动与疾病作斗争。它既是卫生工作的核心，又是保证健康的关键。通过预防，减少和控制疾病的思想在我国医学发展史上早有记载，并且在革命战争年代得到了具体实践。

3. 团结中西医，是指卫生工作的力量问题。团结中西医包含了四层含义：一是从政治上把中医放到与西医同等重要的位置上，长期共存、共同发展；二是从工作上努力发挥中西医的作用，使其更好地为人民健康服务；三是从技术上采用现代科学方法对中医、中药进行整理研究，促进中医现代化；四是从学术上互相交流、取长补短，适应中西医互相影响、互相渗透的必然趋势。按照这一客观规律，毛泽东同志和周恩来同志又提出了中西医结合的要求。

4. 卫生工作与群众运动相结合，是指卫生工作的方法问题。这是党的群众路线在卫生工作中的生动体现，也是开展卫生工作的根本方法。以"除四害、讲卫生、减少疾病"为主要内容的全国性爱国卫生运动就是卫生工作与群众运动相结合的成功典型范例。它主要依靠社会和群众的力量，改变全国的卫生状况。

卫生工作四大方针的提出和确立，体现了党和政府对卫生工作的关怀，代表了人民群众的根本利益，为新中国卫生事业的发展指明了前进的方向，使中国人民在很短的时间内彻底丢掉了"东亚病夫"的帽子，开创了我国社会主义卫生事业的新局面。据统计，到 1978 年改革开放初期，全国卫生机构由 1949 年的 3670 个发展到 16.97 万个，增长了近 5 倍；平均每千人口医院床位数由 0.15 张发展到 1.94 张，增长了 13 倍；传染病发病率由 200‰降到 23.64%，下降了 176.36 个千分点；婴儿死亡率由 200‰降到了 31.4‰，下降了近 170 个千分点；人均期望寿命由 35 岁延长到 68.2 岁，基本上翻了一番。

三、新时期卫生工作方针的形成及主要成就

（一）我国新时期卫生工作基本方针的形成

我国卫生工作的基本方针是在不断总结几十年来我国工作实践经验并吸收了国际先进科学成就的基础上形成的，基本上能够适应我国社会政治、经济、文化、生活和医学科学的快速发展，并经充实新的内容不断完善和提高。新中国成立初期，我国制定了卫生工作四大方针，在指导我国的卫生工作实践中，取得了巨大的成就。但随着社会的进步和卫生事业的发展，四大方针在内容和要求上难以适应新形势发展的需要。

改革开放以来，我国人民的生活水平显著提高，生活条件得到明显改善，绝大多数人的温饱问题基本解决，人民群众对健康的重视程度日益提高，全社会对增进人民健康、发展卫生事业逐步取得共识。但同时，我国卫生事业也面临着严峻的挑战。疾病结构的变化、医学模式的转变以及经济体制改革给卫生工作带来许多新的矛盾和困难，防病治病的任务依然十分繁重；一些急、慢性传染病尚未得到完全控制；我国人口仍将不断增长，到 2010 年已经达到 13.7 亿左右，60 岁以上的老人达到 1.78 亿，占总人口的 12.96％以上，人口增长和老龄化的结果必然带来疾病谱的变化和卫生服务需要的增加，慢性非传染疾病已日益成为严重危害人民健康的因素；生态破坏、环境污染、工业化带来的职业行为还将成为重要的卫生问题；工作节奏加快，人际关系广泛而复杂，精神心理紧张加剧，还会产生一些现代社会心身疾病。所有这些对卫生事业都提出了更高要求。

进入 20 世纪 90 年代后，为了适应经济建设和卫生改革与发展的要求，根据我国卫生事业面临的新情况，1990 年 12 月 30 日，中共中央十三届七中全会通过的《中共中央关于制定国民经济和社会发展十年规划和"八五"计划的建议》明确提出了"卫生工作要贯彻预防为主、依靠科技进步、动员全社会参与、中西医协调发展、为人民健康服务的方针。"这是第一次在党的文献中对新时期卫生工作方针的表述。1991 年初步确定了我国卫生工作方针的基本框架和思路。1996 年全国卫生工作会议根据卫生工作改革的实践经验和新的形势特点，对新时期的卫生工作方针进行了必要的修改和充实。1996 年 3 月召开的第八届全国人民代表大会第四次会议审议通过的《中华人民共和国国民经济和社会发展的"九五"计划和 2010 年远景目标纲要》进一步提出了卫生工作要"坚持以农村为重点、预防为主、中西医并重、依靠科技进步、为人民健康和经济建设服务的方针"，使 1990 年 12 月中央提出的五大方针得到了进一步丰富和发展，为新时期卫生工作方针的最终形成奠定了坚实基础。

1996 年 12 月，新中国成立以来第一次由党中央、国务院主持召开的全国卫生工作会议在北京召开。会议审议并通过了《中共中央、国务院关于卫生改革与发展的决定》。该《决定》根据新时期我国卫生事业的任务明确提出，新时期我国卫生工作的方针是："以农村为重点，预防为主，中西医并重，依靠科技与教育，动员全社会参与，为人民健康服务，为社会主义现代化建设服务。"这个方针是在认真总结新中国成立以来卫生工作历史经验的基础上，面对新形势提出的今后相当长一个时期卫生工作的行动指南，具有重要的现实意义和历史意义。以农村卫生为重点，这是由我国基本国情决定的。做好农村卫生工作，保护和增进农民健康是各级党委和政府义不容辞的责任，是真正实现我国卫生事业全面发展、农民奔小康的重要保证。特别是在贫困农村和落后地区，做好农村卫生工作更是深得民心，人民群众称之为"民心工程"和"德政"。

经过几十年的不断探索、不断实践、不断讨论，终于形成了我国新时期卫生工作方针。

（二）新时期卫生工作方针的基本内容

归纳起来，新时期卫生工作指导方针（health work guidelines）可以分为三个组成部分。第一部分是卫生工作的战略重点：以农村为重点、以预防为主导、中西医并举；第二部分是卫

生工作的基本策略：依靠现代科技与教育，动员全社会积极广泛参与；第三部分是卫生工作的根本宗旨，即为人民健康服务，为社会主义现代化建设服务。新时期我国卫生工作方针的基本内容如下：

1. 以农村为重点　1990 年的全国第四次人口普查结果显示，我国农村人口占全国人口的80％以上，所以把农村卫生工作提到了十分重要的认识高度，并把它作为我国卫生工作战略重点的第一重点。在各级党和政府的关怀下，通过广大农村基层卫生工作人员的共同努力，农村卫生工作有了很大的进步与发展，积累了丰富的基层卫生工作经验。三级医疗预防保健网的建立、乡村医疗队伍的培养、农村合作医疗制度的完善是我国农村卫生工作的主要内容之一。

2. 预防为主　这是我国卫生工作的经验总结，是在正确认识疾病发生、发展规律的基础上提出的。历史实践证明：预防为主不仅是费用低、效益好的措施，而且能够更好地体现党和政府对人民群众的关心和爱护。

3. 中西医并重　中医药长期以来是我国人民防病治病的重要手段，越来越受到世界各国的重视。中西医工作者要相互团结、相互学习、相互补充、相互结合，发展现代医药和我国传统医药，依靠中医和西医的共同努力，保护和增进人民健康。

4. 依靠科技和教育　卫生行业是科技密集型行业，必须牢固树立依靠科技与教育发展卫生事业的思想观念。控制和消灭一些影响重大的传染性疾病，有效地防治各种疾病，都必须依靠医学科技的发展。要办好医学教育，加强职业道德建设，建设一支高水平、高素质的医疗卫生队伍。

5. 动员全社会参与　卫生工作涉及每一个社会成员的身心健康，国民健康水平的提高需要全社会各方面的参与。爱国卫生运动是我国社会主义卫生事业的一个重要创举。普及卫生知识，教育人民群众自重、自爱，养成良好的卫生习惯，形成良好的生活方式，全社会参与就显得更加不可缺少。

6. 为人民健康服务，为社会主义现代化建设服务　这是预防治疗工作的核心所在，既是卫生工作的出发点也是落脚点，体现了卫生工作全心全意为人民服务的根本宗旨；符合党和政府对卫生事业的要求，体现了卫生事业的性质，指明了卫生工作的方向。

（三）在新时期卫生工作方针指导下取得的主要成就

在这一方针的正确指导下，新中国成立 60 年来卫生事业发展取得了五大成就。在 2009 年 9 月 8 日卫生部召开的新闻发布会上，陈竺介绍了新中国成立 60 年来卫生事业发展取得的五大成就。目前，人民群众健康水平明显改善，居民主要健康指标处于发展中国家的前列。

1. 有效控制重大疾病，城乡居民健康水平持续改善。目前，我国居民人均期望寿命为 73 岁，与新中国成立前的 35 岁相比，大幅提升；全国孕产妇死亡率已由新中国成立之初的 1500/10 万下降至 2008 年的 34.2/10 万；婴儿死亡率由新中国成立初期的 200‰下降到 2008 年 14.9‰，均居发展中国家前列。

60 年来，通过大力开展爱国卫生运动、实施国家免疫规划和重大疾病防控、防治政策，严重威胁群众健康的重大传染病得到有效控制，全国甲、乙类法定传染病发病率从 1949 年的 20000/10 万下降到 2008 年的 268.01/10 万。

我国成功地消灭了天花和丝虫病，实现了无脊髓灰质炎目标，在总体上达到了消除碘缺乏病的阶段目标，有效控制了麻风、血吸虫病、疟疾等曾经严重威胁人民群众健康的疾病。结核病、AIDS、乙型肝炎等防控工作取得重大成效。地方病的严重流行趋势得到有效遏制，防治成果稳固发展。慢性非传染性疾病的防控成效显著。

在党中央、国务院的统一领导和指挥下，全国卫生系统坚持科学防治，应对重大新发传染病的挑战，夺取了抗击 SARS 的胜利，有效防控人禽流感，在防治甲型 H1N1 流感方面亦取得重要阶段性成果，维护了人民群众的生命安全，维护了社会稳定和改革开放的伟大成果。

2. 卫生服务体系不断健全，群众获得服务的可及性明显改善。新中国成立初期，我国的医疗机构和医务人员基本上集中在城镇，医疗设备极其简陋，医疗技术水平低下，广大群众特别是农民缺医少药，得不到基本的医疗卫生保障。经过 60 年的建设和发展，我国卫生事业取得了长足发展。2008 年年底，我国拥有卫生机构 27.8 万个，另有村卫生室 61.3 万个，覆盖城乡居民的卫生服务体系（health service system）已经基本建立。

与此同时，卫生系统的服务和保障能力以及技术水平得到极大提升，人民群众得到发展带来的实惠。城乡医疗服务体系日益健全完善，为城乡居民提供了综合、连续、安全、有效、方便、价廉的医疗卫生保健服务，在突发公共卫生事件、重大自然灾害中，发挥着维护人民群众生命安全、维护社会稳定的重要作用。

3. 基本医疗保险体系建设不断完善，城乡居民医疗保障水平不断提高。中国政府高度重视医疗保障制度的建立与发展。新中国成立初期建立了公费医疗和劳保医疗制度，20 世纪 60 年代在农村建立农村合作医疗制度，这些制度的建立和完善在保障职工和农民健康方面发挥了重要作用。

20 世纪 90 年代，我国启动医疗保障制度改革，积极稳妥地推进各项医疗保障制度建设，取得了明显进展。城镇职工和城镇居民基本医疗保险稳步推进，到 2008 年年底，全国城镇基本医疗保险人数达到 3.18 亿人。2002 年 10 月，中国政府出台政策，建立新型农村合作医疗制度。2003 年起，新型农村合作医疗制度开展试点并逐步在全国推进，目前已覆盖全国所有包含农业人口在内的县（市、区），参合人数达 8.33 亿，新农合给越来越多的农民带来实惠，对缓解或减轻农民疾病经济负担发挥着越来越大的作用。

近年来，在推进基本医疗保险制度改革的同时，积极探索建立城乡医疗救助制度，完善补充医疗保险制度，推动商业健康保险发展。经过几十年的不断探索和发展，我国基本医疗保障制度（the basic medical security system）已基本覆盖城乡居民。

4. 卫生法制化建设深入推进，群众健康权益不断得到保障。改革开放以来，全国人大及其常委会颁布实施了《传染病防治法》《食品安全法》《母婴保健法》等 11 部有关卫生方面的法律；国务院颁布实施了《医疗机构管理条例》《突发公共卫生事件应急条例》等 37 部行政法规；卫生部制定印发了《处方管理办法》等 200 余件部门规章；现行有效卫生标准 1300 多项。初步建成了以公共卫生、医疗服务、健康相关产品管理和医疗保障等法律制度组成的卫生法律体系，为保障公民身体健康和生命安全，规范市场经济行为，促进经济社会发展发挥了重要作用。

5. 深化医药卫生体制改革正式启动，努力实现人人享有基本医疗卫生服务。今年 4 月，中国政府制定发布了《关于深化医药卫生体制改革的意见》和《关于医药卫生体制改革近期重点实施方案》，明确了新时期中国医药卫生事业改革和发展的方向及重大方针政策，强调把基本医疗卫生制度作为公共产品向全民提供，实现人人享有基本医疗卫生服务的总要求。

第二节　我国卫生组织机构

一、卫生行政组织

卫生行政组织（the health administrative organization）是各级政府或部门行使卫生管理的职能机构，根据党和国家的卫生方针、政策，领导所辖区域的卫生工作，加强卫生法制建设，依法行政，综合执法，强化对执法活动的监督检查，完善监督管理机制；制定和宏观调控卫生发展规划和政策。我国的卫生行政组织包括中华人民共和国卫生部及国家中医药管理局，省、直辖市、自治区卫生厅（局），市（地区、自治州、盟）卫生局，县（县级市、旗）卫生局（科）以及军队等部门的卫生行政组织。

（一）卫生行政组织的历史沿革

1. 中华人民共和国卫生部　卫生部是国务院主管全国卫生工作的职能部门，前身是 1949 年 11 月 1 日成立的中央人民政府卫生部。1954 年 11 月 10 日改为卫生部。现卫生部根据第十一届全国人民代表大会第一次会议批准设立，为国务院组成部门。首任部长为李德全，医学专家贺诚任第一副部长。

根据党的十八大会议精神要求，按照 2013 年新一轮"大部制"改革方案及《国务院机构改革和职能转变方案（草案）》合并组建了一个新的机构即国家卫生和计划生育委员会（图 15-1），行使卫生管理、人口与计划生育政策制定与指导等工作。

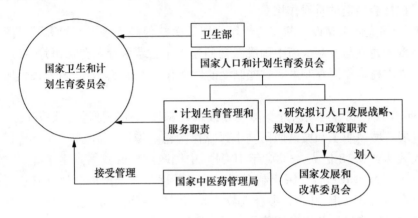

图 15-1　国家卫生和计划生育委员会示意图

2. 国家人口和计划生育委员会　最早主管计划生育工作的部门设在卫生部妇幼卫生司下面。1962 年末，卫生部妇幼卫生司设立了计划生育处，具体负责管理全国的计划生育技术指导工作。

1964 年经国务院批准，国务院计划生育委员会成立。1964 年 5 月经国务院批准，成立国家科学技术委员会计划生育专业组，统一组织协调全国的计划生育科学研究工作。1968 年 11 月，国务院计划生育委员会被撤销，计划生育工作再次由卫生部承担。

此后，计生委又从卫生部独立出来。1981 年 3 月，第五届全国人大常委会第十七次会议通过国务院机构改革方案，决定成立中华人民共和国国家计划生育委员会，并将其正式纳入政府序列，成为国务院的组成部分。

2003 年 3 月，第十届全国人大第一次会议决定，将国家计划生育委员会更名为中华人民共和国国家人口和计划生育委员会。2013 年，新组建国家卫生和计划生育委员会。

3. 国家中医药管理局　前身为卫生部中医司。1986 年 1 月 10 日，国务院召集会议，讨论了中医药问题，对发展中医事业决定设立国家中医管理局。中医管理局是国务院直属机构，由卫生部代管。国家中医管理局成立，卫生部中医司遂即撤销。1988 年 5 月 3 日，国务院常务会议决定成立国家中医药管理局，把中药管理职能从国家医药局划归国家中医药管理局，任命卫生部副部长胡熙明兼任国家中医药管理首任局长。国家中医药管理局的成立，把中医和中药工作统管起来，使中医药事业得到较快的发展，加强了内涵建设，中医药医疗保健服务质量和水平有了一定的提高。

（二）卫生行政组织的分级管理

随着体制改革的发展，国务院机构改革继续进行。实行政企分开、政事分开。政府职能由微观管理转向宏观管理，由直接管理转向间接管理。1988 年 11 月 25 日，国务院发布了卫生部"三定"方案（定职能、定机构、定编制），确立卫生部为国务院综合管理全国卫生工作的职能部门，要进一步加强政策法规、综合计划、监督协调工作，对全国卫生事业的发展和防病治病工作统筹规划，实行宏观管理，对直属的企业事业单位由直接管理为主转变为间接管理。

各省、自治区、直辖市以至地区（市）、县、各级政府的卫生厅、局、科等卫生行政管理机构，一般都是根据卫生部所设的业务司、局结合各地卫生工作的实际情况，设置相应的局、处、科（股），分管各项业务工作。在县以下的乡（镇）人民政府，一般都设有卫生助理员或文教卫生助理员，负责管理本乡范围内的卫生工作。

1. 国家卫生和计划生育委员会　2013 年 3 月，国务院机构改革和职能转变方案公布，将卫生部的职责、国家人口和计划生育委员会的计划生育管理及服务职责整合，组建国家卫生和计划生育委员会。国家卫生和计划生育委员会负责起草卫生和计划生育，中医药事业发展的法律、法规、草案，拟订政策规划，制定部门规章、标准和技术规范；负责协调推进医药卫生体制改革和医疗保障，统筹规划卫生和计划生育服务资源配置；负责制定疾病预防控制规划、国家免疫规划、严重危害人民健康的公共卫生问题的干预措施并组织落实，组织和指导突发公共卫生事件预防控制和各类突发公共事件的医疗卫生救援；负责职责范围内的公共卫生管理和执法监督；组织开展食品安全风险监测、评估，依法制定并公布食品安全标准；负责组织拟订并实施基层卫生和计划生育服务、妇幼卫生发展规划和政策措施；负责制定医疗机构和医疗服务全行业管理办法并监督实施，建立医疗服务评价和监督管理体系；负责组织推进公立医院改革，建立公益性为导向的绩效考核和评价运行机制；负责组织制定国家药物政策和国家基本药物制度；负责完善生育政策，提出稳定低生育水平的政策措施，制定流动人口计划生育服务管理制度并组织落实；组织拟订国家卫生和计划生育人才和科技发展规划；负责保健对象医疗保健；承担全国爱国卫生运动委员会、国务院深化医药卫生体制改革领导小组和国务院防治艾滋病工作委员会的日常工作等职责。

2. 省、直辖市、自治区卫生厅（局）　省、直辖市、自治区卫生厅（局）是同级人民政府的卫生行政组织，任务是根据卫生工作的方针政策和法规，提出本辖区的卫生事业发展规划和工作计划；贯彻预防为主方针，组织防治和控制辖区内危害人民健康的疾病，开展妇幼保健工作；管理卫生机构和卫生人员；开展中医、中西医结合、医学科学技术研究、医学教育工作；对各行业实行卫生监督；组织协调爱国卫生等群众性的卫生活动等。

3. 省辖市、自治州、盟卫生局　省辖市、自治州、盟卫生局，在同级政府（行署）领导下，根据本地区实际，贯彻执行省卫生厅（局）卫生工作任务，制订本辖区的卫生规划并组织实施，检查、督促、指导县（区、旗）卫生工作，起到承上启下的作用。

4. 县、县级市、区、旗卫生局（科）　县、县级市、区、旗卫生局（科）在同级政府领导下，管理本辖区的卫生行政工作。其工作重点是抓好农村卫生工作，进行基层卫生组织建设，具体实施防治疾病规划和卫生法规，培训、提高乡村医生，抓好农村改水、改厕和健康教育，改善农村卫生环境等。

二、卫生业务组织

卫生事业组织（health care organizations）是承担医药、卫生、保健、医学教育及医学科学研究的卫生事业机构，目前可分为以下六种类型：

（一）医疗机构

医疗机构是以疾病治疗为主，结合预防、康复、健康指导，为保障人民健康进行医学服务的医疗组织。

截至 2013 年 6 月底，全国医疗卫生机构数量达 96.0 万个，其中医院 2.4 万个，基层医疗卫生机构 92.1 万个，专业公共卫生机构 1.2 万个，其他机构 0.2 万个。在医院中，公立医院 13 414 个，民营医院 10 480 个。在基层医疗卫生机构中，社区卫生服务中心（站）3.4 万个，乡镇卫生院 3.7 万个，村卫生室 65.6 万个，诊所（医务室）18.2 万个。在专业公共卫生机构中，疾病预防控制中心 3499 个，卫生监督所（中心）3236 个（另有 76 个疾病预防控制中心和 9 个其他行政部门承担卫生监督职责）。目前已经形成了遍布城乡的医疗预防保健网络，医疗服务水平显著提高，医疗服务条件明显改善。

根据医疗机构的经营目的、服务任务，以及执行不同的财政、税收、价格政策和财务会计制度分为非营利性医疗机构和营利性医疗机构。非营利性医疗机构在我国医疗服务体系中占主体和主导地位。政府举办的非营利性医疗机构主要提供基本医疗服务并完成政府交办的其他任务，其他非营利性医疗机构主要提供基本医疗服务，这两类非营利性医疗机构也可以提供少量的非基本医疗服务；营利性医疗机构根据市场需求自主确定医疗服务项目。当发生重大灾害、事故、疫情等特殊情况时，各类医疗机构均有义务执行政府指令性任务。

医疗机构根据任务和服务对象不同可分为综合医院、中医医院、专科医院、康复医院、妇幼保健院、社区卫生服务中心、卫生院、门诊部、疗养院、诊所等。综合医院和专科医院主要从事疾病的诊断和治疗，其中大型医院主要从事急危重症、疑难病症的诊疗，并结合临床开展教育、科研工作；社区卫生服务中心主要从事预防、保健、健康教育、计划生育和常见病、多发病、诊断明确的慢性病的治疗和康复。同时社区卫生服务中心和综合医院、专科医院具有规范的双向转诊制度，明确各自的功能，促使病人合理流动，既满足病人高水平医疗的需求，又充分发挥社区卫生服务应有的作用。

（二）疾病预防控制机构

疾病预防控制机构是政府举办的实施疾病预防控制与公共技术管理服务的公益性事业单位，具有疾病预防与控制、突发公共卫生事件应急处置、疫情报告及健康相关因素信息管理、健康危害因素监测与干预、实验室检测分析与评价、健康教育与健康促进、技术管理与应用研究指导的职能。疾病预防控制机构在同级卫生行政部门的领导下开展职能范围内的疾病预防控制工作，承担上级卫生行政部门和上级疾病预防控制机构下达的各项工作任务。疾病预防控制机构分为国家级、省级、设区的市级和县级四级。各级疾病预防控制机构根据疾病预防控制专业特点与功能定位，以及本地区疾病预防控制的具体实际，明确职责和任务，合理设置内设机构。疾病预防控制机构必须健全机制，规范管理，认真履行自身的职责，在各自的职责范围内开展疾病预防控制工作。

（三）卫生监督机构

卫生监督机构是卫生行政部门行使卫生监督执法职能的执行机构。卫生监督工作实行分级管理。中央、省、设区的市、县级人民政府卫生行政部门内设卫生监督机构并下设卫生监督执行机构（以下统称卫生监督机构），负责辖区内卫生监督工作。县级卫生监督机构可在乡镇派驻卫生监督人员。各级卫生行政部门按照法律法规的规定，履行卫生监督管理职责；制定相关政策；负责卫生监督工作的宏观管理、组织协调和信息发布。各级卫生监督机构在同级卫生行政部门领导下承担卫生监督工作任务。卫生监督的主要职责是：依法监督管理食品、化妆品、消毒产品、生活饮用水及涉及饮用水卫生安全产品；依法监督管理公共场所、职业、放射、学校卫生等工作；依法监督传染病防治工作；依法监督医疗机构和采供血机构及其执业人员的执业活动，整顿和规范医疗服务市场，打击非法行医和非法采供血行为；承担法律法规规定的其他职责。

（四）妇幼保健机构

妇幼保健机构是从事妇幼卫生业务工作的专业组织，它包括省、直辖市、自治区、市（地区、盟）、县（旗）各级妇幼保健院、所、站及儿童保健所。妇幼保健机构以预防保健为首任、指导基层为重点，保健与临床医疗相结合，负责妇幼卫生监测，实施《中华人民共和国母婴保健法》规定的监测任务，开展妇幼保健、儿童保健、计划生育技术指导、婚前体检、优生、遗传咨询工作，并承担保健、临床医疗、科研、教学和宣传任务，为不断提高妇女儿童健康水平及出生人口素质服务。上级妇幼保健机构对下级机构负有指导责任。

（五）医学教育机构

医学教育机构是培养各级各类医药卫生人才及对在职人员进行业务培训的专业机构，包括高等医药院校、中等卫生学校、成人高中等医学院校及卫生进修及培训机构，主要承担人才培养、科学研究和社会服务等任务。随着医学教育事业的改革与发展，初步建立了包括学校医学教育、毕业后教育、继续教育的连续统一体的医学教育体系。

（六）医学科学研究机构

我国医学研究机构按管理隶属关系分为独立和附设性研究机构两类；按专业设置分为综合性和专业性两类；按规模分为研究院、研究所、研究室三类。医学研究机构的根本任务是贯彻党和国家有关发展科学技术的方针政策和卫生工作方针，出成果、出人才，为实现医学科学现代化作出贡献。独立医学科研机构隶属于各级卫生主管部门，有固定的人员编制和完善的管理系统，经济独立核算。附设性医学科研机构指附设于医学院校或医疗卫生单位，从事医学科研的机构，经济上不单独核算，隶属于所在单位统一领导。

三、群众性、公益性和宣传、出版类卫生组织

（一）群众性、公益性卫生组织

群众性、公益性卫生组织旨在发动群众参加、开展卫生工作和学术交流，提高学术水平和业务技术，促进卫生工作的发展。其中，群众性主要体现在参与人数多、涉及范围广、受益面宽等方面。通过文献研究，笔者发现目前大部分学者认为，公立医疗机构（医院）是国家为了社会公益目的，由国家机关举办或者其他组织利用国有资产举办的，从事医疗卫生活动的社会服务组织，是医疗卫生的主要承担者，所以只有坚持公立医疗机构的公益性，才能实现公共医疗卫生的公益性。按其组织的性质和作用可分为如下三种类型：

1. 爱国卫生运动委员会　爱国卫生运动委员会是由国家机关和人民团体的代表组成的群众性卫生机构。全国和各级爱国卫生运动委员会是国务院和各级人民政府及企事业单位非常设机构，负责统一领导、统筹协调全国和各地爱国卫生和防治疾病工作。爱国卫生工作的基本方针是：政府组织、地方负责、部门协调、群众动手、科学治理、社会监督。

2. 群众性学术团体　群众性学术团体由卫生专业人员组成。我国群众性学术团体有中华医学会、中华预防医学会、中华中医药学会、中国医师协会、中国药学会、中华护理学会、中国中西医结合学会、中国防痨（病）协会、中国抗癌协会、中国卫生经济学会、中国卫生信息学会等。这些群众性学术团体，受中国科学技术协会和卫生部双重领导。各省、市、自治区设分会，绝大多数省辖市以及有条件的县（市）也建立了分会。各级学会接受同级科学技术协会和卫生行政部门的双重领导。总会和分会根据条件按学科设立专科学会。主要工作是开展学术交流、编辑出版学术刊物、普及医学卫生知识、开展国际学术交流等。

3. 群众性卫生组织　群众性卫生组织（the crowd health organization）是由广大卫生工作者及群众卫生积极分子组成的基层群众卫生组织，主要有中国红十字会、中国卫生工作者协会和中国农村卫生协会等。

（二）宣传、出版类卫生组织

1. 中国健康教育中心/卫生部新闻宣传中心　2008 年 6 月经卫生部党组研究同意，并报经中央编办 2008 年 9 月正式批准，中国疾病预防控制中心健康教育所更名为中国健康教育中心/卫生部新闻宣传中心，直属卫生部管理，现归属国家卫生和计划生育委员会管理。其职责主要包括以下八个方面：

（1）开展健康教育与健康促进，新闻宣传领域的理论、方法与策略的研究，为政府制定相关的法律、法规、部门规章和技术规范等提供技术咨询及政策建议。

（2）负责全国健康教育与健康促进、卫生新闻宣传工作的技术指导，组织制定规划、计划和考核评估标准，并进行监督评估。

（3）组织开展健康教育与健康促进、卫生新闻宣传有关人员的业务培训。

（4）开展大众卫生科学知识传播活动，向社会提供预防保健的相关知识服务，建立健康教育与卫生新闻宣传信息网络，推广经验及成果。

（5）开展健康教育与健康促进、卫生新闻宣传国际合作与交流，承担国际合作项目。

（6）收集、分析、编发卫生工作的重要舆情信息；承担卫生部新闻发布和重大宣传活动的组织协调工作。

（7）协助卫生部负责医药卫生类报纸杂志、电视频道和出版社监督管理，负责《卫生部公报》和《中国卫生年鉴》的编辑出版发行。

（8）承担卫生部交办的其他有关工作任务。

2. 国家卫生和计划生育委员会宣传司　其职责主要包括：拟订卫生和计划生育宣传，公众健康教育，健康促进的目标、规划、政策和规范，承担卫生和计划生育科学普及、新闻和信息发布。

3. 出版类卫生组织与机构　健康报负责宣传党和政府有关卫生工作的方针、政策、法规；报道卫生工作的动态、成就；开展卫生科普宣传；进行卫生工作领域的舆论监督等。

人民卫生出版社成立于1953年。专门出版医学教材、医学专著、医学科普等著作。60年来已发展成为集图书、报纸、期刊、音像电子出版物、网络资源五位一体的多媒体兼营的国内著名医学专业出版社，以近500种外文版图书的数量跻身国际医学中等规模出版机构之列。近几年，还负责医学教材研究会及医学教材评审委员会的日常工作。

北京大学医学出版社成立于1989年8月，是中央级专业出版社，也是教育部直属的重点大学出版社。前身为北京医科大学、中国协和医科大学联合出版社；1999年3月独立建社，更名为北京医科大学出版社；2002年8月经新闻出版总署批准，更名为北京大学医学出版社。

中国协和医科大学出版社成立于1989年，出版社多次荣获高校优秀出版社、全国良好出版社、卫生部"杰出科技著作突出贡献出版社"称号。并获得中国图书一等奖、国家图书一等奖和中国人口文化奖。

此外，高等教育出版社、科学出版社等教育出版机构均出版发行医学类图书。

（唐启群　成　杰）

第十六章　我国的卫生国情与医药卫生改革

改革开放以来，中国卫生事业取得了显著成就，达到了发展中国家的较高水平，但是当前中国卫生事业发展水平与人民群众健康需求及经济社会协调发展不相适应的矛盾仍比较突出。中国的卫生事业正面临前所未有的发展机遇和挑战，这是历史赋予我们的责任，也是社会发展的必然结果。中国政府将继续坚持从国情出发，以人为本，执政为民，全面落实科学发展观，把握机遇，迎接挑战，全面推进卫生改革与发展。近10年来，医药卫生改革不断深入，积累了经验，取得了重大阶段性成效，为实现2020年基本建立覆盖城乡居民的基本医疗卫生制度，人人享有基本医疗卫生服务的目标，打下了坚实基础。

第一节　我国的卫生国情

一、新中国成立以来中国卫生工作主要成就

中国政府历来高度重视卫生事业的发展，强调把保护人民健康和生命安全放在重要位置。新中国成立60多年来，特别是改革开放以来，中国卫生事业取得了显著成就，国民健康水平持续改善；覆盖城乡的医药卫生服务体系基本形成；疾病防治能力不断增强；医疗保障覆盖人口逐步扩大；卫生科技水平迅速提高。

（一）有效控制了重大疾病，城乡居民健康水平持续改善

从"缺医少药"到"病有所医"，从"东亚病夫"到"健康中国"，人民群众健康水平明显改善。2010年我国人均期望寿命由新中国成立前的35岁上升到74.8岁，2011年孕产妇死亡率由新中国成立前1500/10万降至26.1/10万，婴儿死亡率由200‰降至12.1‰，这三项居民的主要健康指标已经位居发展中国家前列。60多年来，通过大力开展爱国卫生运动、实施国家免疫规划和重大疾病防控、防治政策，严重威胁群众健康的重大传染病得到有效控制。

1. 在传染病防治方面，中国政府始终坚持"预防为主、防治结合"的方针，不断加大传染病防治力度。通过开展预防接种和爱国卫生运动等防控措施，降低了传染病发病率，有效控制了传染病的流行和蔓延。自20世纪50年代起，基本控制了鼠疫、霍乱、黑热病、麻风病等疾病的流行。结核病、AIDS、乙型肝炎等防控工作取得重大成效。2003年夺取了抗击SARS的胜利，有效防控了人禽流感，在防治甲型H1N1流感方面亦取得重要阶段性成果。2011年甲类和乙类传染病发病率控制在241.4/10万的较低水平，有力保障了广大居民的身体健康和生命安全。

（1）实施国家免疫规划。免疫规划工作是中国卫生事业成效最为显著、影响最为广泛的工作之一。20世纪60年代初，中国通过接种牛痘消灭了天花；较WHO 1980年宣布全球根除天花早了十几年。从1978年开始，全国普遍实行计划免疫，采用卡介苗、脊髓灰质炎、麻疹、百白破等4种疫苗，预防结核病、脊髓灰质炎、麻疹、百日咳、白喉、破伤风等6种常见传染病。2000年，中国实现了无脊髓灰质炎目标。2002年，国务院将新生儿乙肝疫苗纳入国家免疫规划，新生儿乙肝疫苗接种率由1992年的40%上升到2005年的94%。2007年国家免疫规划疫苗增加到14种，可以预防15种传染病，免疫规划人群也从儿童扩展到成人。近十年来，

国家免疫规划内容不断扩大，对于减少传染病发生、保护公众身体健康起到了积极作用。

（2）重点传染病、地方病得到有效控制。针对新发传染病的流行形势，我国不断加大防治力度。AIDS、结核病、血吸虫病、包虫病、麻风、疟疾等重大及重点传染病病人可获得免费药物治疗。截至 2011 年，中国存活 HIV 感染者和病人约为 78 万人，远低于将 HIV 感染人数控制在 150 万以内的目标。传染性肺结核患病率降至 66/10 万，提前实现了联合国千年发展目标确定的结核病控制指标。血吸虫病防治规划覆盖全国 448 个疫区县，所有血吸虫病流行县实现疫情控制目标，血吸虫病病人控制在 32.6 万。率先在全球 83 个丝虫病流行国家和地区中消除了丝虫病。我国在抗击 SARS、防控人禽流感及防治甲型 H1N1 流感等方面均取得了重要成果，并以此为基础不断提升以监测为核心的流感防控能力。2010 年，中国疾病预防控制中心国家流感中心被正式命名为全球第五个流感参比和研究中心。稳步推进地方病防治工作，在国家层面实现消除碘缺乏病目标，大骨节病、克山病和氟中毒等病情得到有效控制，发病病人显著减少。

（3）卫生应急水平全面提高。建立并完善卫生应急预案体系，覆盖急性传染病、不明原因疾病、中毒事件等突发公共卫生事件的防控以及自然灾害、事故灾难、恐怖事件的医疗卫生救援和重大活动医疗卫生保障。近年来，中国有效处置了 SARS、甲型 H1N1 流感、鼠疫、人禽流感等突发公共卫生事件，及时开展四川汶川特大地震、青海玉树地震、甘肃舟曲特大山洪泥石流灾害的紧急医学救援，顺利完成北京奥运会、上海世博会等大型活动的医疗卫生保障任务。汶川大地震发生后，全国卫生系统开展了大规模的医疗救援和防疫工作，累计救治灾区伤员 301 万人次，住院伤员近 10 万人，紧急转运重伤员 1 万多人，创造了非战争时期规模最大的伤员转运纪录。

法定传染病和突发公共卫生事件实现网络直报。建立国家、省（自治区、直辖市）、地（市）、县四级应急管理体制。组建多类国家和地方卫生应急专业队伍。2004 年，中国启用传染病和突发公共卫生事件网络直报系统，实现对 39 种法定传染病病例个案信息和突发公共卫生事件的实时、在线监测。截至 2011 年，全国 100％的疾病预防控制机构、98％的县级及以上医疗机构和 94％的乡镇卫生院实现了法定传染病网络直报。

2. 在慢性非传染性疾病防治方面，伴随中国工业化、城镇化、老龄化进程的加快，居民慢性病患病、死亡呈现持续快速增长趋势。中国现有确诊慢性病病人 2.6 亿人，慢性病导致的死亡人数占中国总死亡人数的 85％，导致的疾病负担占总疾病负担的 70％。中国政府把防治慢性病作为增进公众健康、改善民生的重要任务，逐步建立起覆盖全国的慢性病防治服务体系，对主要慢性病进行分级管理，实施综合防控策略，全面提高慢性病综合防治能力，努力降低人群慢性病危险因素水平，减少慢性病发病率、致残率和死亡率。

（1）防治结合、有效防控。2002 年以来，慢性病防控策略逐步实现由重治疗向防治结合方向的转变。国家级层面形成了以中国疾控中心、国家癌症中心和国家心血管病中心为主要技术支撑的慢性病防控格局。制订慢性病防控措施，出台《中国慢性病防治工作规划（2012—2015 年）》等一系列慢性病防控政策性文件和慢性病防治指南。从 2005 年开始，实施癌症早诊早治等慢性病防治重大专项。2009 年，将高血压、糖尿病、老年人健康管理纳入医改基本公共卫生服务项目内容。2010 年启动国家级慢性病综合防控示范区建设工作，建立慢性病信息管理系统，提高慢性病综合防控能力。

（2）开展健康教育和健康促进活动。逐步建立健康教育体系，初步形成多部门合作、全社会参与的健康教育格局。居民健康素养基本知识和技能日益普及，自我保健意识和能力不断提高。WHO 主持达成的《烟草控制框架公约》于 2006 年 1 月在中国生效以来，各地积极推动公共场所控烟立法，建设无烟环境，逐步形成全社会支持控烟的氛围。

（二）卫生服务体系不断健全，群众获得服务的可及性明显改善

经过 60 多年的建设和发展，我国卫生事业取得了长足进步，医疗卫生资源总量持续增加，

医疗资源短缺问题基本得到解决，覆盖城乡居民的医疗卫生服务体系已经基本建立。2011 年，全国基层医疗卫生机构达到 91.8 万个，包括社区卫生服务机构 2.6 万个、乡镇卫生院 3.8 万所、村卫生室 66.3 万个；基层医疗卫生机构共拥有床位 123.4 万张。卫生系统的服务和保障能力以及技术水平得到极大提升，人民群众得到发展带来的实惠。城乡医疗服务体系日臻健全完善，为城乡居民提供了综合、连续、安全、有效、方便、价廉的医疗卫生保健服务。

1. 医疗环境显著改善。20 世纪 80 年代以前，不仅医院的数量少，医疗服务的质量也急需提升。医院的硬件水平落后、设施差，缺少检查和治疗器械，所能选择的药品非常少，能使用的治疗手段非常缺乏。多年来，政府不断加大对卫生事业的投资，卫生资源规模逐步扩大，医疗卫生机构的软硬件水平实现了质的飞跃。现在全国已拥有一批环境优美、设施先进、科室齐全、技术精湛的大型现代化医院和专科医院。病人看病可根据需要选择不同的医疗机构，选择不同的专家和医生，普通病人也可以享受医疗专家的检查和治疗，预约、就诊、复诊都变得轻松，为国民健康带来新的希望。

2. 城市社区卫生服务体系基本建立。2006 年 2 月国务院召开全国社区卫生工作大会，出台社区卫生服务指导意见。此后，城市社区卫生服务体系开始建立。截至 2011 年底，全国所有地级以上城市、接近 100% 的市辖区开展了社区卫生服务，全国共建立社区卫生服务中心（站）32 860 个，比 2008 年增加 3860 个；社区卫生服务中心（站）人员达 43.3 万人，呈逐年增长态势。各地积极探索双向转诊、收支两条线管理、药物零差率销售等制度，很多地方通过建立"家庭医生责任制"、"全科医师团队"等，为社区居民提供健康教育、计划免疫、妇幼保健、慢性病防治等公共卫生和常见病、多发病的基本医疗服务。一些地区社区门急诊量已经达到地区总门急诊量的 30%，缓解了大医院的接诊压力。

3. 农村三级网络逐步健全。20 世纪 60 年代中期，根据中央"把医疗卫生工作的重点放到农村去"的指示，农村着手建立以县医院为龙头、乡镇卫生院为骨干、村卫生室为基础的农村三级医疗卫生服务网络。那时期，卫生战线有一支工作在农村基层的从事预防保健和疾病控制工作为主的赤脚医生队伍，为广大农民服务。赤脚医生是指中国农村中不脱产的基层卫生人员。有一定文化基础的公社社员经过一定时期的培训，具有一定的医疗卫生知识和技能，他们一方面参加集体生产劳动，一方面为社员治病，同时将价格低廉的中医药纳入治疗，降低了成本，有利于我国农村覆盖广、水平低的医疗保健制度的建立。鼎盛时其人数在 100 万以上。中国医疗卫生服务曾被国际卫生组织称为发展中国家的典范。WHO 在总结中国的成功经验时提出，中国虽然不富裕，且人口众多，但构建了一个覆盖城乡的三级医疗预防保险网。中国的合作医疗机构是发展中国家的创举，医疗制度维持了农村医疗机构的运行，而且很好地控制了医药费用的上涨，同时，也保证了农民对医疗服务的可获得性。

2002 年颁布了中国中央国务院关于农村卫生工作的决定之后，农村三级医疗卫生服务网络更加完善。据统计，全国乡村医生和卫生员由 2008 年的 90 万人增加到 2011 年的 112.6 万人，农业人口乡村每千人医生和卫生员数从 1.06 人增加到 1.32 人。与 2008 年相比，2011 年全国县级医院由近 9000 所增至 10 337 所，乡镇卫生院由近 4 万个降至 3.7 万个，村卫生室由 61 万个增至 66.3 万个。

自 2005 年，国家组织实施了"万名医师支援农村卫生工程"，在中西部地区开展二级以上医疗卫生机构对口支援乡镇卫生院工作。2009 年，全面完成中央规划支持的 2.9 万所乡镇卫生院的建设任务，同时又支持改扩建 5000 所中心乡镇卫生院，并实现每个行政村都有卫生室。

4. 医疗卫生服务利用状况显著改善。2011 年，全国医疗机构诊疗人次由 2002 年的 21.5 亿人次增加到 62.7 亿人次，住院人数由 2002 年的 5991 万人增加到 1.5 亿人。中国居民到医疗卫生机构年均就诊 4.6 次，每百居民住院 11.3 人，医院病床使用率为 88.5%，医院出院者平均住院日为 10.3 天。居民看病就医更加方便，可及性显著提高。15 分钟内可到达医疗机构住户比例，由 2003 年的 80.7％提高到 2011 年的 83.3％，其中农村地区为 80.8％。医疗质量管理和控制体系不断完善。建立无偿献血制度，血液安全得到保障。

5. 医疗卫生事业取得许多突破性成果。60 多年来，我国在重大疾病预防、诊断、治疗方面取得了一系列重大进展。20 世纪 50 年代在全球最早发现沙眼衣原体；1958 年成功抢救大面积烧伤病人；60 年代利用显微外科技术，成功开展世界第一例断肢再植手术；食管癌综合治疗水平居世界领先；发现青蒿素为抗疟疾的最理想药物；70 年代小肝癌研究水平居世界领先；80 年代成功证明了 EB 病毒在鼻咽癌发病中的重要作用，并建立了鼻咽癌的早期诊断方法；90 年代全反式维甲酸分化诱导治疗白血病的研究，开创了治疗恶性肿瘤疾病的新思维。

目前我国建立了一批国家重点实验室、重点学科和工程中心，积极推广医用适宜技术，累计达到 196 项。组织开展了 AIDS 和病毒性肝炎等重大传染病防治、重大新药创制等科技专项工作。医学检验技术、数字化医学影像技术、腔镜技术和介入技术、器官移植、基因诊断等现代医学技术的广泛应用，显著提升了疾病检测和诊疗水平，大大缓解了病痛，提高了病人生活质量，越来越多的群众共享了我国医疗卫生服务发展的新成果。

（三）基本医疗保险体系逐步完善，城乡居民医疗保障水平得到提高

我国的医疗保障体系以基本医疗保障为主体，其他多种形式补充医疗保险和商业健康保险为补充。基本医疗保障体系包括城镇职工基本医疗保险、城镇居民基本医疗保险、新型农村合作医疗和城乡医疗救助，分别覆盖城镇就业人口、城镇非就业人口、农村人口和城乡困难人群。近年来，在推进基本医疗保险制度改革的同时，积极探索建立城乡医疗救助制度，完善补充医疗保险制度，推动商业健康保险发展。经过几十年的不断探索和发展，我国基本医疗保障制度已基本覆盖城乡居民。

1. 建立新型农村合作医疗制度。2003 年，我国启动新型农村合作医疗试点，这是我国农村卫生改革发展的一项重大制度创新，有效减轻了农民的疾病经济负担，使越来越多的人摆脱了"因病致贫"和"因病返贫"的困境，受到了广大农民的真心支持和拥护。内容包括在每个乡镇设立卫生所，并建立农村合作医疗基金。按照在农村设立合作医疗基金的计划，农村居民个人向基金缴纳保费，地方和中央政府向基金提供补助。该基金用于报销农村居民发生的医疗费用。截至 2011 年底，全国有 2637 个县（区、市）开展了新型农村合作医疗，参合人口数达 8.32 亿人，参合率为 97.5％。我国农民第一次拥有了以公共财政为支撑的医疗保障制度，其深远的历史意义和现实意义不可低估。

2. 城镇职工基本医疗保险稳步推进。新中国成立以来，我国逐步建立起来的城镇职工公费医疗与劳保医疗制度，在卫生工作的市场改革时期，受到重大冲击，发生了深刻变化。两个保险系统的费用随着改革越来越高，其中有通货膨胀、人口老龄化、医疗高科技的飞速扩张、昂贵药品的滥用等因素。成本的增加以及国家向医保系统投入充足资金能力的减弱，致使国家采取合理化措施来维持这个系统，包括建立全国性的部分负担政策以及把财政负担分散到城市和企业身上。因此，公务员、事业机构职工和国有企业工人不再享有免费医疗服务。另外，某些措施造成城市之间和企业之间的医疗可获得性的极不平等也是原因之一。

2000 年国务院颁布《关于城镇医药卫生体制改革的指导意见》，我国开始建立城镇职工基本医疗保险制度，覆盖范围逐年扩大。在城市建立起各级各类医院与社区卫生服务机构分工协作的新型城市医疗卫生服务体系。到 2010 年底，全国城镇职工参保人数达 2.37 亿。从 2007 年开始，国家启动了城镇居民基本医疗保险制度试点，保障范围是面向未纳入城镇职工基本医疗保险制度的中小学生、少年儿童和其他非从业城镇居民，保障重点是住院和门诊大病等医疗支出。

3. 初步建立城乡医疗救助制度。政府除了资助贫困农民参加新农合，还对新农合补偿后仍无法承担医药费的农民再给予适当的医疗救助。目前，农村医疗救助覆盖了全部农业人口的

县（区），65%的县（区）开展了城市医疗救助试点。新一轮医改方案提出，城乡医疗救助制度将覆盖到全国所有困难家庭。

目前，我国已初步建立覆盖城乡居民的多层次医疗保障体系。截至 2009 年上半年，城镇职工和居民医保参保人数超过 3 亿，新农合参保人数达 8.3 亿。到 2011 年年底，全国所有城市都将开展居民医疗保险制度，加上新农合的参保人数，整体上将有超过 13 亿中国人享有基本医疗保障。

另外，在卫生筹资结构、卫生法制建设、妇女儿童健康权益保护、中医药发展、基本药物制度、公立医院改革、卫生国际合作等方面也取得了很大进展。

二、中国的卫生资源

新中国成立以来，党和政府十分重视卫生事业的发展，强调把保护人民健康和生命安全放在重要位置。经过全国各战线的协同努力，我国医疗卫生事业发生了翻天覆地的变化。进入 21 世纪以来，随着综合国力的不断提高，我国卫生事业的规模逐步扩大，医疗卫生资源迅速增加，而且地区分布趋于合理，医疗服务能力和水平明显增强，同时卫生费用的结构不断优化，个人医疗费用比重有所降低。卫生资源的状况主要以"十一五"开局 2006 年至"十二五"开局 2011 年的资料对比，从卫生机构、医院床位、卫生人力资源及卫生资金等方面说明（表 16-1～表 16-4）。

（一）卫生机构

从表 16-1 数据可见全国卫生机构总数增加很快，2011 年较 2006 年增加 645 420 个，是 2006 年卫生机构总数的 3 倍多，年均递增 25.3%；其中医院 2011 年较 2006 年增加 2733 个，年均递增 2.69%；社区卫生服务中心（站）2011 年较 2006 年增加 10 204 个，年均递增 7.72%，增长明显。

另外，近年来还呈现出以下几个变化趋势：民营医院数量增加，2011 年为 8473 个，占医院个数的 38.5%；基层医疗机构［社区卫生服务中心（站）、乡镇卫生院、诊所和医务室、村卫生室等］是卫生机构总数的主体，而且数量在不断增长，2011 年为 918 003 个，占卫生机构总数的 96.1%；专业公共卫生机构［妇幼保健院（所、站）、专科疾病防治院（所、站）、疾病预防控制中心（防疫站）、卫生监督所等］规模有所扩大，2011 年为 11 926 个。

表 16-1 全国卫生机构数（个）

	2006 年	2011 年
医院	19 246	21 979
社区卫生服务中心（站）	22 656	32 860
乡镇卫生院	39 975	37 295
妇幼保健院（所、站）	3003	3036
专科疾病防治院（所、站）	1402	1294
疾病预防控制中心（防疫站）	3548	3484
卫生监督所	2097	3022
卫生机构总数	308 969	954 389

注：本表不含村卫生室。

（二）医疗卫生机构床位

由表 16-2 中的数据可以看出，我国医疗卫生机构拥有床位数增长很快。2011 年较 2006 年增加 166.4 万张床位，年均增长 8.1%。其中，医院床位数 2006 年为 256.0 万张，占床位总数的 73.2%，2011 年为 370.5 万张，占床位总数的 71.8%；基层卫生院床位数 2006 年为 71.0

万张，占床位总数的 20.3％，2011 年为 123.4 万张，占床位总数的 23.9％；其他医疗机构如专科疾病医院、妇幼保健院、疗养院等的床位数，2006 年占总数的 6.5％，2011 年占 4.7％。全国平均每千人口医疗卫生机构拥有床位数 2006 年为 2.67 个，2011 年增加到 3.81 个，而1949 年仅有 0.15 张。

表 16-2　医疗卫生机构床位数及变化

	2006 年	2007 年	2008 年	2009 年	2010 年	2011 年
床位数（万张）	349.6	370.1	403.6	441.7	478.7	516.0
比上一年增长（％）	4.3	5.9	9.1	9.4	8.4	7.8

（三）卫生人力资源

医疗卫生事业的迅速发展，我国卫生人员队伍不断扩大，尤其是卫生技术人员持续增加，服务水平不断提高。2011 年末，全国卫生人员总数达 861.6 万人，比 2006 年增加 299.65 万人，年均增长 8.9％。而 1949 年仅有 54.12 万人。

卫生人员总数中，卫生技术人员 2011 年为 620.3 万人，较 2006 年增加 158.89 万人，年均增长 6.05％。在卫生技术人员中，执业（助理）医师由 2006 年的 199.48 万人增加到 2011年 246.6 万人；注册护士由 142.63 万人增加到 224.4 万人；药师（士）由 35.35 万人增加到36.4 万人。

2011 年，全国平均每千人口卫生技术人员为 4.57 人，比 2006 年增加 1 人，比 1949 年增加 3.64 人；其中每千人口执业（助理）医师由 2006 年 1.55 人增至 1.82 人，比 1949 年增加1.15 人；而每千人口注册护士由 2006 年 1.11 人增至 1.66 人，而 1949 年仅为 0.06 个；每万人口专业公共卫生机构人员 4.73 人。

2011 年医院里的卫生人员为 452.7 万人，占卫生人员总数 52.5％；基层医疗卫生机构的卫生人员为 337.5 万人，占 39.2％；专业公共卫生机构的卫生人员为 64.1 万人，占 7.4％。与 2006 年比较，三类机构卫生人员均有所增加。

表 16-3　全国卫生人员总数

	2006 年	2011 年
总计（万人）	561.95	861.6
卫生技术人员	462.41	620.3
执业（助理）医师	199.48	246.6
注册护士	142.63	224.4
药师（士）	35.35	36.4
每千人口卫生技术人员（人）	3.59	4.57
每千人口执业（助理）医师	1.55	1.82
每千人口注册护士	1.11	1.66

（四）卫生费用

全国卫生总费用呈现逐年递增态势，2005 年为 8659.5 亿元，2010 年为 19980.4 亿元，年均递增 18.2％，其中政府卫生支出占总费用的比重由 2005 年 17.9％增加到 2010 年 28.7％；社会卫生支出所占比重由 2005 年 29.9％增加到 2010 年 36.0％；而个人卫生支出的比重由2005 年 52.2％降低到 2010 年 35.3％，乃至 2011 年的 34.8％。由此可见，在全国卫生总费用中政府资金投入的力度增大，个人医疗支出费用明显减少，卫生筹资结构不断优化，医疗费用的保障水平不断提高。另外，全国人均卫生费用由 2005 年的 662.3 元增加到 2011 年的 1806.95

元，全国卫生总费用占国内生产总值（GDP）的比重也由 2005 年 4.73％增加至 2011 年 5.1％。

表 16-4　全国卫生总费用及变化（亿元）

	2006 年	2011 年
医院	19 246	21 979
社区卫生服务中心（站）	22 656	32 860
卫生院	40 791	37 000
妇幼保健院（所、站）	3003	3036
专科疾病防治院（所、站）	1402	1294
疾病预防控制中心（防疫站）	3548	3484
卫生监督所	2097	3022
全国卫生总费用	308 969	954 389

注：本表不含村卫生室。

第二节　我国的医药卫生改革

一、中国医药卫生改革面临的机遇与挑战

新中国成立以来，我国卫生事业虽然取得巨大成就，但是当前我国卫生事业的发展水平与人民群众健康需求及经济社会协调发展要求不相适应的矛盾仍比较突出。中国的卫生事业正面临前所未有的发展机遇，这是历史赋予我们的责任，也是社会发展到今天的必然结果，中国政府将继续坚持以人为本、执政为民，全面落实科学发展观，把握机遇，迎接挑战，全面推进卫生改革与发展，不断提高广大人民群众的健康水平。

（一）医药卫生体制改革面临着前所未有的机遇

改革开放 30 多年来，我国的综合国力和经济实力大大增强，为医改提供了重要的发展机遇。

1. 医药卫生体制改革是社会文明、进步与稳定的必然要求。医药卫生体制改革是社会和谐发展的重要基础，也是构建和谐社会的内在要求。"以人为本"是科学发展观和和谐社会最本质、最核心的内容，建设和谐社会的目的是着眼于最广大人民的根本利益和幸福生活，积极为人民群众的生存和发展创造良好的条件，使人民群众的医疗需求得到满足。居民健康意识的不断提高是经济社会发展的必然结果，卫生事业的优劣直接影响到千家万户的健康利益，直接对社会的和谐安定产生重要影响。积极推进医药卫生改革，可以在全社会营造理解、尊重、关心、帮助的良好社会氛围，推动和谐友爱社会关系的形成和精神文明建设。这是社会进步的表现，是历史发展的必然。

2. 持续增长的综合国力为卫生事业的发展提供了坚实的经济基础。国民经济的发展和人民群众生活水平的提高，创造了越来越多的医疗需求。经济越发达，人们对医疗服务、健康产业的要求就越多，能支付在卫生上面的资金也就越多，这些都为医药卫生体制改革提供了强大的经济基础。1978 年，我国卫生总费用支出为 370 多亿元，2005 年是 8660 亿元，增长了 20 多倍。2011 年增长至 24 346 亿元，是 2005 年的约 3 倍。卫生总费用占 GDP 的比重由 2005 年的 4.73％ 提高至 2011 年的 5.1％。

3. 国家对医药卫生体制改革高度重视。随着国民经济和社会的发展，卫生事业在扩大内需、增加就业、促进经济社会发展等方面的作用越来越突出。国家把保障和改善民生作为加快转变经济发展方式的根本出发点和落脚点，并陆续出台了一系列政策和指导性文件，积极推进

医药卫生体制改革。

　　1997年1月中共中央国务院出台《卫生改革与发展的决定》，这是指导医改的纲领性文件；1998年国务院颁布《城市职工基本医疗保险》44号文件，从此拉开基层医改的序幕；2002年召开全国农村卫生工作会议，出台《国务院关于农村卫生工作的决定》，提出恢复和重建新型农村合作医疗制度；2006年2月召开全国社区卫生工作大会并出台《社区卫生服务工作指导意见》，以此为突破口解决群众看病难问题。2008年4月温家宝总理主持召开深化医药卫生体制改革工作座谈会，强调必须充分认识这项改革的重要性、艰巨性、复杂性，及时总结改革经验，加快推进和深化医药卫生体制改革。2009年3月，中共中央、国务院颁发了《关于深化医药卫生体制改革的意见》，提出到2020年实现人人享有基本医疗卫生服务的目标。2011年初国务院颁布出台了"十二五"医改规划，对未来4年医改目标和任务作出了全面部署，深化改革跨入了一个新阶段。由此可见，党和政府高度重视医改，并且制订了改革目标和一系列实施的战略步骤，这是医改工作深入持久进行的可靠保证。

　　4. 医改是国泰民安的大事，是社会各界高度关注的热点话题。自2006年以来，中央决策层持续高度关注医改，明晰了医药卫生体制改革的目标和方向。国家发改委官方网站开辟了"我为医药卫生体制改革建言献策"专栏，面向全社会征求意见和建议，获得了大量反馈信息，社会各界提出各种意见3.5万余条。包括北京大学、国务院发展研究中心以及WHO在内的7家海内外机构，都曾受邀向国家医药卫生体制改革工作小组提交改革建议书。国务院颁布的医改方案都是依据中国国情广泛听取意见，经专家学者和医疗卫生行业业内人士反复研究决策的。医改涉及广大人民群众的生老病死，牵动着所有国民的切身利益，既是国家的大事，也是人民的大事。各地更加重视加快卫生事业发展，社会各界、国际社会对卫生工作给予了高度关注和支持。

　　5. 医改为医疗卫生体系重建提供了重要机遇。现在医疗卫生事业发展与人民群众的需要还存在较大差距。其中医疗服务体系不适应群众的健康需求，看病贵、看病难问题还比较突出，公立医疗机构运行机制市场化比较严重。新医改方案确定了医疗卫生体制公益性的方向，为医疗卫生体系重建和相关政策、制度的出台和建立提供了机遇。

　　6. 医改的大环境明显改善，有利于医改深入持久进行。随着医改的不断深入，与起步阶段相比，医改具备了更多有利条件。对改革的认识更加深化，改革的基础更加扎实，改革的方向更加明确，改革的组织保障更加健全，改革的社会环境更加有利。

（二）医药卫生体制改革面临巨大的挑战

　　医药卫生体制改革是一个世界性的难题，尤其是在我们这样一个13亿人口的大国进行医改更是史无前例的，没有现成的经验和模式可循。当前，医改已经进入深水阶段，体制性、结构性矛盾不断凸显，改革面临一系列重大挑战，任务依然艰巨而繁重。

　　1. 新时期医学模式的转变给疾病防控提出新的要求。20世纪后半叶，尤其是改革开放以来，由于经济的快速发展、物质生活水平的提高、人口增长模式的改变、人均寿命延长等一系列社会条件的变化，导致我国的疾病谱和死亡谱已发生改变。急慢性病和寄生虫病的发病率、死亡率明显下降，而心理和社会因素引发的疾病如心脑血管疾病、肿瘤和意外伤亡等显著增加，多种慢性非传染性疾病已成为威胁人民健康的主要因素。这些疾病的形成与心理紧张、生态失衡、环境污染、吸烟、酗酒、吸毒、饮食不合理、性滥交、家庭解体等不良生活方式密切相关。医学模式由生物医学模式向生物-心理-社会医学模式转变。新的医学模式将有助于解决传统生物医学模式难以解决的问题，满足人类发展医学、防治疾病、促进健康和提高生活质量的目的。因此，新的医学模式将对临床医学、预防医学乃至卫生服务方面产生深远的影响和重要的指导作用。卫生服务需要由单一的治疗服务转变为生理、心理、社会的综合服务。

　　另外，生态环境、生产生活方式变化以及食品药品安全、职业伤害、饮用水安全和环境问题等对人民群众健康的影响更加突出。不断发生的自然灾害、事故灾害及社会安全事件也对医疗卫生保障提出更高的要求。再有，重大传染病流行形势依然严峻，新发传染病以及传统烈性传染病的潜在威胁不容忽视。由此可见，医疗卫生服务供给与需求之间的矛盾日趋突出，服务理念、服务模式等亟须作出相应调整。

2. 卫生事业的发展落后于经济发展，整体水平偏低。要实现中共中央、国务院颁发的《关于深化医药卫生体制改革的意见》提出的，到 2020 年实现人人享有基本医疗卫生服务的目标，即 WTO 对其成员国所要求的，实现人人享有卫生保健服务，而且平均卫生事业费应占本国 GDP 7％左右的目标。当前我国约占 5.1％，差距较大。作为一个发展中国家，改革开放以来，我国经济总量水平提高很快，也较稳定，近几年 GDP 已位居世界前列，成就斐然。虽然 GDP 在快速增长，但人民群众对公共服务普遍不满意，显然是社会服务不到位，没有让改革开放的成果公平地惠及老百姓。这是百姓对和谐社会的要求。应当说，在经济状况较稳定的条件下，与之相适应的是社会整体水平的提高，是社会各领域的深入变革。卫生事业是惠及国民的重要领域，医疗卫生服务实际上是公共服务中最突出的一部分，其变革理应首当其冲。卫生总体水平偏低表现为卫生资源总量不足，要在拥有卫生机构总数、卫生人员数、床位数、卫生资金总数等方面提高综合水平。从我国的国情考虑，是一项艰巨而长期的任务。

3. 医疗保障体系不健全，群众看病难。新中国成立以来我国在卫生事业发展上作出了很多努力，取得了很多成就，然而原有的公费医疗制度覆盖面小，远远不能满足当代我国公民对身体健康的要求。另外，目前医院收费高、看病贵，尤其是治疗大病的负担过重。群众小病不去医院，大病去医疗水平较高的公立大医院，而大医院设备药品齐全、检查手段先进、资源优势明显、自然收费标准高；再有，公立大医院的运行机制上仍存在主要依靠群众就诊费用来增加医院收入的市场化倾向，公益性质明显淡化，广大群众最基本的医疗服务得不到保证。严格说来，这种倾向违背了我国卫生工作为最广大的人民群众谋利益的宗旨和工作重心所在。因而提高城镇社区和农村卫生院等基层医疗机构的卫生服务能力，基本药物制度的落实、公立医院运行机制的改革成为目前卫生工作的首要任务。

4. 地区差异明显，农村卫生工作基础薄弱。世界上任何国家的不同人群在医疗服务方面存在差异都是不可避免的。我国的国情是人口众多，农村人口所占比重大，经济发展起步晚于发达国家，经济基础薄弱。我国在卫生资源配置、卫生服务利用，居民健康水平在城乡、地区和人群方面存在显著差异。经济较发达的东部地区比西部欠发达地区差异明显；经济条件较好的城镇与偏远的广大乡村差异明显。当然这是由于国家政府在经济发达地区和城镇的卫生费用投入较多。这对于广大农村和落后地区来说是不公平的。

虽然在改革开放以后，农村缺医少药的状况得到很大改善，但是从总体上看，农村卫生工作仍较落后，合作医疗面临很多困难，资金投入不足，卫生人才缺乏。农民基本是自己花钱看病，因病致贫、因病返贫问题突出，某些地区地方病、流行病严重。逐步缩小这些差异是医改需要解决的重点问题，也是难点问题。

5. 对政府财政的挑战。改革开放 20 年后的 1997 年，中共中央、国务院作出了《关于卫生改革与发展的决定》，这标志着我国政府对提高人民健康水平的政治意愿不断加强，是贯彻落实科学发展观的具体体现，是构建和谐社会的现实需要和重大战略部署。更重要的是，2009年 4 月 6 日公布的《中共中央国务院关于深化医药卫生体制改革的意见》摒弃了此前改革过度市场化的做法，承诺强化政府在基本医疗卫生制度中的责任，不断增加投入，维护社会公平正义，逐步实现建立覆盖城乡居民的基本医疗卫生制度、人人享有基本医疗卫生服务的目标。

落实这个决定首先需要卫生资源规模的扩大、全国卫生总费用的增加，也就是需要投资的支持。但政府毕竟还要受到财力的约束，需要在支付能力和健康需求之间寻求平衡，这是新医改方案面临的又一重大挑战。据统计，2008 年中国内地的人均医疗支出为 139 美元，而中国香港特别行政区为 1532 美元，日本为 3138 美元，澳大利亚为 4403 美元。医疗总支出占 GDP 的比例在中国内地为 4.2%，中国香港特别行政区为 5%，而日本和澳大利亚分别为 8.1% 和 8.8%。可见，拥有 13 亿人口的中国政府所承受的巨大压力。

二、中国医药卫生改革的目标和指导思想

（一）医药卫生改革的目标

在 2009 年 4 月 6 日公布的《中共中央国务院关于深化医药卫生体制改革的意见》中明确了新时期中国医药卫生事业改革和发展的方向及重大方针政策，强调把基本医疗卫生制度作为公共产品向全民提供，提出到 2020 年基本建立覆盖城乡居民的基本医疗卫生制度，实现人人享有基本医疗卫生服务的目标。这个目标与 WTO 要求其成员国人人享有卫生保健服务的目标基本吻合。为落实这个总目标，党中央国务院还依据医改推进的状况，陆续制订并出台了不同阶段的目标和任务。

《卫生事业发展"十二五"规划》确定的发展目标是，初步建立覆盖城乡居民的基本医疗卫生制度，使全体居民人人享有基本医疗保障，人人享有基本公共卫生服务，医疗卫生服务可及性、服务质量、服务效率和群众满意度显著提高，个人就医费用负担明显减轻，地区间卫生资源配置和人群间健康状况差异不断缩小，基本实现全体人民病有所医，人均预期寿命在 2010 年（74.83 岁）基础上提高 1 岁。

（二）医药卫生改革的指导思想

对我国来说，医改没有先例可循，是一个摸着石头过河的过程，是一项长期而艰巨的任务，难免磕磕绊绊、走弯路。但是面对医改的大目标，我们的指导思想是明确的，应该始终把握。

1. 坚持科学发展观，遵循卫生工作相关的自然科学、社会科学发展规律，符合我国社会经济总体发展要求，逐步深化医药卫生改革。

2. 坚持以人为本，以提高人民健康水平为中心，优先发展和保证基本医疗服务，强化政府的责任，维护社会公平，逐步满足人民群众的多样化需求。处理好社会效益与经济效益的关系，把社会效益放在首位，构建和谐社会。

3. 从中国国情出发，合理配置卫生资源，特别关注广大农村，逐步缩小地区差异。大力开发中医药资源，扩大对外交流，既不采纳美国市场化的医保模式，也不照搬欧洲福利性医保制度，要探索中国特色的医改道路。

4. 坚持卫生事业的公益性，坚持预防为主、以农村和基层为重点、中西医并重、依靠科技与人才，保基本、强基层、建机制，转变卫生发展方式，把基本医疗卫生制度作为公共产品向全民提供，促进卫生事业与经济社会协调发展，不断提高人民群众的健康水平。

三、近十年来中国医药卫生改革的重大进展

改革开放以来，随着中国从计划经济体制向市场经济体制的转型，原有公费医疗制度面临巨大的挑战，如何使广大公众享有更好、更健全的医疗卫生服务，成为中国政府面临的一个重大问题。从 20 世纪 80 年代开始，中国启动医药卫生体制改革，1997 年初颁布《中共中央、国务院关于卫生改革与发展的决定》，开始对医疗卫生体制进行全面改革。此后，以医疗保险制度改革、医疗机构改革、药品流通体制改革等三项内容为标志的第二轮医改开始推进，并在 2003 年抗击 SARS 取得重大胜利后加快推进。在此之前，2002 年全国农村卫生工作会议提出的恢复和重新建立新型农村合作医疗制度，这阶段中国农村新型合作医疗服务发展得非常平稳。2006 年 2 月召开全国社区卫生工作大会，出台社区卫生服务指导意见，政府着手解决居民看病难、看病贵问题。2009 年 4 月，中国公布《关于深化医药卫生体制改革的意见》和

《关于医药卫生体制改革近期重点实施方案》，明确了新时期中国医药卫生事业改革和发展的方向及重大方针政策，全面启动新一轮医改。近十年来，特别是 2009 年以来，探索了深化医改的道路，积累了经验，取得了重大阶段性成效，为持续深入推进改革打下了坚实基础。

目前五项重点改革任务全面完成，阶段性预期目标基本实现。在医药卫生体制改革方面的主要进展概括如下。

（一）基本医疗保障制度覆盖城乡居民

截至 2011 年，城镇职工基本医疗保险、城镇居民基本医疗保险、新型农村合作医疗参保人数超过 13 亿，覆盖面从 2008 年的 87％提高到 2011 年的 95％以上，中国已构建起世界上规模最大的基本医疗保障网。

1. 筹资水平和报销比例不断提高　新型农村合作医疗政府补助标准从最初 2003 年的人均 20 元人民币，提高到 2011 年的 200 元人民币，受益人次数从 2008 年的 5.85 亿人次提高到 2011 年的 13.15 亿人次，政策范围内住院费用报销比例提高到 70％左右，保障范围由住院延伸到门诊。推行医药费用即时结算报销，全国农民实现在本省内看病即时结算报销。城市居民就医结算更为便捷。

2. 实施城乡居民大病保险　从城镇居民医保基金、新型农村合作医疗基金中划出大病保险资金，采取向商业保险机构购买大病保险的方式，以力争避免城乡居民发生家庭灾难性医疗支出为目标，实施大病保险补偿政策，对基本医疗保障补偿后需个人负担的合规医疗费用给予保障，实际支付比例不低于 50％，有效减轻个人医疗费用负担。截至 2011 年，23 万患有先天性心脏病、终末期肾病、乳腺癌、子宫颈癌、耐多药肺结核、儿童白血病等疾病的病人享受到重大疾病补偿，实际补偿水平约 65％。2012 年，肺癌、食管癌、胃癌等 12 种大病也被纳入农村重大疾病保障试点范围，费用报销比例最高可达 90％。

3. 建立健全城乡医疗救助制度　救助对象覆盖城乡低保对象、五保对象，并逐步扩大到低收入重病病人、重度残疾人、低收入家庭、老年人等特殊困难群体。2011 年全国城乡医疗救助 8090 万人次。

（二）基本药物制度从无到有

初步形成了基本药物遴选、生产供应、使用和医疗保险报销的体系。2011 年，基本药物制度实现基层全覆盖，所有政府办基层医疗卫生机构全部配备使用基本药物，并实行零差率销售，结束了几十年基层医疗卫生机构"以药补医"的历史，基本药物价格全国平均比改革前下降了 30％，大大减轻了老百姓的看病负担。

制订国家基本药物临床应用指南和处方集，规范基层用药行为，促进合理用药。基本药物实行以省为单位集中采购，并且全部纳入基本医疗保障药品报销目录。有序推进基本药物制度向村卫生室和非政府办基层医疗卫生机构延伸。药品生产流通领域改革步伐加快，药品供应保障水平进一步提高。

（三）城乡基层医疗服务体系不断完善

1. 加大政府投入，完善基层医疗卫生机构经费保障机制　仅 2009—2011 年，中央财政投资 471.5 亿元人民币支持基层医疗机构建设发展。采取多种形式加强基层卫生人才队伍建设。

2. 建立全科医生制度　开展全科医生规范化培养，组织实施中西部地区农村订单定向医学生免费培养等。

3. 实施万名医师支援农村卫生工程　2009—2011 年，1100 余家城市三级医院支援了 955 个县级医院，中西部地区城市二级以上医疗卫生机构每年支援 3600 多所乡镇卫生院，提高了县级医院和乡镇卫生院的医疗技术水平和管理能力。

4. 转变基层医疗服务模式　在市辖区推行社区全科医生团队、家庭签约医生制度，实行防治结合，保障居民看病就医的基本需求，使常见病、多发病等绝大多数疾病的诊疗在基层可以得到解决。在乡镇卫生院开展巡回医疗服务，农村和偏远地区医疗服务设施落后、服务能力薄弱的状况明显改善。2011 年，全国基层医疗卫生机构达到 91.8 万个，包括社区卫生服务机构 2.6 万个、乡镇卫生院 3.8 万所、村卫生室 66.3 万个，床位 123.4 万张。

（四）基本公共卫生服务均等化水平明显提高

1. 国家免费向全体居民提供国家基本公共卫生服务，包括建立居民健康档案、健康教育、预防接种、0～6 岁儿童健康管理、孕产妇健康管理、老年人健康管理、高血压和 2 型糖尿病病人健康管理、重性精神疾病病人管理、传染病及突发公共卫生事件报告和处理、卫生监督协管等 10 类 41 项服务。

2. 积极为城乡居民做好预防保健工作，在保持原有公共卫生服务经费不变的基础上，2009—2011 年期间中央又专门安排 300 多亿元预防保健资金，开展了 10 大类基本公共卫生服务和 7 大类重大公共卫生服务项目，提升全民族健康素质，这在中国历史上是第一次。

3. 国家针对特殊疾病、重点人群和特殊地区，实施重大公共卫生服务项目，如对农村孕产妇住院分娩补助、15 岁以下人群补种乙肝疫苗、消除燃煤型氟中毒危害、农村妇女孕前和孕早期补服叶酸、无害化卫生厕所建设、贫困白内障病人复明等。2011 年，国家免疫规划疫苗接种率总体达到 90% 以上，全国住院分娩率达到 98.7%，其中农村住院分娩率达到 98.1%，农村孕产妇死亡率呈逐步下降趋势。由政府提供补助为 109 万多名贫困白内障病人实施了复明手术。

（五）公立医院改革有序推进

从 2010 年起，在 17 个国家联系试点城市和 37 个省级试点地区开展公立医院改革试点，在完善服务体系、创新体制机制、加强内部管理、加快形成多元化办医格局等方面取得了积极进展。2012 年，全面启动县级公立医院综合改革试点工作，以县级医院为龙头，带动农村医疗卫生服务体系能力提升，力争使县域内就诊率提高到 90% 左右，目前已有 18 个省（自治区、直辖市）的 600 多个县参与试点。多元化办医格局加快推进，鼓励和引导社会资本举办营利性和非营利性医疗机构。截至 2011 年，全国社会资本共举办医疗机构 16.5 万个，其中民营医院 8437 个，占全国医院总数的 38%。在全国普遍推行预约诊疗、分时段就诊、优质护理等便民惠民措施。

医药费用过快上涨的势头得到控制，按可比价格计算，在 2009—2011 年，公立医院门诊次均医药费用和住院人均医药费用增长率逐年下降，2011 年比 2009 年均下降了 8 个百分点，公立医院费用控制初见成效。

四、"十二五"期间中国医药卫生改革的主要任务

如果把 2009—2011 年的医改看做深化医药卫生体制改革的起步阶段，则 2012 年跨进深入阶段。2010—2015 年的第十二个五年计划正值深化医药卫生体制改革由起步阶段转入深入阶段。依据中共中央、国务院《关于深化医药卫生体制改革的意见》和《医药卫生体制改革近期重点实施方案（2009—2011 年）》，起步阶段的任务是推动加快推进基本医疗保障制度建设、初步建立国家基本药物制度、健全基层医疗卫生服务体系、促进基本公共卫生服务均等化、推进公立医院改革试点等五项重点改革。目前，五项重点改革任务全面完成，但是深层次的体制矛盾、复杂的利益调整等难点问题进一步显现，改革面临一系列重大挑战，任务依然艰巨而繁重。

"十二五"期间是实现人人享有基本医疗卫生服务目标的关键时期。2012 年初国务院颁布出台了"十二五"医改规划，对未来 4 年医改目标和任务作出了全面部署，强调要从打好基础向提升质量转变，从形成框架向制度建设转变，从试点探索向全面推进转变，要突出抓好三方面体制机制的重点改革。

（一）建立健全覆盖城乡居民的多层次医疗保障体系

前3年改革我们基本建成了全民基本医保制度框架，今后要全面推进多层次医保体系建设。这是以基本医疗保障为主体，以多种补充保险和商业保险为辅助的医保体系。要继续提高政府对基本医保的补助标准，巩固扩大覆盖人群，继续提高政策范围内医保报销的比例，推进支付方式改革，控制医疗费用过快增长。要积极开展城乡居民大病保险，完善医疗救助制度和发展社会慈善事业，从制度上完善全社会的医疗保障体系，进一步减轻个人医药费用负担。

（二）巩固完善基本药物制度和基层运行新机制

要加大督促检查力度，全面落实经常性收支差额补助、基本公共卫生服务经费、机构发展建设支出、化债资金、绩效工资实施资金、村医补助等各项政策。完善基本药物招标采购机制，完善长效性、多渠道的补偿机制，完善对基层医务人员的绩效考核办法等。要扩大基本药物制度实施范围，细化在村卫生室和非政府办基层医疗卫生机构实施基本药物制度的政策。同时要继续推进基层卫生信息化建设，以保证基本药物制度和基层运行新机制的监管和落实。

建立健全药品供应保障体系，确保基本药物安全有效、公平可及、合理使用。提高药品安全水平。按照"地方政府负总责，监管部门各负其责，企业是第一责任人"的要求，全面落实药品安全责任。强化药品研制、生产、流通和使用全过程质量监管，严厉打击制售假冒伪劣药品行为。健全药品检验检测体系，提高检验检测能力。规范药品流通秩序，完善以政府为主导的省级网上药品集中采购办法，加强集中采购和配送工作监督管理。强化医疗机构基本药物使用管理，建立和完善基本药物临床综合评价体系。加大对医务人员临床应用国家基本药物的培训力度。完善基本药物价格形成和调整机制。建立基本药物制度运行监测评价信息系统。

（三）积极推进公立医院改革

公立医院是服务人民的医院，必须切实承担公益性责任，促进人人平等获得医疗服务。公立医院改革主要是破除"以药补医"、创新体制机制和调动医务人员积极性三项任务。"十二五"期间要把县医院作为改革的重点，要基本完成县医院阶段性的改革。积极鼓励社会办医，力争到2015年社会办医占整个医疗卫生的比例达到20%左右。

依据党的十七大报告中对医改提出的"政事分开、管办分开、医药分开、营利性和非营利性分开"的要求，全面推进县级公立医院改革，深化城市公立医院改革。坚持公立医院公益性质，落实政府办医责任。完善公立医院补偿机制，落实政府投入政策，以破除"以药补医"机制为关键环节，推进医药分开，理顺医疗服务价格。建立统一、高效、权责一致的公立医院管理体制，强化卫生行政部门规划、准入、监管等全行业管理职能，落实公立医院自主经营管理权，推进管办分开。完善公立医院治理机制，探索建立理事会等多种形式的法人治理结构。推进以聘用制度和岗位管理制度为主要内容的人事制度改革，完善医务人员职称评定制度。建立合理的分配激励机制，提高医务人员待遇。推进注册医师多点执业，充分调动医务人员积极性。明确公立医院和基层医疗卫生机构的功能定位，深化基层医疗卫生机构综合改革，优先发展基层医疗卫生机构。加强公立医院对基层医疗卫生机构的支持指导，提高分工协作水平，逐步形成基层首诊、分级医疗、上下联动、双向转诊的诊疗模式。

除此以外，还要继续推进城乡居民享有均等化的基本公共卫生服务。加强重大疾病防控体系建设；加强基层卫生监督网络和监测能力建设，完善监测网络直报系统，建立健全食品安全风险监测评估预警、食品安全标准和事故应急处置与调查处理体系；加强城乡集中式供水、二次供水和学校饮用水卫生监测工作，提高水质检验能力，形成全国饮用水卫生监测网络；农村急救体系建设等。

积极推广中医适宜技术，发挥好中医药在疾病预防控制和医疗服务中的作用。大力提升基层中医药服务能力和推广中医药适宜技术，加强县级中医医院建设。加强中医药资源保护、研究开发和合理利用，提升中药产业发展水平。培养一批高质量中医药人才，加强中医药继承与创新，基本建成中医药继承与创新体系。加强民族医药传承与发展，促进中西医结合。积极推进中医药法制化、信息化和标准化建设。繁荣发展中医药文化，推动中医药走向世界。研究制定鼓励中医药服务的医疗保障和基本药物政策，完善中医药发展的保障机制。

强化医疗质量和医疗卫生服务行为监管，确保医药卫生体系规范运转。在医疗质量管理方面，进一步完善国家、省级医疗质量管理与控制体系。完善医疗机构、医务人员、医疗技术等医疗服务要素准入管理制度，加强医疗服务要素准入和退出管理。加强医疗机构药事管理，基本建立临床药师制度，促进以抗菌药物为重点的临床合理用药。提高临床护理服务能力和水平，全面推行责任制整体护理的服务模式，推广优质护理服务。强化医疗服务监管。建立健全医疗服务监管体系，完善医疗服务监管法规制度。

在医疗服务行为管理方面，加强服务行为、质量安全和机构运行的监测监管。完善投诉管理，推进医疗纠纷人民调解，健全医疗责任风险分担机制。完善医院等级评审评价制度，建立社会监督与评价的长效机制，加强日常质量控制评价工作。到 2015 年，基本形成比较健全的医院评审评价体系。加强对人体器官移植的监管。严格医疗广告的审批和监管。全面推进医师定期考核，规范医疗执业行为。

（李光明）

第四篇

医学生与医学教育篇

第十七章 医学生的培养要求

新世纪需要什么样的合格医生？许多国家在对未来卫生服务需求的预测和对现行医学教育进行反思的基础上，得出的共识是：只有全面发展的医学生，才能称得上合格的医学人才。未来信息社会要求医生在价值观、知识和能力、思维方式、体魄和心理等方面应达到新的水平，并随着社会发展而不断进步。医学教育是在校教育、毕业后教育、继续医学教育的三阶段终身教育过程。在校教育培养医学生具备由自然科学知识、人文社会科学知识和医学专业知识等构建而成的厚实精深的知识体系，有良好的思想道德素质、业务素质、身心素质和人文素质，培养良好的实践能力、自主学习能力、沟通交流能力、管理能力和创新能力。医学生毕业后通过住院医师规范化培训和继续医学教育，成为合格的高素质的医生，在医学科学不断发展的未来承担医生的角色。

第一节 医学人才的知识结构

一、自然科学知识

自然科学知识通常包括医用高等数学、医学物理学、基础化学、有机化学、计算机基础和VFP程序设计等课程，还包括医药数学建模、医学电子学、多媒体技术与应用和医学图像原理与应用等课程。由于科学技术的发展，几乎整个自然科学学科都和医学直接或间接地发生联系。学好自然科学知识，就为医学生今后学习医学科学打下基础，并能用于指导未来的学习和医学实践。

二、人文社会科学知识

掌握人文社会科学知识是适应医学学科发展、医学模式转变和医疗卫生服务的需求。广博的人文社会科学知识有利于医学人才素质的提高；有利于医学人才对专业知识和技能的掌握；有利于医学人才创新精神的培养；有利于医学社会化的需要。

一般来说，医学人才应掌握的人文社会科学知识包括以下内容：

1. 思想政治教育 包括思想道德修养与法律基础，马克思主义原理概论，毛泽东思想和中国特色社会主义理论体系概论，中国近代史纲要，当代世界政治经济、形势与政策等。

2. 医学与人文社会科学相结合的边缘学科知识 包括医学心理学、医学伦理学、卫生法学、医学社会学、医学行为学、社会医学、社区医学、医学史、医学美学、法医人类学、医院管理学、卫生经济学、人口学、卫生事业管理、大学生心理健康教育等。

3. 科学方法教育知识 包括自然辩证法、现代科技概论、科研方法设计、医学文献检索、临床思维方法、循证医学、医学写作基础、医学研究方法、医学信息管理等。

4. 文化修养知识 包括中国传统文化、大学语文、音乐欣赏、美学概论、中外名著欣赏、中外美术鉴赏、人际沟通、书法艺术、领导科学与艺术等。

三、医学专业知识

对医学人才来说，医学专业知识是其知识结构最重要的部分。只有熟练掌握现代医学学科专业知识，才能更好地开展医疗、教学、科研等工作，提高自身的服务水平。

1. 基础医学知识　基础医学是研究人体正常结构和功能，各种因素对机体的影响和疾病的发生、发展与转归规律的学科群，包括系统解剖学、组织胚胎学、生理学、生物化学、微生物学、寄生虫学、病理学、药理学等。随着社会进步和科学技术的发展，基础医学也不断得到发展。当前，分子生物学作为基础医学的纽带继续向各分支学科渗透，形成了医学分子生物学、免疫学、神经科学、人体遗传学等学科竞相发展的局面，同时推动了临床医学和预防医学的发展。

2. 临床医学知识　临床医学以疾病为研究和诊治对象。临床医学根据疾病的特性、诊断和治疗的技术、手段再作相应的分科，包括诊断学、内科学（包括传染病学、神经病学、精神病学等）、外科学、妇产科学、儿科学、眼科学、耳鼻咽喉科学、口腔医学、皮肤性病学、急诊医学、康复医学、老年医学、中医学、全科医学、肿瘤学、疼痛医学等。

3. 预防医学知识　预防医学是从医学中分化出来的一个独立的学科群。它以人类群体为研究对象，应用生物医学、环境医学和社会医学的理论，研究疾病发生的分布规律以及影响健康的各种因素，制订预防措施和对策，达到预防疾病、促进健康和提高生命质量的目的。包括环境卫生学、劳动卫生学、儿童少年卫生学、营养与食品卫生学、卫生统计学、流行病学、职业病学、社会医学、毒理学、家庭与社区卫生服务、健康促进与健康教育等。

另外，医学人才还要掌握横向、纵向整合课程，包括人体结构学、代谢与能量、人体发育与遗传学、机体防御与免疫等健康导论课程，包括运动系统、神经系统、循环系统、呼吸系统、消化系统、血液系统、泌尿系统、内分泌系统和生殖系统等器官系统整合课程。

第二节　医学人才的能力结构

一、实践能力

实践能力对医学生具有非常重要的意义，它是建立在扎实深入的理论知识和熟练精湛的操作技能基础之上的，是对医学生的特殊要求。医学生将来所要从事的工作是救死扶伤的工作，需要一针一线、一刀一剪地工作，直接关系到人的生命。这就要求医学生应从基础阶段就有意识地训练自己的动手能力，珍惜每一次动手机会，在临床实习过程中更要注意这方面的能力培养，多参加医疗工作，为将来毕业后能熟练与精益求精地为病人服务打下良好基础。

二、自主学习能力

所谓医学生的自主学习能力，就是医学生通过自主的学习研究与实践而获得知识的能力，包括选择学习资料的能力、选择和贮存信息的能力、记忆和提取信息的能力、消化和使用信息的能力等。自主学习能力是形成其他能力的基础，是个人发展中不断获得新知识的重要途径，也是衡量一个人可持续发展的重要因素。医生是一项终身学习的职业，自主学习能力是终身学习的有力保障。随着社会发展迅速、知识急剧增长，在临床工作中，医生要经常学习最新的医学知识，持续掌握前沿的医学技能，不断提高自身的医疗水平。

三、沟通交流能力

医患沟通能力是医生职业特性的一部分，一名优秀的医生除了具有高超的医疗技术及对病人的关爱之心外，更重要的是学会医患沟通。希波克拉底认为，医生有两件东西能治病，一是药物，二是语言。中肯的语义、和谐的语调、清晰的语言，对于病人来说有如一剂良药。医务人员在病人面前讲的每句话，都应该是安慰和鼓励，都应该给病人带来希望。良好的医患沟通能科学地指导诊疗病人的伤病，使医患双方形成并建立信任合作关系，达到维护人类健康、促进医学发展和社会进步的目的。

四、信息管理能力

作为一名合格的医生，必须顺应时代发展，掌握现代信息技术，包括主动检索获取信息的能力，加工、处理、分析信息的能力和评判、利用信息的能力。第一是了解和掌握各种医学信息源，熟练运用多种方式获取所需信息，尤其强调运用计算机和网络等现代信息技术收集有关信息；第二是结合医学专业知识对所获信息进行分析、判断、组织、加工、管理、重组，实现对医学信息的有效组织和管理；第三是运用创造性和批判性思维，对医学文献信息进行分析研究、判断、归纳；进行临床诊疗决策和医学科研课题研究，对医疗成果进行总结、转化和推广。

五、分析问题和解决问题的能力

医务工作者各种能力在实践中的综合应用，体现为诊断能力和处理能力。这种能力的培养对医学生来说是必不可少的，它是在掌握一定专业知识基础上的综合能力，利用循证医学的原理，有针对性地去解决问题。培养学生主动参与教学过程，养成学生通过教师的启发和自己的独立思考去获取人类已有的医学知识，创造性地探索未知领域的行为习惯。

六、组织和管理能力

组织和管理能力就是影响、激发他人跟随你一起工作以获取共同目标的能力。医疗卫生工作是在人际关系和社会活动中进行的。除医患关系外，医生还需要协调医际关系、医护关系、医技关系等多种层面的关系。对于从事预防保健和社区医学工作的医学工作者来说，还要承担一定的组织管理任务。现代医学更强调发挥团队精神，建立群体共识，快速适应病人要求，达到提升工作效率的目标。

七、创新能力

创新能力是指在各种实践活动中，不断提供具有经济价值、社会价值、生态价值的新思想、新理论和新方法的能力。医学生的创新能力主要体现在对新知识、新领域的学习探究，对新学科、新技术的引用借鉴，对新方法、新手段的大胆实践等方面。医学生在学习过程中，要独立思考，敢于提出问题，探索未知；积极踊跃地参加社会实践活动，对创新精神和创新思维的培养也十分有利。

第三节   医学人才的素质

一、思想道德素质

医德是医学人才的职业道德，是在医疗卫生实践的基础上形成和发展起来的，是一般的社会道德在医药卫生领域中的反映，是医学人才与其服务对象、医务人员与病人之间、医务人员相互之间、医务人员和社会之间以及医务人员与人类生存环境之间关系的行为规范的总和。由于医学服务的对象是人，医学即是人学，"健康所系，性命相托"，责任重大，因此在诸多职业道德中医德历来引人注目。古人云："医无德者，不堪为医。"在中国古代最早的医学著作《黄帝内经》中就论述了医生应该具备的道德品质和职业素质。

古今中外，但凡医学大家，都是"德艺双馨"，既具有高超的医术，又具有高尚的医德，流芳千古，无不为医家的楷模。如"杏林春暖"、"悬壶济世"等故事，都是对医务人员高超医术和高尚德行的赞誉。只有医护人员意识到：医疗行业关乎人的生命和健康，应心怀仁爱、修炼品德，才能去爱这一行、干这一行、干好这一行。由此，医务人员在医务工作中应遵循如下的道德规范：

1. 救死扶伤、忠于医业　这是医务人员职业精神的基本要求，就是要求医务人员以防病治病为己任。著名的外科医生裘法祖曾说："病人把生命交给了你，你应该尽心尽职地抢救他。"医生应把自己的全部身心投入到医学事业中去，把挽救病人生命、解除病人痛苦、促进人群健康、发展医学科学为己任，尽一切可能履行上述职责与义务。

2. 尊重病人、一视同仁　尊重病人就是要求医务人员要敬畏病人的生命、尊重病人的生命价值、人格和权利；一视同仁则要求医务人员面对病人时，不分高低贵贱、男女老幼，用同样的态度来对待他们。孙思邈在《千金方》中说道："凡大医治病，必当安神定志，无欲无求，先发大慈恻隐之心，誓愿普救含灵之苦。若有疾厄来求救者，不得问其贵贱贫富，长幼娇姆，怨亲善友，华夷愚志，普同一等，皆如至亲之想。"第29届世界医学大会通过的《东京宣言》强调：各国医务人员都要"一视同仁地保护和恢复病人躯体和精神的健康"。医务人员对待病人要不分民族、性别、职业、地位、财产状况，以及信仰、党派和国籍，都应一视同仁、以礼相待。

3. 语言谨慎，不泄露隐私　温暖的言语本身就是一剂良药。文明礼貌、和蔼可亲、善解人意的语言与语调，犹如春风，温暖着病人的心田，使其有如在家的感觉，这对治疗十分有利。保守秘密是医生的职业道德，也是医生所必须具有的专业素质。病人将自己的身心疾苦无保留地告知医生，其前提是充分信任医生，医生有责任为其保密。

4. 富有爱心与同情心　医务人员应多站在病人的角度考虑问题，要有同情心、同理心和强烈的爱心，这是职业所赋予医生的道德要求。一百多年前美国著名医生特鲁多镌刻在撒拉纳克湖畔的墓志铭这样写道："有时，去治愈；常常，去帮助；总是，去安慰。"难以想象一个没有基本爱心与同情心的医务人员能够时刻将病人的痛苦和生死挂记在心，全心全意地为病人服务。

5. 严谨求实，精益求精　我国隋唐时期的大医学家孙思邈在《备急千金要方》之《大医精诚》中说："学者必须博极医源，精勤不倦，不得道听途说，而言医道已了，深自误哉。"《大医精诚》论述了有关医德的两个问题：第一是精，即要求医者要有精湛的医术，认为医道是"至精至微之事"，习医之人必须"博极医源，精勤不倦"。第二是诚，即要求医者要有高尚的品德修养。医学是"人命关天"的事业，医学要求医务人员时刻要"如履薄冰"、"如临深渊"。

我国台湾的一位病人在《我希望遇到一个什么样的医生》中，对"希望遇到"的医生提出了期望：我希望遇到一个能够真正关心我、愿意真正了解我的人；我希望他不仅能医治我肉体上的病痛，也能解决我心灵方面的问题；他最好是我的朋友，也是我心灵的导师。从这位病人的期望中可以看到：病人到医院看病，就把自己的身家性命都托付给了医护人员，我们就应该尽医务人员的"本分"，为病人负责。

二、文化素质

文化素质一般称为文化修养。文化素质是以专业领域以外的一切人文社会科学知识、自然科学知识为基础的。这些知识通过情感作用于人的精神境界，最终内化为主体精神深处的一种内在的品质，是一个人所具有的知识、能力和修养的总和。

具体来说，医学人才要有较强的口头表达能力和写作能力；具有正确的历史观，能对历史人物作出正确的评析；熟悉中国历史（尤其是近现代史）的发展进程及主要的历史事件；懂得中华民族的文化精神和优秀的思想传统，树立民族自豪感；有辩证思维能力和思维方法；具有一定的审美能力和艺术鉴赏力；能欣赏古今中外的经典艺术作品；了解与经济发展密切相关的新知识、新技术及当代科学发展趋势；能较为熟练地使用计算机和现代化办公技术。

三、业务素质

医学业务素质是指医学专业理论知识及相关医学知识的掌握以及用这些知识解决临床实际问题的能力。

具有较高业务素质的医生应具有以下学科知识和能力：①广泛的自然科学知识，包括数学、物理学、化学、生命科学和信息科学等基本知识；②扎实的基础医学知识，包括人体解剖学、生物化学、生理学、病理学、药理学等学科知识；③丰富的临床医学知识，包括内科学、外科学、妇产社学、儿科学等学科知识；④各种能力，包括分析问题和解决问题的能力、动手能力、自主学习能力、创新能力、交往能力、信息管理能力、组织和管理能力等。

四、身心素质

顾名思义，身心素质包括身体素质和心理素质两方面。身体素质是其他各种素质的载体，心理素质是其他各种素质的灵魂。作为医学人才，首先应该是一个身心健康的人。健康的身体和良好的心理状态是医生事业成功的前提和基本保证。医疗工作是高强度、高压力、高度紧张的工作。医生每天都要医治大量的病人，没有健全的体魄、健康的心理素质是难以承受的。良好的心理素质包括：坚强的意志力、稳定的情绪、良好的个性品质、较强的人际交往能力等。医生所面对的是来自各个不同社会阶层，各种文化背景，不同性别、年龄、职业等病人，即医生的服务对象不仅"构成复杂"，而且多处于"病态或失衡状态"，需要医生具有良好的心理素质、较强的心理承受能力、较高的个人修养。

作为一名医学生不但要达到大学体育合格标准，还应根据自身条件选择一项或几项适合自己特点，并能伴随一生的体育运动，如跑步、游泳、羽毛球、乒乓球、篮球等，即丰富了生活，又强健了体魄。

五、人文素质

人文素质，是指由知识、能力、观念、情感、意志等多种因素综合而成的一个人内在的品质，表现为一个人的人格、气质、修养。

医学的服务对象是人，医生具有强烈的人文情感是做好工作的有利条件。随着社会的进步、医学科学的发展，疾病谱、死亡谱的改变，人们的健康观发生了巨大的变化。伴随之，医学模式（从生物医学模式转变为生物-心理-社会医学模式）以及医学目的也发生了转变，医疗服务更加关注人的整体，诊疗服务更加关注心理、社会因素。因此，当今社会做一名医生，没有较强的人文情感，不能全面考虑病人的全背景因素对健康的影响，将难以实现"以人为本"的服务理念，难以完成新形势下的医疗保健任务。

要体现"以人为本"的整体服务理念，医生就必须具有广博的知识、合理的知识结构、深厚的文化底蕴。一个人的文化修养越高，知识结构越合理，则学习能力越强，知识更新越快，对事物本质及规律的认识能力越强，解决和处理问题的综合能力越强，发展潜力和创造力越大。

第四节　医学人才培养规律

一、医学院校教育阶段

在校教育（undergraduate education）指的是医学生在医学院校的受教育阶段，是医生培养的第一阶段。医学院校主要以医学课程的形式，向学生传授医疗实践所需要的科学基础即医学基础知识。在医学知识学习的过程中，信息收集能力、治疗决策能力、批判性思维能力和病人管理能力等一并得以培养和训练。近年来，随着医疗模式和医疗卫生服务制度的改变，基层卫生实践、全科和社区医学知识、医学人文知识、医患沟通技巧、循证医学乃至叙事医学的内容也得以充实到本科医学教育之中，为未来医生的全面发展奠定了基础。

1. 明确培养目标，通过高效率的学习，培养自己成为未来的高素质医生。医学教育的目标是培养合格的高素质的医生，使其在医学科学不断发展的未来中能承担医生的角色。作为学习者，明确学习目标，洞悉自己作为未来医生将要承担的角色，在学习过程中时刻提醒自己，并以此指导自己的学习。在临床医疗工作中，拥有明确的角色目标，更能提示医生时刻自省，注重职业道德，加强自我学习，提高疾病的诊治水平，提供最佳的医疗服务。这是 21 世纪医学教育与医疗实践的方向，也是循证医学的目标理念。

2. 明确不同阶段的学习任务，增强成为合格医生的基本素质。概括来说，本科基础阶段主要是学习掌握坚实的基础知识、一定的实验与临床技能；临床实习阶段要在继续学习掌握基础知识的基础上，主要学习掌握操作技能以及临床技能，开始担当少量的医生角色与责任；在住院医师阶段，学习者仍然要继续学习基础知识，但以更多的精力学习掌握操作技能以及临床技能，担当日益增加的医生角色与责任；在继续医学教育阶段要不断完善自己的操作技能以及临床技能，获取最新的知识与信息为自己充电，使自己更好地担当医生的角色，履行医生的责任。

二、毕业后医学教育阶段

在我国，毕业后教育由两个大的类别组成，即住院医师及专科医师培训和专业学位研究生教育。毕业后教育阶段是医学生完成在校教育阶段培养后的更高层次的培养阶段，通过这一阶段的培养，医学生在完成医学院在校教育之后进入医院和诊所接受培训，最终获得医师资格与基本的临床实践能力。经过这个阶段的培训，合格的毕业生取得行医执照，获得行医资格。专业学位研究生的培养，应遵循住院医师培训的基本要求，同时试图在科研能力方面有所发展，毕业后将具有一定的科研实力，并能基本胜任临床工作。

1993 年，卫生部颁布 1 号文件《临床住院医师规范化培训试行办法》。1995 年，又颁布了《临床住院医师规范化培训大纲》，标志着中国的住院医师培训步入规范化阶段。2003 年，卫生部科教司立项开展"建立我国专科医师培养与准入制度"研究，对我国住院医师培训进行了深入研究与改革。

目前，国家在部分城市正在试点"5＋3"模式，即在 5 年本科在校教育的基础上，加上 3 年的毕业后教育，使医生的水平达到相对一致，从而更好地服务社会。

三、继续教育或持续职业发展

继续医学教育（continuing medical education，CME）或继续职业发展（continuing professional development，CPD）是医生培养的连续统一体的第三阶段。继续医学教育是指医学实践的知识和技能领域内的继续教育，而继续职业发展是一个更广的概念，指的是临床医生在医学实践中应具有的多方面能力的继续发展，包含着高质量医务工作所需要的更广泛的专业范围，如医学、管理学、社会学和人文学科。医生在完成本科医学教育和研究生培训之后所开始的教育和培训阶段，延续于每位医生的整个职业生涯。继续职业发展的主要目的是维持和提高每个医生的能力（知识、技能和态度），基本上是为满足应对病人以及保健卫生服务提供系统的变化需要，应对医学科学发展的新挑战，满足行医许可和社会的要求。

2001 年 12 月，世界医学教育联合会（World Federation for Medical Education，WFME）决定成立一个特别任务工作组，由一个工作小组和一个国际顾问组组成，负责制订继续职业发展全球标准，经过多次会议讨论，于 2003 年 3 月在丹麦哥本哈根召开的"医学教育的全球标准：为了更好的保健服务"世界大会上正式颁布。全球标准的制订考虑到各个国家的教育传统、文化、社会经济条件、健康和疾病谱的不同，以及卫生保健服务提供系统形式的不同，并且继续职业发展全球标准根据地区、国家和机构的需要和轻重缓急进行调整或补充。

继续医学教育阶段的教育学习方式主要以开展继续医学教育项目、举办学术会议、组织继续教育学术讲座、撰写专业综述等方式进行。系统评价（systematic review，SR）有关医学继续教育项目的随机对照试验发现，传统的、灌输式继续医学教育项目虽能短时期内增加知识，却不能改变临床医师的长期临床实践行为，从而不能改善疾病的最终结局。因此，采用主动、积极的更新知识方法，成为一名终身的自我教育者才是最好的继续医学教育方式，也是医生培养全过程应该奉行的。

第五节 医师资格考试的要求

一、考试性质

医师资格考试（qualification examination of resident）（又称医师执业考试、医师执照考试）是世界各国普遍采用的医师资格认可形式，是医疗行业准入考试，用考试来评价申请医师资格者是否具备从事医师工作所必需的专业知识与技能，也是有关医师法律和医师管理制度的核心内容之一。医师资格考试在医学教育中发挥着越来越重要的质量监控和导向作用。

英国、德国等欧洲国家实行医师资格考试已有数百年，美国实行医师资格考试已经 80 余年，日本、韩国等亚洲国家在第二次世界大战后开始实行。我国的台湾、香港地区也已实行多年。

我国医师管理方面，新中国成立初期就制定了相关的法规。从 1985 年起，卫生部开始起草《中华人民共和国执业医师法》（以下简称医师法），历经了 10 年的调查研究和论证，医师法草案于 1995 年由国务院提请全国人大审议，后经过多次征求意见和反复修改，于 1998 年 6 月 26 日第九届全国人大常委会第三次会议通过。1999 年 5 月 1 日医师法的实施，建立和确认了医师资格考试和持资格证书注册行医制度，执业资格成为医师依法独立工作或开业所必备的条件。

执业医师法明确规定"国务院卫生行政部门主管全国的医师工作"，"医师资格考试由省级以上人民政府卫生行政部门组织实施"。根据这一规定，卫生部是医师资格考试的主管部门，卫生部成立了医师资格考试委员会，领导考试工作。各省、自治区、直辖市卫生行政部门牵头成立医师资格考试领导小组，负责本辖区的医师资格考试工作。国家医学考试中心在卫生部和医师资格考试委员会领导下具体负责考试的各项技术性工作。

二、考试方式与分级分类

到目前为止，我国执业医师资格考试分为两级，即执业医师和执业助理医师两级。医疗机构正式聘用的拥有医师资格和注册证书的执业医师也就分为：执业医师和执业助理医师，他们完全按照医师法规定，在符合要求的执业地点、执业类别、执业范围依法行医。

国家执业医师资格考试的性质是行业准入考试，是评价申请医师资格者是否具备从事医师工作所必需的专业知识与技能的考试，分为综合笔试和实践技能考试两部分。综合笔试的知识覆盖面广、内容多、难度大，由卫生部国家医学考试中心承担各级考试业务（中医综合笔试由中医药管理局负责）；实践技能考试则由省级医师资格考试领导小组分别负责安排。

医师法将医师资格定为两级，即执业医师资格和执业助理医师资格。具有医学专业本科以上学历，在医疗预防、保健机构试用期满1年的可报考执业医师；具有大专或中专学历，试用期满一年的可报考执业助理医师；助理医师也可报考医师，即具有医学专科学历的助理医师从事专业工作满2年者、具有医学中专学历的助理医师从事专业工作满5年者，也具有报考执业医师资格。这样既将医师资格按学历层次的不同，分成了水平不同、工作职责各异的两个档次，同时也给低学历的助理医师提升资格档次留有机会。

2004年1月1日实施的乡村医生从业管理条例规定，国家实行乡村医生执业注册制度，凡进入村医疗卫生机构从事预防、保健和医疗服务的人员，应当具备执业医师资格或者执业助理医师资格。不具备这一条件的地区，根据实际需要，可以允许具有中等医学专业学历的人员，或者经培训达到中等医学专业水平的其他人员申请执业注册，进入村医疗卫生机构执业。

医师在军队依照医师法和中国人民解放军实施《医师法》办法及有关规定执业。在军队已取得医师资格的医师，当转业、复员或退休移交地方安置以后，应在90日内到县级以上地方人民政府卫生行政部门申请换领国务院卫生行政部门统一印制的医师资格证书。

三、报考类别

考试分为两级四类，即执业医师和执业助理医师两级，每级又分为临床、中医、口腔、公共卫生四类。中医类包括中医、民族医和中西医结合，其中民族医又含蒙医、藏医和维医三类，其他民族医医师暂不开考。到目前为止，我国医师资格考试共有24种类别。其中，临床综合笔试的考生数量最多，考试内容主要包括医学基础的部分课程，内、外、妇产、儿4个临床学科及卫生法规、预防医学、医学心理和医学伦理的相关知识。该资格考试采用标准化考试方法，全国统一组织，包括统一考试大纲、统一命题、统一考试时间及统一阅卷。综合笔试的报名时间一般于4月截止，9月中旬举行考试。

执业类别是指临床、中医（包括中医、民族医和中西医结合）、口腔、公共卫生。医师进行执业注册的类别必须以取得医师资格的类别为依据。医师依法取得两个类别以上医师资格的，只能选择一个类别及其中一个相应的专业作为执业范围进行注册，从事执业活动。医师不得从事执业注册范围以外其他专业的执业活动。以下两种情况除外：在县及县级以下医疗机构（主要是乡镇卫生院和社区卫生服务机构）执业的临床医师，从事基层医疗卫生服务工作，确因工作需要，经县级卫生行政部门考核批准，报设区的市级卫生行政部门备案，可申请同一类别至多三个专业作为执业范围进行注册。

在乡镇卫生院和社区卫生服务机构中执业的临床医师因工作需要，经过国家医师资格考试取得公共卫生类医师资格，可申请公共卫生类别专业作为执业范围进行注册；在乡镇卫生院和社区卫生服务机构中执业的公共卫生医师因工作需要，经过国家医师资格考试取得临床类医师资格，可申请临床类别相关专业作为执业范围进行注册。

四、实践技能实施方案与内容

实践技能考试重点是考查应试者实际动手和操作能力及综合运用所学知识分析问题和解决问题的能力。考查内容包括职业素质、病史采集、病例分析、体格检查、基本操作和辅助检查六个部分，具体内容及某些具体例题等均已在本书中进行了全面而详细地介绍。为了更好地帮助应试者进一步提高临床实践技能水平，并顺利通过实践技能考试，现将医师资格考试的实践技能考试介绍如下。

（一）职业素质

职业素质是作为一个合格医师所必须具备的素质，是实践技能考试的重要内容。在国家医师资格考试的实践技能考试中，除在第三站以多媒体考试形式针对某些医德医风的问题，在计算机上根据题目要求进行作答外，还专门在第二站的体格检查和基本操作技能考试中加入了职业素质的考查内容，其目的是考查应试者在整个体格检查和基本操作过程中的良好医患关系（沟通能力）、爱伤意识（人文关怀）和医德医风等医师应具备的职业素质。

（二）病史采集

病史采集是医师诊治疾病的第一步，是获取病史资料的重要手段，可靠的病史资料对疾病的诊断和处理是极其重要的。因此具有全面、系统、正确地采集病史的能力是作为一个合格医师所必须具备的基本技能。

在目前情况下，国家医师资格考试的实践技能考试中，病史采集仍然是采用纸笔考试形式，即给予一个简要病史（包括性别、年龄和主要症状加时间及就诊场景，例如：女性，25岁，2天来高热伴尿痛来急诊就诊），要求应试者围绕以上简要病史，将如何询问病人现病史及相关病史的内容写在答题纸上。病史采集考查的重点是病史采集的内容和病史采集的技巧两方面。

（三）病例分析

具有对内科、外科、妇科、儿科各类常见病及多发病的诊断、处理能力也是作为一个合格医师所必须具备的基本技能，即考查应试者综合运用所学知识分析问题和解决问题的能力。

在目前情况下，国家医师资格考试的实践技能考试中，病例分析也仍然是采用纸笔考试形式，即给予一个病例摘要（包括主诉、病史、体格检查、辅助检查等），要求应试者根据病例摘要内容进行分析，将初步诊断及诊断依据、鉴别诊断、进一步检查与治疗原则写在答题纸上。

（四）体格检查

具有系统、规范地进行体格检查的能力也是作为一个合格医师所必须具备的基本技能。熟练掌握系统、规范的体格检查方法会有助于迅速而准确地对疾病作出诊断、正确地判断病情变化，并指导对实验室、器械检查等辅助检查手段的准确选择。

在国家医师资格考试的实践技能考试中，除在第三站以多媒体考试形式，针对心肺听诊在计算机上根据题目要求对给出的声音进行辨别外，体格检查的考查方式主要是给予一组体格检查考试项目（例如：1. 腋测法测体温；2. 甲状腺检查；3. 心脏叩诊），要求应试者直接在被检者身上进行查体操作，并根据提问回答相应问题。体格检查的考查重点是考查应试者对体格检查的内容掌握是否全面、手法是否规范、检查结果是否准确及对体格检查的有关正常值和病态体征的临床意义等问题是否完全掌握等。因此应试者应对体格检查进行全面、规范化训练，并对相关问题进行认真准备。实际上这不仅是实践技能考试的需要，更重要的是作为一个合格的医师在临床上必须具备的终身需要的基本功。

（五）基本操作

作为一个合格医师必须具备临床基本操作技能。在国家医师资格考试的实践技能考试中，基本操作技能的考试还不能在真实病人身上进行，因此必须在医用模拟人或医用模块上进行，试题一般是一个简要病例（例如：病人因乙状结肠梗阻需行剖腹探查术，现已进入手术室，平卧于手术台上。你作为换好洗手衣的住院医师，请给予左下腹经腹直肌切口消毒、铺巾），要求应试者作为住院医师，根据简要病例要求进行操作。基本操作的考查重点是应试者的实际动手操作能力。

（六）辅助检查

作为一个合格医师必须具备正确判读辅助检查的技能。辅助检查包括心电图检查、影像学检查（X 线片，临床执业医师还有 B 型超声和 CT）及实验室检查，辅助检查对疾病作出正确诊断和判断病情变化等有重要帮助和参考价值。

在国家医师资格考试的实践技能考试中，心电图检查和影像学检查（X 线片，临床执业医师还有 CT）的考查除在第三站以多媒体考试形式针对给予的有关图像，在计算机上根据题目要求进行作答外，还在病例分析考试时的病例摘要中附有心电图图像、X 线片，临床执业医师还有 CT 检查图像等，要求会正确判读。而实验室检查则不专门设立独立的考试，而是全部出现在病例分析考试时的病例摘要中，要求应试者能熟练记忆正常值及其临床意义。

五、笔试实施方案及内容

医学是一门理论性和实践性都很强的学科，医学所要解决的是人的生命和健康问题。医生的专业能力是由理论知识和实践技能两方面基础决定的。因此医师资格的确认必须依据两方面的能力和水平。

执业医师资格考试的科目并非医学生在校学习时的必修课，而是其中的一部分。以临床执业医师为例，仅仅是在将近 40 门必修课中抽取基础医学、临床医学和公共科目中的 16 门课程作为考试科目。医师资格考试方案规定：临床医师资格考试的专业科目占全部考试内容的 75％，其中内科、外科、妇产科和儿科分别占专业科目的 42％、30％、14％、14％，内科中还包括传染病学和精神病学的内容。这体现了临床执业医师应该是全科医师，应经过全科训练打好医疗专业基础，然后进行专科培训的指导思想。专业科目只考内科、外科、妇科、儿科而不考眼科、耳鼻喉科、口腔科、皮肤科等具有专科特点的内容，内科、外科占的比重较大。

国家临床执业（助理）医师资格考试的全部试题均采用以选择题为代表的客观型试题。选择题的类型众多，但试题的基本结构大致相同。各类选择题均由两部分组成：①题干，是试题的主体，可由一段短语、问句或不完全的陈述句构成，也可由一段病例、病史、图表、照片或其他临床资料来表示。②选项，也称备选答案，由 4～5 个用字母标明、可供选择的词组或短句组成。执业（助理）医师资格考试采用 A 型题（one best answer，最佳选择题）和 B 型题（matching question，配伍题），A 型题分为 A1、A2、A3、A4 型题，B 型题分为 B1、B2 型题（医师资格考试暂不采用 B2 型题）。

A1 型题（单句型最佳选择题）：每一道题下面有 A、B、C、D、E 5 个备选答案。其中只有一个最佳答案为正确答案，其余均为干扰答案。干扰答案或完全不正确或部分正确，或相互排斥。回答问题时，应找出最佳的或最适当的答案，排除似乎有道理而实际不恰当的答案。

A2 型题（病历摘要型最佳选择题）：每道考题是由 1 个叙述性主体（简要病历）作为题干，1 个引导性问题和 A、B、C、D、E 5 个备选答案组成。回答此类试题，全面分析题干中所给出的各种条件，分清主次，选择正确答案。

A3 型题（病历组型最佳选择题）：每道题先开始叙述一个以病人为中心的临床场景，然后提出 2 个问题，下面都有 A、B、C、D、E 五个备选答案。每个问题均与开始叙述的临床场景有关，但测试点不同。而且问题之间是相互独立的。

A4 型题（病历串型最佳选择题）：每道题先开始叙述一个以单一病人或家庭为中心的临床

场景，然后提出 4~9 个问题，问题之间是相互独立的，每个问题都是一个单句型的最佳选择题。当病情逐渐展开时，可逐步增加新的信息。每个问题均与开始的临床场景有关，也与新增加的信息有关。回答这类问题时，要以试题提供的信息为基础，提供信息的顺序对回答问题十分重要。

A3、A4 型题主要考察临床学科的知识与技能，但是在此类试题的某一个问题中可以考查基础学科或其他非临床学科的知识和技能。

B1 型题（配伍题）：提供若干组考题，每组考题共同使用在考题前列出的 A、B、C、D、E 5 个备选答案。

第六节　住院医师规范化培训

一、报名与招录

住院医师培养是医学院本科毕业后接受医学专业教育的阶段，是临床医师成长的必经之路，对医师的成长有着非常重要的作用。实行住院医师培养制度是根据医疗工作的特点和医学人才晚熟的规律，以及整个医学发展的趋势所决定的。

住院医师培训（cultivation of resident）制度起源于 19 世纪中期德国柏林大学，Langenbeck 教授率先提出了建立住院医师制度的思想。在 20 世纪 20 年代，美国开始建立住院医师规范化培训制度，逐渐成为毕业后医学教育的重要组成部分，其培训效果得到医学界的广泛认可，并在世界范围内得到大力推广和不断完善。

2009 年中共中央、国务院《关于深化医药卫生体制改革的意见》中明确提出了"建立住院医师规范化培训制度"。2010 年 6 月，《国家中长期人才发展规划纲要（2010—2020 年）》也提出了"开展住院医师规范化培训工作，支持培养 5 万名住院医师"。住院医师规范化培训（以下简称"住培"）是培养合格临床医师的必由之路，对于保证临床医师专业水准和医疗服务质量具有不可替代的作用。

具有本科及以上学历、拟在医疗机构从事临床工作的医学专业毕业生均应参与到培训中来，并对本科生与研究生的培训年限及住院医师培训地点进行了比较严格的规定。本科生、硕士生、博士生分别至少培训 3 年、2 年、1 年后，方可申请参加住院医师培训结业考试。为保证培训质量，制订统一的培训大纲、考核标准，建立培训质控体系。

培训对象均经过笔试、面试的选拔，按成绩排序和招聘计划指标来确定人选。入选的培训对象在进入轮转培训前，由培训对象按入院成绩的先后，依次根据个人意愿选择科室和专业发展方向，进入住院医师规范化培训的第一阶段培训。

二、培训阶段

医学是一门具有极强实践性特征的科学，医学人才的成长必须要经历知识向能力转化的过程，而实践是实现这一转换过程的唯一途径。医学实践是医务人员根据自己的目的并利用客观规律解决临床实践中遇到的具体现实问题。只有在临床第一线，与病人直接沟通，严密观察疾病的发生、发展过程，并坚持在诊疗过程中长期实践、不断探索，才能成为一名合格的临床医师。临床轮转是普通专科培训阶段临床医疗工作的最主要形式，也是培养合格的临床医师的重要实践环节。实行轮转使得住院医师必须重视每一个专科的轮转学习，增强学习的积极性与主动性，扩大知识面，为掌握较全面的学科知识和临床基础打下较好的基本功。

（一）明确不同培养阶段的培养目标

临床住院医师培训的核心就是临床能力培训，临床能力培训必须有目标、有标准，按照规范程序进行。各培训医院根据卫生部专科医师/住院医师培养标准，结合各二级学科的特点，对住院医师每一年的培训内容制订具体的要求，为提高住院医师的临床能力提供平台。

（二）量化培养标准

培养标准量化是轮转制度的核心问题，培养标准量化不仅直接影响培训质量，而且使考核工作有据可依。因此，临床能力培养要特别强调量化培养，如内科性质的专科强调轮转科室的数量、诊治病种数量、病人数与个人负责的床位数；外科强调不同科室各种手术和不同难度操作的次数。

（三）循序渐进加大训练强度

轮转计划按照培养年度循序渐进，随年资增高，责任也相应加大。普通专科住院医师的轮转计划如下：

第 1 年重点加强和巩固临床基础知识，强调病史采集、体格检查、基本操作。加强职业素质培养，包括树立病人需要高于一切的思想，培养可靠和言行一致的品质以及临床决策的责任心。第 1 年的工作和学习量最大，安排最为紧凑。

第 2 年主要任务是诊断性检查、治疗计划制订和各种临床困境处理。还必须接受科研能力训练。

第 3 年的重点主要进行各专业的训练，在选择的专业领域里进行专科技术培养，责任比前两年住院医师范围有所扩大，要负责住院病人、门诊病人和急诊病人的管理，并且负责院内会诊。协助指导低年资住院医师，并担任医学院 3 年级的课程教学工作。

亚专科培训阶段应该安排 8～12 个月时间担任住院总医师工作。外科住院总医师在这 1 年里独立地完成主要的外科手术，并对病人术前及术后观察和处理负责。担任科主任管理住院医师培训的助手，负责日常工作，组织外科查房和各科间的联合查房，安排教学讲座。此外，还要担任医学生的教学工作并指导低年资住院医师工作。

（四）组合培训基地

开展住院医师培训是大学附属医院教学任务的基本任务之一，能够开展住院医师培训是一个医院（科室）水平、质量、信誉的标志。开展住院医师培养工作，应充分发挥大学附属医院病例集中的优势，使系统理论指导下的临床实践能以大量病例作为保证，因此，所学的专业理论很快与临床实践相结合，使得住院医师快速进步。把社区卫生服务中心、农村保健院、疾病控制中心充分利用起来，有利于住院医师接触各种类型的问题，有利于住院医师获取更多的经验，有利于在住院医师实践中增强责任感，以适应将来多种不同的、复杂的医疗工作环境。

（五）组建学习梯队

在住院医师培训阶段，培训基地应明确指导医师，采取专人指导和团队培训相结合的方式。住院医师按其轮转安排分为不同的梯队，每个科室梯队含实习医师和第 1 到第 4 年住院医师各 1 人，各级住院医师之间职责分明。形成指导教师指导高年资住院医师，高年资住院医师指导低年资住院医师，低年资住院医师带教实习医师的教学机制，充分开发团队学习资源。

三、基本做法

（一）传统的讲座形式，采取多媒体授课形式

多媒体授课模式如今已发展成一种比较成熟的授课模式，使用时结合不同科目的特点，制作不同类型的多媒体课件。教师可根据本科目的特点，在内容上进行新进展的拓展和深化，使住院医师在有限的时间内掌握更多的医学临床知识，熟悉医学发展的新动态。多媒体教学可以把病理改变、分子水平改变与临床表现改变等通过图片、动画、短片等形式生动地展现在住院医师面前，使住院医师能够加深理解和记忆。多媒体的图片、声音、动画甚至电影短片等能极大地活跃住院医师的思维，吸引他们的注意力，不断刺激他们的大脑皮层，使之保持在兴奋状

态，重点突出，用简单的比喻讲解复杂的机制，设计互动教学，从而有效地提高教学效果。

（二）自学

自学是通过自身努力完成学习任务的一个复杂过程，在住院医师培训结束的时候，自学成为最主要的学习方法。培养医学生自主学习能力，对于医学生日后的成长，树立终身学习的观念，是非常有益的。如果医疗卫生工作人员不知道如何发现和学习新的可利用的知识和技能，就会很快被淘汰，不能适应现代医学的发展。住院医师只有掌握了自学的技能，他们在开展医疗活动的时候，才会对自己的能力充满自信，而不需要去依赖别人。如果他们有自我评价和自行制订学习内容的能力，就会认识到自身的缺陷，并知道如何去克服这些缺陷。

（三）病例讨论

各层面均可组织适合本层面的病例讨论。鲜活的病例能有效地吸引年轻医生的注意力，使其有身临其境之感，激发其学习的积极性。但是案例本身并不是教学的最主要方面，而是通过对案例的分析，使其掌握剖析疾病的方法，树立正确的临床思路。

（四）网络教学

随着网络技术的发展和普及，越来越多的临床医学教育采用网络教学的模式。在教室及图书馆中，都装有多媒体网络终端。网络教学没有时间和空间的限制，实现了教学模式向开放式、引导式的转变，住院医师可以以自学为主，同时具有信息资源丰富、主体性强、学习环境轻松等特点。对于教学医院来说，应该尽可能去搭建更好的网络平台，将更多需要掌握的资源放至医院的局域网，方便住院医师在任何时候只需要上网就可以查阅相应的临床资料。

四、考核评估

住院医师经过严格的临床能力训练、规范的临床学科轮转及系统的理论知识学习与实践，通过具有"检验培养质量、易行可操作"的住院医师培训考核评价。

（一）科室轮转出科考核

如何客观检验临床训练效果，间接了解教师的临床带教水平，是教学管理者关注的问题，轮转科室的出科考核是重要环节。作为住院医师规范化培训基地，对每一个进入基地培训的住院医师，在轮转结束前，必须严格按照《考核手册》的要求和标准进行考核后，方可进入到下一个科室继续临床训练。

科室轮转出科考核流程包括：①《培训登记手册》审验；②个人轮转小结；③轮转科室评语；④住院医师终末病历检查；⑤住院医师运行病历检查评分；⑥住院医师接诊病人考核；⑦病房医嘱/门诊处方考核；⑧手术/基本技能操作考核。

（二）阶段出科考核

半年为一个周期，采用多站式考核，以考核住院医师的临床操作技能为主。住院医师阶段出科多站式考核的模块基本是一致的，但是根据不同培训年限，每一个模块的考核内容不同。每一站考核小组专家相对固定，参加考核的住院医师进入到相应的站点进行考核。考核内容包括：利用标准化病人和模拟教学设备进行问诊、体格检查、病历书写、辅助检查、病历分析口试、专项技能（心电图、X线阅片、穿刺、心肺复苏、无菌换药、消毒与铺巾、切开缝合等）等多站考核，全面、客观测评住院医师规范化培训后临床医疗能力、与病人沟通的能力、爱伤观念等方面的培训效果，及时发现培训中的问题，进行改革。

（三）年度考核

住院医师进入培训基地，按照《住院医师规范化培训细则》进行为期 3 年的规范化培训。在培训过程中，针对不同的培训年限，确定每年的培训与考核重点。

第 1 年住院医师培训与考核重点：①病历书写质量：科室考评小组检查住院病历 5 份，医院组织专家抽查住院病历 2 份，进行考评；②培训基地组织专业理论考试；③住院医师本人要通过国家医师资格考试；④审验培训手册和考核手册合格。

第2年住院医师培训与考核重点：①体格检查及规范操作，医院组织专家统一考核住院医师问诊和体格检查基本功；②培训基地组织专业理论考试；③住院医师参加公共必修课学习并通过考试；④审验培训手册和考核手册合格。

第3年住院医师培训与考核重点（第一阶段）：①医院组织心电图、影像阅片统一考试；②住院医师每人完成论文一篇（综述或个案）；③审验培训手册和考核手册合格；④住院医师在完成了2~3年的规范化培训，经审查合格，参加省（市）毕业后继续教育委员会统一组织的普通专科阶段考核（包括专业理论考试、临床技能考试）。

（四）阶段考核〔省（市）毕业后继续教育委员会组织〕

住院医师在培训基地经过2~3年的规范化培训，每年均通过培训基地的考核，达到培训要求，经过省（市）毕业后继续教育委员会审查，方可取得参加普通专科阶段专业理论考试的资格。专业理论考试及格，可以参加临床技能考试。专业理论和临床技能考试均通过，颁发政府部门认可的《普通专科医师培训合格证书》。

（云长海）

第十八章　医学学习

从理论上讲，学习者的学习对象、学习动机、身心因素、学习方法以及学习环境等都与学习本身密切相关。医学学习（medical learning）有其自身规律，它要求理论结合实际、部分联系整体、方法循序渐进、学生自主学习与教师统筹指导相结合，同时还要注意避免各种不利因素对于医学学习的影响，而使学习者陷入学习的泥淖。医学学习要注意掌握方法和运用恰当的技巧，采用恰当的策略进行医学思维训练，明确早期临床和早期科研的重要意义，而早期科研则对于培养医学生的科研能力基础具有重要价值和意义，有利于学生掌握各种科研技巧，培养科研素质和科研能力。

第一节　学习的理论概述

一、学习的内涵

众所周知，学习是一项机制十分复杂的心理活动。国外早期联想主义学派认为学习是促进观念形成的联想；联结派认为学习是反应与刺激形成之间的联结；而认知派则主张学习即形成和改变认知结构。尽管人们对学习概念的理解不完全一致，但对学习的本质有以下共同认识：

1. 学习被认为是一种后天习得行为　人劳动技能的获得、语言知识的掌握、社会关系的形成、品格态度的养成等都是后天行为。行为潜能或行为改变是学习产生的重要标志，这与人和其他动物通过先天遗传而获得的本能行为有所不同。

2. 学习引起的变化相对稳定　疾病、疲劳、创伤、药物等因素均能引起行为及其潜能的显著改变，如短跑运动员在服用兴奋剂后可提高比赛成绩、司机酒后驾车易导致交通事故发生、学生过度用脑会引起学习效率下降等。上述因素引起的变化都非常短暂，一旦这些因素消除，行为表现就如同往常一样。学习则不同，习得的知识、技能等常常伴随终身。

3. 学习有广义和狭义之分　广义的学习是指人和动物在生活中，通过反复的训练，凭借习得的经验而产生的行为或发生行为潜能相对持续的改变。狭义的学习专指学生在校学习，它是学习的一种特殊形式，是在教师的指导下有目的、有计划、有组织地进行，在有限的时间内积累知识，并以此来充实和发展能力的过程，通常包括掌握知识、发展能力、开发智力和非智力因素、规范学习行为和培养道德品质等。

4. 学习归根结底要通过实践完成　学习个体离不开周围环境，个体与环境相互作用，通过一系列合理有序的学习活动来获得学习成果。这些成果以观念的形式贮存于人脑，并通过实践对成果反复实践，在完善和调整的基础上，促进个体不断更新所学知识，强化进一步学习的能力。

二、学习的影响因素

学习既是一种心理活动，同时又是一种实践活动。学习者的身心因素及社会环境因素与学习本身密切相关，通过对影响学习的相关因素进行了解，有利于掌握学习技巧和提高学习效率。

（一）心理因素对学习者的影响

1. 学习兴趣　兴趣是学习者积极探索客观规律的一种认识倾向，能够增进学习的欲望，提高大脑皮质的兴奋性。爱因斯坦曾经提出："热爱是最好的老师。"所以，保持对学习的浓厚兴趣，养成追求真理、探索知识的习惯，是维持学习最佳心理状态的关键。一般来说，如果学习者缺乏直接的学习兴趣，就很难坚持学习，难以提高学习效率。

2. 学习自信　树立学习自信心是学生保持良好学习状态的前提，一是要善于发现自身的长处和不足，做到以己之长、补己之短；二是在遇到失败或挫折时，正确分析原因，不怕挫折或失败，正视失败或挫折的现实，时常鼓励自己"狭路相逢勇者胜"；三是善于从成功的快乐中树立对学习的自信心。

3. 学习动机　学习动机是触发和维持学习者学习活动，同时按照一定目标形成的动力机制，常表现为拉力、推力和压力。拉力通常指外界环境对学习者的吸引力，促使学生集中注意力完成学习任务。推力一般是指发自学习者内心的学习欲望和要求，主要是由学生对学习的求知欲望、对学习重要性的认识、对今后的职业规划等而形成。压力表现为客观实际对学习者的外在要求，促使学习者一心一意开展学习活动。上述动力均可促使学习者朝着学习的方向前行，但压力一般难以独立而持久地存在。学习者的学习动机越强烈，其学习的主动性、积极性和创新能力就越高，从而有利于提高学生的综合素质。

4. 学习情绪　愉快的学习情绪被称为"学习的加速器"。人脑内的愉快中枢接受刺激会引起兴奋、愉快的情绪，能促使大脑皮质处于兴奋状态，从而有利于提高学习者的学习效率。因此，要保持较高的学习效率，就必须维持愉快的学习情绪和良好的心情。

5. 学习注意力　人在意识清醒的时候，注意力非常集中，并在大脑皮层形成一个优势兴奋中枢，而大脑皮层的其他部位则处于暂时的抑制状态，从而对注意着的事物能够产生快速明确的反应，对不被注意的事物的反应则模糊不清。可见，学习效果并不在于对同一内容重复学习次数的多少，关键在于学习者是否全神贯注地学习，能否在学习的过程中高度集中注意力。只有高度地注意，才能实现高效率的学习。

6. 学习毅力　法国著名生物学家巴斯德认为，使他成功的唯一力量就是他的坚持精神。心理学、人才学研究发现，毅力产生于人们对远大理想和目标的不懈追求，是在与各种诱惑、困难作斗争中发展起来的。学习是一项艰苦而长期的脑力劳动过程，这就需要学习者持之以恒、坚持不懈。

（二）生理因素对学习者的影响

1. 学习与运动　运动与健康紧密相连，也与大脑活动紧密相关。当身体某一部分从事适当运动时，肌肉会受到刺激，并将刺激传至神经系统和大脑，能产生促进脑细胞活动的信号，使头脑反应更加敏锐、思路更加清晰。

2. 学习与休息　睡眠不足、疲劳造成身心过度紧张，学习压力也会导致身心受到伤害，对学习有害而无益。在学习过程中应善于学会休息。

3. 营养与学习　只有补足营养，学习者才能拥有良好的体魄，维持大脑细胞的正常运转，从而提高学习效率。饥饿会使大脑无法集中思考，而过饱则会使反应减慢、身体变得迟缓。

（三）个体因素对学习者的影响

每个学习者都会有一项主要的知觉力和一项次要的知觉力，有的人偏重于从观察中学到知识和技能，有的人喜欢聆听别人的教诲，有的人善于在实践中学习提高。左脑能力强的人侧重于理性思维，善于对问题进行分析，并用逻辑思维方式吸收和加工信息，从分析中吸取知识。右脑能力强的人侧重于感性思维，对形象、想象、音乐、艺术和直觉描述非常适应，并且能够在感觉中运用"综合"来组织和加工信息。视觉型学习者喜欢以图片和流程图的方式表现事物，听觉型学习者倾向于以聆听和解说的方式进行学习，动觉型学习者倾向于从活动及实践中学习，触觉型学习者倾向于在运动、体验和实验中理解新概念、感知新事物。

(四) 人际关系对学习者的影响

1. 学习与教师　学生与教师的关系是人际关系中的首要方面。善于学习的人一定是善于求助教师的人，学会向教师学习是走向学习成功的捷径。

2. 学习与同伴　独学而无友，则孤陋而寡闻。学习者要善于与同学和教师进行讨论、争论和辩论，相互交流学习经验，彼此相互鼓励、共同学习、共同提高。

3. 学习与他人　人各有长，不耻下问，要学会向周围的其他人学习是终身学习的基本要求。善于学习的人喜欢认真聆听他人发表不同的意见，能够在平时观察别人为人处世，乐于与不同文化层次的人交往，喜欢做善于学习的模范。

(五) 学习方法对学习者的影响

1. 学习计划　学习计划是学习策略的具体化。通过制订学习计划，学习者可以明确学习目的、组织学习任务、增强设计能力、养成良好的学习习惯。有了学习计划，学习活动就可以目标明确地有序进行，检查和总结也就有了标准和依据。学习计划可以是学期计划、学年计划，也可以是日计划、周计划、月计划或近期计划，还可对实现某一项目标单独制订学习计划。在学习过程中，要学会自我督促、检查和评价、不断总结学习的经验教训、及时地调整学习计划。

2. 学习方法　学习方法是决定学习效率的根本要素。科学的学习方法会使学习者在短时间内掌握知识、培养能力。学习方法一般分为理性学习方法和感性学习方法两种。前者经过一系列的科学实验而不断总结和归纳，适用于所有学习者；后者多是经过学习者自己的学习实践所感悟，常被学习者本人所拥有。

(六) 时间对学习所产生的影响

学习讲究时间的选择和调转，目的是提高学习效率。清晨和上午是记忆的良好时刻，起床后的几个小时是大脑功能较发达的时段，白天学习 1 小时可以等于晚上学习 1~2 个小时。背诵类课程在课前要预习，理解类课程在课后应复习，熬夜式的学习很容易导致学习效率低下。

(七) 学习辅助工具对学习所产生的影响

1. 教材　教材是学生学习的基本资料，是知识的载体。学生在学校学习期间，主要从教材中获取科学知识和专业技能，并应用这些知识和技能分析及解决问题。以教材为中心的学习在学生中普遍存在，如何从教材中解脱出来已成为创新学习的重要研究课题之一。

2. 传统教具　教师在教学过程中，常利用各种教具辅助教学，帮助学生理解和掌握教学内容的重点和难点。挂图、标本、模型、课件等是使抽象、复杂的学习内容直观、明了的学习辅助工具。

3. 网络多媒体　通过计算机网络可模拟学习，延伸大脑的功能。善学者常通过上网搜索、检索，全面、快速获取各类知识和专题信息，并通过聚类、整理、分析和总结知识信息，提高学习的广度、深度、速度和效度。

4. 课外读物　课外读物作为学习者拓宽知识面的载体，为学习者存贮更多的文化、科技信息。它既是学科交叉发展趋势的需要，也是校园文化建设的迫切要求。

(八) 学习环境对学习所产生的影响

学习就是学习者不断接受环境的变化而获得新的行为习惯或者经验的过程。没有学习和记忆，就不能感知和预见环境的变化；没有环境的参与，学习也无法进行。学习环境会对学习产生正面或负面的影响。如果在宽松和谐、重视教育的环境下学习，学习者的学习动机就会明显提高。

第二节 医学学习的特征以及原则

一、医学学习的特征

医学学科具有自然科学和社会科学的双重属性，以及卫生事业的公益性特征，这就决定了医学学习除具有大学学习的共性特征外，还具有自身的独特之处。

（一）注重培养职业道德素质

医学职业道德素质的培养贯穿于医学学习的全过程。在基础医学（basic medicine）学习阶段，实验过程的每一步都要按规范的程序操作，养成科学严谨的习惯，完成实验报告时要实事求是。同时，要学会与教师、教学辅助人员以及同学合作。在临床（clinic）学习阶段，对医学生的职业道德要求甚高，体现在：在询问病史、临床体检时，医学生的态度要亲切、语言要温和，体格检查要细心，而且操作方法要正规；对病人进行体格检查时要注意保护病人隐私，男医生在检查女病人时必须有女同事在场；医学生不得收受病人给予的任何馈赠；同时要时刻牢记为病人服务的思想，减轻病人的身心痛苦和经济负担等。

（二）注重拓宽知识面和训练实践能力

医学生（medical student）所应具备的知识较其他科类更宽、更广，表现为医学学制较长、所学课程数目多、教材信息量大等。伴随医学科学的发展和医学模式的转变，医学生不仅要具有广博的自然科学基础知识，还必须熟练掌握人文科学知识。

医学是一门实践性很强的学科，这决定了医学学习特别注重实践技能的训练。为了使医学生的实践技能能够得到较好的训练，医学学科的实践学时一般多于其他学科，且大多数的医学课程实验或实习学时均多于理论课学时，而且理论与实践的结合特别紧密。医学学习的实践教学特别重视观察能力、动手能力、分析能力、创新能力和人际沟通能力的培养，尤其重视观察的全面性和细微性，重视实践操作的规范性和准确性，重视思维的立体性和扩散性，重视人际沟通的技巧性和医疗实践的艺术性。

（三）注重对知识的理解记忆和对经验的积累

医学的学科特点使记忆在学习中表现得更为突出。对医学知识的记忆是学好医学和从事医学实践活动的基础，学习内容中的许多基本知识，诸如人体解剖学、组织胚胎学和影像学形态，器官和组织的病理形态和影像改变，各种药物的剂量、药理作用、副作用、用法和配伍等，要求医学生必须牢记在心。

医学学习特别强调经验的积累，经验的多与少往往来源于长期实践。实践的机会越多，积累的经验也就越多，这一点在实习环节显得尤为重要。另外，医学生要虚心向带教教师学习，学习他们的医德、医术和科研方法。

（四）以有生命的人和动物为主体

医学的主要任务是促进人类健康，为了实现医学的任务和目的，医学学习、医学研究、医疗卫生服务实践等必须通过动物实验和对人体疾病的预防、治疗、保健和康复等来进行。为了揭开生命的奥秘，医学必须对动物进行各种实验，但却不能对人体进行各种具有风险性的医学实验。可以允许动物实验的失败，但对人体的医疗实践却不允许出现任何差错。所以，同时具有生命的动物和人，对于医学而言两者的处理态度是不相同的。但对于动物实验，则要求医学生将动物视为人，对实验动物施以人文关怀。这就要求医学生在医学学习的过程中，不管是进行动物实验、尸体解剖，还是进行临床疾病诊治，都必须具有同情心，认真对待和珍惜每一次实验、实习。

二、医学学习所遵循的原则

从本质上来说，学习的原则是学习规律的反映，是医学生在学习过程中应当遵循的基本法则。以下一般性原则应当引起医学生的注意，并加以灵活运用。

（一）循序渐进的原则

医学知识和技能的学习是一项日积月累、逐步深入的认知过程，特别强调学习中的循序渐进，而且前期课程的学习对后续课程的学习具有重要影响。在学习异常人体形态、功能的课程时会遇到很大困难；如果基础医学知识掌握不牢，学好临床医学、预防医学的可能性就会变得更小。也正是由于医学科学具有特殊的认知规律，要求医学生在学习时必须重视每一门课程和教学环节的学习，尤其要重视基础课程的学习，既要发挥兴趣、爱好对学习的积极作用，又不能完全受兴趣、爱好等非智力因素的制约，而放松甚至放弃对不感兴趣、不喜爱的知识的学习。

（二）理论与实践相结合的原则

医学科学的特殊性决定了医学生在学习的过程中必须将理论知识与医学实践相结合，在学习医学理论时，要结合医学实验、实习等加深对理论知识的理解，并使用形象和直观的电子类教材、医学图谱类书籍、人体标本和模型等教具，方能取得较好的学习效果。在进行医学实验、实习过程中，在注重培养医学实践技能的同时，要将医学实践中的各种感知自觉地与医学理论知识进行比较、分析和总结，以发挥医学实践的多种功效。

（三）教师指导与自主学习相结合的原则

医学学习应遵循教师指导与自主学习相结合的原则，即医学生应具有学习自主性，能够在教师的指导下，充分利用课内、课外各种学习活动，独立、自主地学习。医学生要学会制订学习计划，自主安排学习时间，自主选择学习内容等；同时，要具有较高的学习积极性，积极主动地与教师、同学等合作。

（四）部分与整体相结合的原则

在课程学习模式下，每一门课程（curriculum）只涉及医学的部分专题内容，注重知识的专门性；在系统学习模式下，则围绕某一疾病或与健康有关的某一问题，进行系统地、综合性地阐述，注重知识的系统性和连贯性。尽管教师在教学过程中不大可能同时采取上述两种教学模式，但医学生在学习时要充分发挥两种学习模式的优点，牢固树立整体观，将基础课程学习与临床课程学习融为一体。在学习临床专业课程时，针对某一疾病系统地学习与该疾病相关联的所有知识，并通过自己的科学思维，将孤立且零散的知识系统化地联系在一起。

三、医学学习中的常见误区

（一）主观因素方面

主观因素主要包括学习动机、理想信念、学习兴趣、意志品格、学习情绪、日常习惯等。上述主观因素对学习者学习的自主性和学习态度起到至关重要的作用。

1. 不明确的学习动机　学习动机是影响学生学习成绩的重要因素之一。学习动机一般分为两种，即内在动机和外在动机。内在动机是指由学生个体内在条件，如内在的志趣、个性的倾向性、求知欲等引起的学习动机。内在动机强烈的人，具有很强的自觉性、主动性和果断性，具有较强的抗干扰能力，能集中精力探究未知领域，甚至达到如痴似醉的程度。学习的外部动机是指那些由外部刺激所引起的推动学生达到学习目标的动机。外部动机如果处理得不好，就会导致有些学生无心专业课程的学习。因此，我们必须合理地利用外部动机对学生学习的激发作用。

2. 不端正的学习态度　学习态度会直接加强或削弱学习动机，从而影响学习效果。如果学生对某门学科的学习与他的职业规划一致时，他的学习态度就比较积极；如果学习与他的职业规划不一致时，他的学习态度就比较消极。因此，医学生应端正学习态度，培养自身的学习兴趣，同时鼓励学生全面发展。

3. 薄弱的学习意志　学习意志对学习的影响是不可忽视的。心理学认为，意志是在自觉克服困难当中表现出来的。有了坚强的学习意志，在学习中才会有恒心，才能百折不挠、披荆斩棘，取得良好的学习成绩。在学习中，医学生需要调动一切积极性和创造性，为达到目标而努力学习。但是，目前有些医学生学习意志不坚定、无心向学，因此，教师不仅要引导学生明确学习目标，还要培养学生为实现目标而奋斗的意志品质。

(二) 客观因素方面

1. 学习成绩的负面影响　学习成绩一直是作为评价学生学习效果的评估指标之一，甚至成为评价学生个人能力的关键因素。学习是一个复杂的心理活动过程，往往由于学习成绩不理想，会造成一部分人自我评价偏低，产生自卑感，甚至自我否定。也有些学生会产生强烈的挫折感，对前途失去信心。与此相伴随的还有考试焦虑等心理障碍，影响学生的身心健康。

2. 社会因素的消极影响　经济社会发展的冲击，导致人才竞争激烈，人才培养落后于时代的需求，毕业生竞争力不强。有些学生缺乏明确的学习目标，学习动力不足，没有学习的欲望，每天处于应付状态的被动学习，甚至对上课不感兴趣，也不愿参加集体活动。也有一部分学生不喜欢所学的专业，产生不同程度的厌学情绪。

(三) 如何消除不利因素影响，避免陷入学习误区

1. 克服学习误区　要克服学习自卑感，相信自我，这是学习非常重要的方面。要提高自信心，努力去尝试和改变。要全面发展，做到知识学习与能力提升并重。要认识到大学毕业后需要的是综合能力。要用发展的眼光，建立积极的学习态度。

2. 掌握行之有效的学习方法　要运用心理学的规律和方法促进学习，如自我强化，寻找学习模范促进学习，在实践中总结适合自身特点的学习方法。充分发挥主观能动性，扬长避短，提高学习效能。

3. 树立正确的学习理念　现代学习理念是建立在现代教育理论和实践基础上的，主要是对学习本质的理解。学习是人主动的、社会化的全过程，是促进人全面发展的手段，这种学习可以通过运用多种学习方法来完成。

第三节　医学学习方法与策略

一、医学知识的记忆捷径

(一) 影响记忆力的首要因素

记忆 (memory) 通常是指学习者对经历过的事物能够记住，并且在此之后能再现或回忆，或者在该事物重新呈现时能快速再认识的过程，包括识记、保持、再现三个方面。学习者记忆程度的高低受到先天和后天因素的影响，除先天智力因素外，更重要的是与自身的其他能力和心理素质有关。下列因素尤为重要。

1. 兴趣与目的　兴趣和意图是记忆的先决条件。人们对自己感兴趣的现象或事物总能快速而准确地阐述其本质和外在表现，并能记忆长久，因为兴趣能够调动大脑的兴奋性并可持续。而目的可使记忆变得明确，可以集中注意力，并通过词汇信息向自身提出牢记要求，从而使学习者的学习活动效率更高。

2. 观察与注意　注意与观察是指人的感知或思维等心理活动指向并集中于某一事物，在记忆时表现为全神贯注、聚精会神、专心致志。记忆力与注意力密切相关，只有注意力集中，才能记得快、记得牢。

3. 知觉与思考　知觉能力是记忆力的前提，不善于运用感官或感觉迟钝的人，他们通过感官所获得的东西大多是模糊、笼统、肤浅和分散的，在大脑中留下的"印痕"很不深刻。记忆以思维为条件，对接触的新知识或新经验，如不通过思考过程给予咀嚼消化，就很难变成记忆并保持下来，记忆的过程实际上就是苦思、巧思、多思和精思的过程，"学而不思则罔，思而不学则殆"讲的就是这个道理。

4. 信心与决心　记忆时最重要的就是要有能够记忆的自信心和决心。如果缺少了这种自信，脑细胞活动将会受到抑制，记忆便会迟钝。学习者在记忆活动中，首先要树立"我一定要记住，也一定能够记住"的信念，要相信自己的记忆能力。不断鼓励和坚定自己的信心，逐渐使自己由害怕记忆到喜欢记忆，由怀疑自己的记忆力到相信自己的记忆力。

5. 知识与环境　知识是记忆的基础，记忆力与知识的丰富程度呈正相关。提高记忆力，必须不断地积累知识和经验，通过"学习迁移"与其他相同、相近、相反的知识和经验发生联系，从而达到记忆的目的。社会环境、自然环境的好坏与记忆的效率直接相关。古代人读书特别讲究环境的安静，因为安静的环境能够使学习者的注意力更加集中。

（二）医学知识的记忆方法

学习记忆的方法有许多种，采取哪种记忆方法要根据记忆的材料而定，不同的人也有自己的记忆习惯和记忆方法。以下五种记忆法可供医学生学习记忆医学知识时灵活选用。

1. 归纳　就是对学习材料进行提炼、概括，抓住关键进行记忆。包括概括记忆法（指用几个字、几句短语对一段内容进行提炼）、提纲记忆法（指通过分析、总结，将学习材料归纳成提纲的形式）两种基本记忆形式。归纳记忆法包括内容概括、主题概括、顺序概括、字头概括、图表概括等。

（1）内容概括：就是对看似零散的内容，通过选取关键性的字句进行记忆，达到化多为少、浓缩记忆的目的。

（2）主题概括：就是把内容的主题提炼出来，概括地记住它的全部内容，如在段落前冠上一个小标题，或归纳成更加简练的几句话。

（3）顺序概括：就是把许多有关联的事物按时间、空间或内在联系的顺序排列好。

（4）字头概括：就是对并列的几条识记材料提取字头进行概括记忆，一般还配合韵语法将识记对象编成顺口溜或有意义的语句。

（5）图表概括：就是用表格、示意图或箭头等符号将复杂、难记的内容直观化、形象化。

2. 理解记忆　是指在积极思考和进行思维加工的基础上，深刻理解记忆材料的记忆方法。在记忆医学材料时，应该先理解其基本含义，借助已有的知识经验，通过思维进行分析综合，把握材料各部分的特点和内在的逻辑联系，使之纳入已有的知识结构。

3. 多器官结合记忆　是指同时运用眼、耳、手、口、脑多种器官强化记忆。医学生在记忆时，可以先动眼、动脑、动手将记忆的对象进行归纳、概括，然后在安静的环境中自己朗读读书笔记，或讲给别人听，或反复背诵，反复几遍后就会长久地记住所学知识。

4. 形象记忆　是指把抽象的记忆材料形象化。医学中的许多知识具有形象的代名词，如脐周围静脉网曲张，临床上将之描述为"水蛇头"现象，腹腔内有大量腹水时称作"蛙腹"等。

5. 诊断记忆法　就是测试记忆效果来加强记忆知识的测试过程，实质上是思考、判断、信息表达的过程，通过做习题、试题可以检验和巩固记忆。医学生在记忆医学知识时，可以多做各种考试题，或自己编制测试题，可以达到加深理解和永久记忆的目的。

二、医学思维的训练策略

（一）批判性思维以及训练

1. 批判性思维的概念　批判性思维是一系列特殊思维技能的总和。简单来说，批判性思维就是对接触的事或物的性质、价值、精确性和真实性等方面做出个人的审、查、判、断，包括批判精神和智力技能两个组成部分。

2. 批判性思维的养成

（1）不照搬经验：在思维过程中，不少人凭自己的经验或照搬他人的经验去认识、思考和解决问题。从思维的角度来看，经验具有很大的时空狭隘性和主体狭隘性；另外，经验随着其拥有主体的知识和经验的增长而不断完善，因而经验自身也具有相对性和发展性。所以，培养批判性思维必须主动地摆脱经验的束缚。

（2）不迷信权威：培养不迷信权威的批判精神，必须克服思维的权威定势。要充分认识到权威在时间、地点、经验、认知、研究领域和学术水平等方面具有相对性，要相信自己的才能和判断，敢于向权威提出质疑。

（3）不盲目从众：思维从众可使学习者有一种归宿感和安全感，也是一种比较保险的处世态度。有利于群体一致的行动，但不利于个人独立思考和判断，盲目"从众"者将永远不会脱颖而出。批判性思维要求既要认识到群体的作用，又不能一味从众。要培养自己的首创精神，尝试提出与众不同的观点。

3. 医学批判性思维技能的训练策略　医学生应在学习的全过程中有意识地进行批判性思维训练，可采取以下策略：

（1）质疑：医学生在学习过程中，要经常向自己或向他人发出"是什么（what）"、"为什么（why）"、"怎么办（how）"等疑问。通过设问，向大脑发出必须思考的对象、范围和任务，使思维的方向更明确，提高思维的针对性和有效性。

（2）思考：由于医学学科的特殊性，思考对于医学生至关重要。在学习过程中，要学会思考性训练，遇到任何新的知识，用已掌握的知识对其进行科学解释和说明，并善于从正反两方面或与其相近、相似、相关的方面进行关联分析，使思维更加宽泛广阔，提高思维能力的准确性。

（3）求同存异：求同存异对于训练批判性思维能力具有较好效果。在学习过程中要学会求同存异思维，上升到新的思维层次进行深入的批判活动，权衡多种方法的优缺点，既对原方法进行重新审视，又有可能进行创新发现。

（二）创造性思维的培养途径

创造性思维（creative thinking）是人类的高级思维形式，它与一般思维的区别在于它具有新颖性、独创性和突破性。下面主要阐述医学生创造性思维能力的自我养成途径。

1. 创造性思维的特点　创造性思维主要由基础型思维、方法型思维、辅导型思维和核心型思维构成。创造性思维一般具有如下显著性特征：

（1）联想、想象、幻想与类比：联想是根据事物之间的某些方面的相似性，由此及彼地推测它们在其他方而也可能相似的一种思维技巧。如魏格纳从世界地图上发现大西洋两岸轮廓线有惊人的相似性，进而提出了"大陆漂移说"。想象是在已知事实和观念的基础上，借助大脑的加工、改造而形成超于经验事实的新事实和新意念，它是创造性思维的重要特征，没有想象就不会有创造。如牛顿从苹果落地这个常见的现象中展开了广阔的想象，发现了"万有引力定律"。幻想是思维摆脱现实的束缚去塑造未知的事物。如爱因斯坦提出了"光速不因光源的运动而变化"这一假设。类比是把陌生、未知的对象和熟悉、已知的对象相比，获得新知的思维方式。如勒内克从在长木棍的一端倾听另一端大头针的敲击声得到启示，发明了听诊器。

（2）聚合、多维和发散：聚合是根据已有的知识经验向着一个方向去思考，得出一个认为是最好的结论，如从研究溶菌酵素抗菌，到研究磺胺类药物抗菌，最后到发现青霉素抗菌。多维是指思维从点到面、从面到体、点面并存、多路互补，具有立体性，如医学模式是生物、心理、社会、环境因素的统一。发散是指思维的方向在纵向上具有高度的流畅性，在横向上具有高度的变通性，包括侧向、逆向、转向等，如从研究异丙嗪的镇静作用，到发现氯丙嗪的抗精神病作用。

（3）质疑、好奇和冒险：质疑是一种批判性思维，是不迷信权威和书本的思想素质，如哈维对"人体血液只能作直线运动"的观点产生怀疑，最后经试验证实了"血液回流入心"。好奇使创新人才能够获取创新的机遇，是创造性思维的第一步，如班廷做实验将狗的胰腺摘除，但发现这只狗的尿液招来了苍蝇，这种好奇使他最终发现了胰岛素。冒险可以看作是一种创新精神，是创新人才较显著的特征之一，如诺贝尔不顾自己的生命危险，最终发明了火药。

2. 医学创造性思维及其训练　　创造性思维中以扩散思维、联想思维、想象思维、直觉思维最有代表性，而医学创造性思维中以联想思维和立体思维的训练尤为重要。

（1）联想思维：是指在创新过程中运用概念的语义、属性的衍生、意义的相似性进行思维的方法，即"由此及彼"。包括五种基本类型：①相似联想：性质上或形式上相似的事物之间所形成的联想，如从敲击啤酒桶来判断桶内啤酒有无产生联想，发现医学诊断学中的"叩诊法"。②对比联想：具有相反特征或相互对立的事物之间形成的联想，如从酒精有害健康联想到酒精也可以用来消毒。③接近联想：时间或空间上接近的事物之间形成的联想，如从研究用农药杀灭害虫，联想到用生物学方法抑制害虫繁殖，进而联想到药物避孕方法。④强制联想：把看起来无关联的事物强制地相互联系，如安慰剂本身对疾病并无作用，但通过暗示疗法可以治疗多种心理疾病。⑤因果联想：从某种现象联想到各种现象之间的因果关系。医学中的职业病、地方病等的病因学研究一般都采用因果联想的思维方式。

（2）立体思维：是指从各个不同的角度思考问题的思维方法。该思维具有流畅性、广阔性、灵活性和独特性等特点，在所有创造性思维中最为多见、最为重要，主要在列举法中具体应用。列举法包括缺点列举法和特性列举法。缺点列举法，即专门找缺点、挑毛病从而最终解决问题。特性列举法，即将事物的特性全部列举出来，针对各特性列举若干设想。一般按名词特性（如材料、制造方法、操作方式等）、形容词特性（如产品或事物的性质、状态等）、动词特性（如用途、功能等）进行列举。

三、医学学习的方法

（一）医学课程的学习方法

1. 医学理论课的学习方法　　理论课学习是医学学习的重要组成部分，主要在教师的指导下进行。在学习过程中，学生永远是学习的主体。医学生在学习中要积极自主地学习，这就要求医学生必须掌握自主学习的方法和策略。

（1）课前要主动地预习相关学习内容。通过课前预习，了解将要学习的内容及其重点和难点，为在课堂上听讲和寻求教师的指导做好充分的准备；也可通过预习对已学的相关知识进行回忆、比较和分析，借以加深理解和巩固所学过的知识，并将它们有机地联系，组成新的知识休系。

（2）课堂上要认真思考。课堂学习是理论学习的关键环节。通过课堂学习，培养科学思维，准确地理解科学的概念、原理和原则等，也会有助于培养思想政治素质。医学生在课堂学习中，必须全神贯注，在教师的启发下积极思考，使自己的思维尽可能地活跃；必要时将知识的关键点、难点或疑点记录下来。

（3）课后要自觉复习。课后复习是加深对所学知识的理解和记忆的根本环节。通过自觉复习，达到完全掌握学习内容的目的。课后自学要讲究学习方法，先对学习的内容进行自测，评价自己对知识的掌握程度；然后精读教材内容，上网查阅有关文献资料，根据自己的思维方式将学习的内容重新进行整理，从而抓住知识要点。

2. 医学实验课的学习方法　　通过实验课学习，达到掌握医学实验方法、加深理解医学理论和培养医学科学精神的目的。这就要求医学生必须做到：实验课学习前要了解实验的目的、意义，复习与实验课相关的理论知识和基本实验技能，了解实验课的基本内容和实验方法等；在实验课学习的过程中，要认真听取教师的讲授，仔细观察教师的示范操作；在自己动手做实验时，先做好实验前的各项准备工作（包括心理上的准备），全面、准确地了解实验的步骤；在做实验的过程中，遇到问题尽可能自己去解决，必要时向教师提请帮助；要细心观察、深入思考，及时做好实验记录；在做完实验后，按实验要求拆除实验装置，并将所用过的仪器设备回归原处；要树立严谨求实的科学态度，科学地分析实验结果，写出真实的实验报告；同时要培养自觉与他人合作的能力。

（二）医学实习阶段的学习方法

医学实习阶段的学习对于培养合格的医学人才具有十分重要的意义。医学生通过各种实习（practice）（主要包括临床课间见习、临床集中见习、临床实习、预防医学战略实习、专业基础综合实习、社会实践实习、毕业设计、毕业实习等），加深理解和应用医学理论知识，进一步了解专业特点和职业工作规范，提高综合实践能力和社会适应能力，培养职业道德观念。在医学实习环节中，以临床实习、毕业实习（毕业设计）两种类型最为重要，以下主要介绍医学临床实习的基本要求以及方法。

1. 要把职业道德的要求和自觉性作为首要条件　在临床实习中，学会关心病人，不能为了自己的学习而有损于病人的身心健康；要积极主动地为病人服务，学会与病人进行沟通；要严格约束自己的从医行为，时刻为病人的利益考虑。医学生要主动地向医德高尚、医技精湛的临床教师和医护人员学习。

2. 要将医学理论与临床实践紧密结合　为了增强实习效果，要求医学生必须将临床实践与理论学习结合起来，针对临床中遇到的各种问题，全面复习与疾病或问题相关联的各种理论知识，将理论与实践进行比较、分析、归纳和总结。同时，要重视临床病例讨论课的学习，全面提高分析问题、解决问题的实际能力。

3. 要学会进行自我约束　医学生实习主要靠自觉，这就要求医学生必须明确实习的真正目的和意义，端正学习态度，切实重视实习环节的学习，学会自律。要珍惜实习环节的学习。首先要眼勤，多看、多观察；其次要口勤，多向教师提出问题，经常与病人沟通；再者要手勤，及时做好各种记录。

（三）医学生科研能力的培养方法

培养医学生的科研能力是医学教育的一项重要任务。学生通过科研活动能够培养创新意识、科学态度和创新精神。因此，医学生要积极参加学校组织的各种科研活动，并在科研活动中努力做到：

1. 围绕课题广泛查阅文献　要充分利用学校的馆藏图书、计算机网络等搜集、整理、分析、筛选科技文献资料，学习撰写文献综述，进一步培养科学思维，并使自己的科研思路更加清晰。

2. 认真进行科研设计　要学会在教师的帮助下独立进行科研设计。在进行科研设计时，考虑要周全、思路要清晰、提出的措施要具体；同时学会预测研究结果。

3. 尽量独立完成科研工作　科研过程中的仪器设备调试，试剂、动物的准备，调查表的设计、印制，研究结果的记录和分析，调查报告或科研论文的撰写等，都要尽可能地独立完成，必要时向教师和同学请教。

4. 科学评价科研工作　在完成科研任务后，要对科研成果的科学性、先进性、可行性进行分析，对其社会效益、经济效益进行科学评价，对其推广、应用前景进行准确的预测，对自己在科研活动中的得与失进行合理地判断，并及时总结。

5. 提升科研素质　在科研活动中，要学会与他人合作，培养好奇心、进取心和创新意识，不断提高严谨务实的科研素养。

(四) 培养医学生综合素质的途径

培养医学生综合素质是医学教育永恒的主题。综合素质包括思想道德素质、业务素质、文化素质和身心素质等。医学生除了学习教学计划所规定的学习内容外，还要通过以下其他途径和方式进一步提高综合素质。

1. 把思想道德素质摆在首要地位　医学生首先是公民，必须具备公民应有的思想道德素质和良好品质，具有强烈的社会责任感和集体荣誉感。医学生其次是准卫生工作者，必须具备卫生工作者所应有的职业道德素质。热爱医学科学，忠诚和献身于国家卫生事业。要自觉养成良好的医德医风、无私奉献、清正廉洁。

2. 通过课外学习不断拓宽知识面　医学生在课外要多读书，尤其是社会科学类的书籍，也应该经常上网了解各类有益的信息。课外读物要广泛化，对某一领域特别感兴趣的学生，也可以有重点地学习。除了多读书外，医学生要积极参加社会实践活动，向社会学习，在实践中学习，边学习边思考，使不同的知识相互交叉、渗透、融合。

3. 积极参加课外小组活动　要充分利用医学院校开展的丰富多彩的校园文化活动，积极培养自己的兴趣和爱好，积极参加学生社团活动和其他有益的课外活动，提高文化品位，成为高素质的医学人才。

四、早期接触临床的意义

现代医学模式逐渐由"生物医学模式"向"生物-心理-社会医学模式"转变，人们对医疗服务的要求也是越来越高，培养高素质、强能力、应用型的医学人才成为时代迫切的要求。而当前，我国的医学教育课程设置整体性较差，基础与临床之间的教学内容存在脱节现象。因此，早期接触临床是医学课程改革的一个热点，其实质是讨论如何将理论学习与临床实践紧密结合起来。早期接触临床在具体实施方面仍有不少问题有待解决。

(一) 早期接触临床的意义

国内外大量研究发现，早期接触临床可以从多方面影响医学生，对医学生毕业后从事临床工作产生积极的作用。

1. 学习态度的变化和学习能力的提高　医学生早期接触临床可以使他们在真实的医疗环境中切身体会到自己角色的转换，并且通过对临床病例的接触，参与整个病史的采集、体检到最后的诊疗等一系列过程，再结合课堂理论学习，使他们学习的能力和积极性有更大的提高。同时也在早期帮助学生培养了医患沟通的能力，建立起对病人的人文关怀意识。

2. 临床思维的建立和临床能力的提高　早期接触临床可使医学生学会如何将理论知识融入实践，通过这条途径给学生展示了专业医师如何看待他们与病人之间的关系，帮助他们建立临床思维模式。通过临床实践不仅锻炼了医学生与病患间沟通的能力，同时也便于学生更直观地学习到一些基本的临床操作方法。

(二) 早期接触临床的适宜时机

早期接触临床可以为理论学习服务，通过理论学习指导临床工作，再通过临床实践加深对理论学习的印象。因此，只有当学生真正接触临床课程后才可能将理论与实践结合起来。如果在边学习理论课程的同时，学校给医学生提供到临床上接触病人以及整个诊疗过程的机会，即理论与实践同时进行，对更好地掌握知识会起到事半功倍的作用。

(三) 早期接触临床的具体措施

1. 开设《医学导论》课程　《医学导论》课程主要针对刚接触临床医学专业的学生。在医学教育早期阶段设立该课程、学习该课程可以使医学生对将要接触的医学课程、医学目的和医师责任等有初步的了解，且这种课程还可以通过开设座谈或深入医院科室等渠道观察临床医师问诊、体检、操作、辅助检查、临床思维方法以及对病人的人文关怀，从而达到训练医学生沟通能力、了解疾病基本诊疗过程、建立早期临床思维的目的。

2. 采用多种形式教学　在临床专业课程的教学过程中，可以通过多媒体技术，或者邀请临床专家组织病案讨论等多种方式使学生对所学内容有更为深刻的理解。在技能操作方面，可以提倡采用分组教学方式，利用内、外科基本技能训练模块进行胸腹腔穿刺、切开缝合等基本操作的训练。

3. 设立实习前客观结构化临床考核（OSCE）　在结束临床课程进入临床实习前，可以设定 OSCE。OSCE 是目前国际上较为全面、客观地考核医学生实际临床技能的标准。为了能够通过这个考核，医学生势必会从态度上端正，从而增强对临床实践的重视程度，在早期接触临床方面表现出更大的积极性。

4. 积极开展课外实践活动　利用双休日、寒暑假等时间组织学生到社区、医院各部门等进行医疗实践活动。增加医学生与病人之间的沟通，加强对疾病的理解，学习对不同疾病的鉴别，同时也督促学生更扎实地掌握医学基础知识。

通过上述措施，使医学生在早期接触临床的过程中，更早地认识并适应临床医师的职业，熟练地将理论与实践融会贯通，同时也使其在医患沟通、临床诊疗等各方面的能力上有很大的提高。让医学生早期接触临床，不但可以培养学生学习的主动性，而且有利于提高他们的实践能力与综合能力。

第四节　医学生科研能力培养

一、医学生科研能力培养的重要性

医学教育的目标是为了培养高素质的医学人才。一个真正合格的医生不仅要有良好的职业素养、扎实的医学基础知识、娴熟的临床技能，同时还应有较高的科研水平。

为了培养科研（scientific research）及创新能力，医学生在大学期间就应会利用图书馆和现代化信息技术研究医学问题及获取新知识与相关信息；会运用循证医学的原理进行医学实践、完善诊疗方法；掌握流行病学的有关知识和方法，研究科学实验在医学研究中的重要作用；培养创新意识，具有分析批判精神和科学态度。

（一）培养科研意识、科研思维，掌握基本科研方法

目前各医学院校都在采取积极、有效的措施为培养医学生科学素养和创新思维创造条件，如开设医学文献检索、医学科研设计与论文写作、自然辩证法、医学统计学等课程。通过这些课程，让学生熟练掌握文献查阅、科研选题、实验设计、辩证思维、论文撰写等基本技能。安排设计综合性、设计性实验，开设学术讲座，组织科研小组，可有效地培养学生实验设计、观察测定、数据处理和综合分析能力等。医学生应积极参加这些培养活动，培养自己的科研意识，努力训练自己的科研思维，掌握基本科研方法。

循证医学（evidence-based medicine，EBM）是最好的临床研究证据与临床实践（临床经验、临床决策）以及病人价值观（关注、期望、需求）的结合。

辩证法是研究自然科学最重要的思维方式。医学人才尤其是高层次医学人才，必须努力掌握辩证思维的方法，以哲学头脑思考临床问题。在实践中大胆尝试，就可能获得新的认识。

创新思维不会凭空产生，它来自于广博的知识、大量的实践和不断的思考。所以在本科阶段就要打下扎实的知识基础。从实习开始，就要多观察、勤动手、善思考，深入临床实践。在学习中，要领悟教授们作出诊疗决策的思维方式，做到"知其所以然"。

(二) 培养创新意识，转变思维模式

要想在科学上取得成功，最重要的一点就是要学会用不同于别人的思维方式、别人忽略的思维方式来思考问题，也就是说要有一定的创造性。中国的传统教育思想注重知识的传授，以书本为本而非以人为本，忽视学生科学素养及创新意识的培养。目前我国的医学教育改革正在努力克服这方面的不足，如在一些学校采用的"以问题为基础的学习"（problem-based learning，PBL）模式，就是基于这样一种理念。这种学习模式围绕临床问题，以学生为中心，以教师为引导，以小组讨论和自学为主的学习形式，它的精髓包含了科研思维及创新精神。

科学的思维方法是贯穿于科研全过程的灵魂，培养正确的思维模式至关重要。吴阶平教授曾说："解决实际问题的能力来自实践、思考、知识三者的结合。实践是第一位的，只能通过实践学到本领。关键是如何对待实践，能否做到实践与思考结合。"思考是一种深刻、周到的思维活动。思维活动要在科学思维方法的指导下进行，即要有一个科学的思维模式。

创造性思维品质不是与生俱来的，而是后天形成的，可以是有组织的专门学习与训练形成，也可以是在日常生活中逐渐积累而形成。医学生应养成独立思考、自主学习的习惯，只有如此才能实现教学的开放，才能训练好创造性思维的基础即发散性思维，才能在真正意义上完成对当代医学生创造性思维的培养。

(三) 塑造创新人格

创新离不开智力活动，但它绝不仅仅是智力活动，它更是一种精神状态，一种人格特征。马斯洛指出："那种有创造力的人才是问题的本质，那么你面临的问题就成为人格转变、性格转变、整个人的充分发展问题。"

要培养自己的创新人格，可从以下几方面入手。第一，培养独立人格。第二，保护个性。第三，敢于"提问"。第四，培养对科学探索的兴趣。

二、医学生科研能力培养的途径

科研活动是一种艰苦的创新劳动，它需要年轻医学生、医学工作者去不懈努力，掌握各种科研技巧，培养科研品格和能力。为作出高质量的医学科研工作，还应不断塑造以下一些品格和能力。

(一) 树立正确的科学价值观，恪守科学伦理和道德准则

正确的人生观和科学价值观对于医学工作者极其重要。大力弘扬科学精神，端正科学理念，强化科技工作者的自律意识，不断建立健全有关规章制度，促进科技体制的改革和完善，建设和谐的学术生态，建设中国特色的国家创新体系，是形势发展的需要，是我国科技事业可持续发展的需要。在医疗和科研中，我们更要有高度的责任心和爱心，要恪守科学道德和医德，深入医学研究，取得重要、实用的医学科学成果。

(二) 主动探索，注重团队，加强合作

人类社会的专业细化和开放的网络化要求人与人之间的相互依赖，联系更加紧密，任何人都不能靠一个人的力量去做好事情。合作精神和组织才能已成为医学人才必须具备的基本素养，培养合作精神、建立创新团队是科研工作者的另一重要品格。

(三) 培养终身学习能力

现在的社会是一个学习型的社会。江泽民同志在 1999 年第三次全国教育工作会议上指出："终身学习是当今社会发展的必然趋势。一次性的学校教育已不能满足人们不断更新知识的需要。我们要逐步建立和完善有利于终身学习的教育制度。"医学生应不断培养自己终身学习的能力，成为终身学习者，要从战略高度进一步提高对终身学习重要性、紧迫性的认识，全面开创学习型社会建设的新局面。

（四）培养"信息素质"，提高信息管理能力

"信息素质"一词，最早由美国人波尔于1974年提出，并被概括为"利用大量的信息工具及主要信息源使问题得到解答的技术和技能"。信息素质是医学生应具备的基本素质，也是国际化人才必备的素质，是医学生科研素质的基石，也是医学生学习的"领航员"。信息素质是终身教育的前提条件。要掌握国际最新科学动态，还要就自己感兴趣的领域长期关注并追踪最新信息，养成坚持阅读专业文献的习惯。

（五）敢于置疑，培养批判性思维

思维的批判性是指对事物采取的否定态度，是从价值角度对事物进行的评价。在日常生活中，人们往往习惯于按照常规办事，不觉中淡化了批判意识，这是中国的教育和传统思想文化作用的结果。实施创新教育，就是要逐步改变这种状况，使我们的人才具有很强的批判精神。科学的每一次进步，都是在后人批判、继承前人的基础上产生的。没有对牛顿经典力学的批判，就不会有爱因斯坦相对论的产生。知识具有相对性，它会随着事物的发展、时代的变迁、人类认识的深化而暴露出缺陷。这就要求我们敢于置疑，培养批判思维。

培养批判思维，重点可放在三个方面。其一，培养批判精神。批判精神是进行批判思维的思想前提，要打消顾虑、大胆质疑，敢于向书本挑战、向权威挑战。其二，培养独立思考的能力。独立思考主要是保持自己的思维个性，坚持用自己的观点看世界，在独立思考的基础上，作出有自信的选择。其三，培养求异思维的能力。求异思维是批判思维的基础，有了求异思维才有对事物的批判态度，才能发现现有事物的缺陷与不足。

三、国内外医学生科研能力培养的比较

经济全球化进程的加快和现代科技的飞速发展，以及"生物-心理-社会"医学模式健康观的提出，均对传统的医学教育与人才培养模式提出了前所未有的新挑战。医学生毕业后无论从事预防，还是从事临床工作，都面临医学科研问题。教育部和卫生部联合颁布的医学教育标准也要求医学院校必须将科学研究活动作为培养学生科学素养和创新思维的重要途径。因此，加强和改进医学生科研能力的培养是当务之急。

（一）美国本科生科研能力培养

本科生科研活动是美国研究型大学本科教育中的一个亮点。1969年，麻省理工学院开始实施"本科生研究机会计划"（Undergraduate Research Opportunity Program，UROP），为本科生提供参加科研工作的机会，这是美国大学最早的全校性的本科生科研计划。随后，美国其他研究型大学仿效麻省理工学院的做法，开展了本科生早期接触科研的训练工作。20世纪80年代，美国研究型大学的培养目标由原来提倡的全面发展的人才向创新性人才转型，科研训练作为一种措施受到广泛采用。现在，几乎全美的研究型大学都在开展各种类型的本科生科研计划。

美国大学十分重视本科生科研的管理与服务工作，成立学校层面的本科生科研管理机构。根据博耶委员会对全美91所研究型大学的问卷调查报告，近93%的研究型大学建立了校或系层次的本科生科研活动指导机构。

美国的大学除了建立完善的组织机构，提供科研立项，还努力向学生提供学术交流、发布研究成果的平台。根据博耶委员会调查，约有1/2的大学定期在全校或院（系）内开展学生研究成果的宣传，为本科生从事科研进行理论指导和经验交流。美国研究型大学鼓励本科生参与科研，有利于学生提高综合分析问题和主动解决问题的能力；有利于培养学生团队精神和组织协调能力；有利于学生自主学习、独立思考，为他们适应工作或继续深造提供帮助。

（二）国内研究型医学院校本科生科研能力培养现状

提高医学生的科研素质和实践能力是现代医学教育的一项重要任务。1988年和1993年世

界医学教育会议曾经连续两次讨论全球医学教育改革和人才素质要求问题。2001 年世界医学教育联合会联合世界卫生组织推荐了涵盖"教育计划"等 9 大领域的《本科医学教育国际标准》。2002 年国际医学教育专门委员会亦出台了《全球医学教育最基本要求》，其内容包括 7 个领域共 60 项反映教育结果的指标，并在承认各国家、地区和医学院校自身特殊性的基础上，强调了全球医学教育的核心内容。在经济全球化趋势面前，积极构建中国特色的开放的现代医学教育体系，是我国医学教育发展的必然选择。

复旦大学上海医学院对照医学教育标准，根据其人才培养目标，将医学生的科研素质及实践能力的培养作为重要的改革措施。通过鼓励本科生早期接触科研、早期接触临床，使医学生具有崇尚科学、发展科学的理念，以及不断探索、创新的精神和较强的科研素质与实践能力。

中南大学长学制临床医学专业学生早期接触科研主要是在四年级前利用课余和寒暑假时间，从事基础或临床医学的科研训练。该校从 2002 年开始实施早期接触科研训练以来，在创新人才培养模式的研究与探索上取得了较好成效。

中国医科大学对七年制临床医学学生培养中，在第 6 学期安排为期 8 周的科研训练。通过以指导教师承担的一个科研课题为载体，让学生掌握科研选题、查阅文献、课题申报、开题、实验、科研鉴定等一整套科研过程，达到了解科研基本过程、掌握科研基本方法的目的。

（三）国内地方医学院校本科生科研能力培养模式

除了国内研究型医学院校开展了本科生科研能力培养工作外，部分地方医学院校在培养学生科研能力方面也是"百花齐放"。

国内各医学院校的具体做法有：宁波大学医学院实施以导师制为核心的医学本科生科研能力培养。重庆医科大学实施让本科生加入研究生科研团队共同培养的模式。广东医学院根据本科生接受科研训练的门槛低、知识起点低的特点，先期安排有关培训，再开展实验设计论证、开题报告等活动。泸州医学院建立本科生科研能力的培养模式，设立本科生科研管理机构，建立一套本科生科研学分的绩效指标体系和相应的奖惩制度。井冈山大学医学院加强科研基础知识培训、拟定合理的科研项目和组建研究小组、跟踪做好个别辅导和建立适当竞争机制。安徽医科大学在 2008 年实施了"七年制临床医学专业学生进行早期科研训练计划"，并从 2009 年起，面向本科生实施了大学生创新性试验计划。

针对我国医学本科生科研能力有待进一步提高的现状，部分医学院校提出了一些建议。四川大学华西医学院提出的以学生、项目和教师为基础的"三基础分类体系"是管理医学本科生的科研活动较为符合实际的方案，能促进医学本科生科研能力体系化和个性化的培养。新乡医学院提出医学本科生科研能力培养的有效途径是改革教材内容及教学模式，提高教师科研能力及培养学生科研态度。部分医学院校提出采取激励机制，如哈尔滨医科大学对获得重大奖项或发表高水平论文的学生，参照教师奖励标准给予物质奖励，同时在毕业留校或考取研究生时给予优先考虑。广东医学院为鼓励研究生进行科研创新，设立奖学金，逐步把评选范围扩大到本科生。安徽医科大学采用的项目立项制与指导教师、学生参与制的模式也是符合医学院校实际的、可行的培养方法。

医学生科研能力培养没有固定的模式，各医学院校将在互相交流借鉴的基础上，更好地开展此项工作，为培养符合医学发展要求、具备高素质能力的医学生提供重要保障。

第十九章 医学教育教学概论与现代医学教育思想

医学教育历史悠久。在人类与疾病作斗争的过程中，为传承积累的医学经验，就有了医学教育。作为国家教育体系的重要方面，医学教育承担着医学科学发展、培养高质量医学人才的伟大使命。一定社会的医学教育直接受到卫生和教育事业发展水平的影响。随着社会的发展进步，面对医学发展新趋势带来的医学教育的新挑战，许多国家和地区都在不断根据人才培养的要求进行医学教育改革。目前，我国政府明确提出推进医学教育综合改革，实施卓越医生教育培养计划等。运用现代教育思想，融合现代教育理论，研究医学教育的内在规律，包括医学教育体系、教学过程、教学理论、教学方法及教学管理，从而有效提高我国医学教育教学质量，为我国医药卫生体制改革和医药卫生事业发展提供保证。

第一节 我国医学教育体系

按照《辞海》的解释，教育体系（system of education）亦称"教育系统"，是为达到一定的教育目的，实现一定教育教学功能的教育组织形式的整体。包含人员、财物、信息、机构四类要素，具体为教育目的、教育内容、教育方法、教育活动、教育媒体、教育设备、教育环境、学生、教师、教学管理人员等要素，这些要素相互独立、相互联系、相互作用而构成教育有机整体。在实际运用中，教育体系有广义和狭义之分。广义的教育体系除教育结构体系外，还包括人才预测体系、教育管理体系、师资培训体系、课程教材体系、教育科研体系、经费筹措体系等，相对于教育结构体系，称为服务体系。狭义的教育体系仅指各级各类教育构成的学制，或称教育结构体系。

医学教育是国家教育体系的重要组成部分，也是医药卫生事业发展的重要基础。自新中国成立至今，我国建立了较为完备的医学教育体系，取得了大批优秀的科研成果，培养了大批高素质医药卫生人才。改革开放以来，我国医学教育蓬勃发展，规模不断扩大，办学条件逐步改善，医学教育事业得到了进一步的发展。随着社会的发展，人民群众对医疗卫生服务的期待与要求越来越高，而高素质医药卫生人才是满足人民期待与要求的重要保障。医学教育又站在了一个新的历史起点上，如何从国情出发，紧扣需求，尊重规律，以用为本，借鉴国际有益经验，建设由院校教育、毕业后住院医师培训教育和继续医学教育所组成的中国特色医学教育体系，创新人才培养模式，提高人才培养质量，是我国医学教育改革的目标。当前我国高等医学教育体系的结构体现在层次、专业、类型三个方面。

一、医学教育体系的层次结构

高等教育的层次结构又称水平结构，指高等教育内部由于教育程度和水平的不同而划分的层次及其相互关系，如高等专科教育、本科教育和研究生教育。也可根据所授学位的不同来划分高等教育的层次。

我国现行的高等医学教育体系有 3 年制专科、5 年制本科、7 年制硕士，还有 8 年制博士。

目前，除部分西部地区和其他经济欠发达地区还有少量 3 年制医学专科教育以外，我国医学生培养主要是 5 年制本科教育。5 年的本科教育中，基础教育 2 年半，临床课程学习包括见习 1 年半、实习期 1 年。基础课程、临床课程和见、实习内容基本按照国家统一教学大纲执行。

近年来，参考国际医学成功经验，结合我国实际，国家批准在一些学校陆续开设 7 年制或 8 年制医学教育。2004 年，教育部、卫生部颁布了《中国医学教育改革和发展纲要》，教育部决定将 8 年制医学教育试点由北京协和医学院（1917 年开设）、北京大学（2001 年开设）扩展到复旦大学、华中科技大学、中南大学、中山大学、四川大学等。至 2009 年，国内开设 8 年制医学教育的共有 12 所大学。

二、医学教育体系的专业结构

高等教育是一种专业教育。专业是高等学校根据社会分工需要和学科体系的内在逻辑而划分的学科门类。按专业设置教学、进行专业训练、培养专门人才是现代高校的特点之一。

医学教育的专业结构是以医学的二级、三级学科的分类为依据组成，包括本科医学教育、研究生医学教育及专科医学教育。

（一）本科医学教育

现行本科医学教育专业结构包括基础医学类、预防医学类、临床医学与医学技术类、口腔医学类、中国医学类、护理学类、法医学类、药学类及其他。

（二）研究生医学教育

研究生医学教育的专业指的是一级学科，具体如下：

1. 基础医学　人体解剖与组织胚胎学，免疫学，病原生物学，病理学与病理生物学，法医学，放射医学，航空，航天与航海医学等。

2. 临床医学　内科学、儿科学、老年医学、皮肤与性病学、精神病与精神卫生学、神经病学、影像医学与核医学、护理学、外科学、妇产科学、眼科学、耳鼻咽喉学、肿瘤学、麻醉学、康复医学与理疗学、运动医学、麻醉学、急诊医学等。

3. 其他　口腔医学、公共卫生与预防医学、中医学、中西医结合医学、药学、中药学等。

（三）专科医学教育

培养面向基层的高级卫生技术人才。分为医学类、药学类及相关医学类。

三、医学教育体系的类型结构

1. 形式结构　根据教育的对象，分为在校教育和成人教育。成人教育包括住院医师培训、继续医学教育、医学岗位培训等。

2. 教学时间　全日制教育、函授教育。

3. 地区结构　梯度结构模式、中心城市模式。

4. 能级结构　从行政隶属关系看，分为教育部部属院校和地方院校。

第二节　医学教育教学过程

一、医学教育教学过程的概念

明确概念是任何一项研究得以开展的基本前提，医学教育教学过程的研究亦然，为便于讨论，我们先对它所涉及的教育过程（educational process）、教学过程（teaching process）的概念作界定，然后再探讨其概念。

（一）教育过程

从教育学的角度分析，教育过程是教师根据教育目的、任务和学生身心发展的特点，通过指导学生有目的、有计划地掌握系统的科学知识和基本技能，发展全面素质、发展个性的过程。有四个基本因素构成，即教育主体——教育者、教育客体——受教育者、教育介体——教育的内容和方法、教育环体——环境及其所提供的教育支撑条件。

（二）教学过程

作为教育过程的下位概念，是教育客体（学生）在教育主体（教师）的指导下，对人类已有知识经验的认识活动和改造主观世界、形成和谐发展个性的交往实践活动的统一过程。可以说是一个认识和交往实践相统一的活动过程，这一过程的目的在于促进学生的全面发展，也就是说在于促进学生身心诸方面的和谐发展，具有知识传递、技能形成、智能培养、个性发展的功能。

（三）医学教育教学过程

通过对教育过程和教学过程的概念界定，我们认为，医学教育教学过程是医学教育中各种教学活动的统称。具体指医学教学活动的具体教学目标在认知（知识、理解、应用、分析、综合、评价）、技能（客体——动作、语言——动作、感情——动作）、态度（专业兴趣、主动精神、学风医德、合作参与、独立创新）三个领域的展开过程，主要构成要素是教师、学生、教学内容、方法和手段等，是教师根据一定的未来岗位、从业要求及学生身心发展的特点，借助一定的医学基础、临床及社区实践教学条件，指导学生通过医学教学内容的理论与实际相结合，从而认识现代医学模式下的医疗服务和健康促进，并在此基础之上发展自身的过程。

二、医学教育教学过程的主要任务

医学教育的目标是培养具有高尚医德、精湛医术、强烈社会责任感、丰富的人文素养、较强创新精神的医学人才。由此，医学教育教学过程的主要任务是传授基本知识和基本技能、培养学生的智能、发展学生个性等。

（一）知识传递

知识传递是教学过程最基本的任务，知识传递是形成技能、发展智能及个性的基础，而技能的形成、智能和个性的发展又反过来促进知识的增长，同时三者互相交织在一起、相辅相成、互为因果。

（二）技能形成

技能形成是教学过程的重要任务。发展智能和传授知识的过程是统一的，技能和知识也是互为表里、互为依存的。技能形成是有阶段性的，要求在训练学生掌握各种技能时，严格遵循渐进原则，稳步前进，开展临床技能的练习；教师在每次练习时，应提出明确的目的和要求，以便调动学生练习临床技能的动机，并能够自行检验，正确评估自己的练习效果。

（三）培养智能

培养智能是在传授知识和形成技能的基础上开展，在传授知识和形成技能的统一过程中进行，三者之间有着极为密切的联系，是互相促进、互相依存的统一体。智能培养的最好途径是在实践、探索中通过独立思考获得知识，并在实践中运用已经获得的知识。

（四）个性发展

个性发展包括个性心理、行为习惯发展过程。传授知识、形成技能及培养智能是发展个性的重要方面。学生可能在一定的原有经验背景和生理条件的基础上，形成独特的知识、技能及知识结构，成为个性发展的基础。

（五）职业教育

医学教育培养的是人们健康的守护者，是卫生事业的推进者，必须把人文素质教育、职业道德教育贯穿医学教育全过程。加强医学生职业道德、职业伦理和职业态度为基本内容的职业素质教育，培养学生高尚的职业道德情操，将预防疾病、解除病痛和维护民众的健康作为自己的神圣使命；加强医学生人文关怀精神和人际沟通能力的培养，使医学生具有关爱病人、尊重他人、尊重生命、团队合作的良好职业素养。

三、医学教育教学过程的特点

医学教学过程的基本特点，就是那些不但具有必然性和稳定性，而且对教学过程的性质、方向和结果具有决定作用的本质联系。

（一）医学教学目的、任务和内容服务于社会发展的需要

医学的研究、服务对象是人，而人是世界上最复杂的生物体，再者，医学关乎人的生命和健康，是专业性很强的实践性科学，具有投入大、培养周期长的特点。所以，医学是非常特殊的职业，医学教育具有特殊性，是极其复杂的教育。

人生活在社会中，社会政治、经济、文化、技术等因素又是发展的，那么医学教育要随着社会的需要而发展。

（二）教与学相互影响与作用

教师教的活动起主导作用，教师的教以学生的主动学习为基础。医学教育实践性强，加强实践教学这块"短板"，强化实践教学环节，切实落实早临床、多临床、反复临床的教学要求，提高医学生临床实践能力。

（三）教学效果取决于教学诸要素构成的合力

教学主要包括学生、教学目的、课程、方法、环境、反馈、教师等要素。在实际教学活动过程中，要正确运用教学诸要素的合力规律和教学最优化原则，力求在各要素之间建立最佳联系、产生最大合力、收到最佳的教学效果。

（四）医学教育是连续统一体

按照世界医学教育联合会（World Federation for Medical Education，WFME）的分析，医学教育是培养医学人才的三阶段连续统一体的终身教育过程，即在校基本医学教育-毕业后住院医师教育-继续医学教育的医学教育连续统一体。医学院校要在办好院校教育，不断提高人才培养质量的基础上，充分发挥学科和人才优势，加强各类医师培训和卫生人才培训基地的建设，积极承担住院医师培训任务，开展医学继续教育，努力形成医学院校教育，毕业后住院医师教育，继续医学教育分工明确、相互沟通、彼此衔接的现代化医学教育体系。

第三节　医学教学管理

教学管理是对构成教学活动（教学目标、教学方法、教学手段及教学环境等）的所有要素进行的特殊管理活动。受制于科学文化技术发展的水平，具有时代性，主要"以教学为中心，以高水平的教学质量为目标"进行组织管理。课程是教学活动中制约教育质量的首要因素，因为课程不仅把各学科教学内容和进程变成整个便于教学的体系，而且是培养什么样的人的一个蓝图。所以，在医学教学管理方面我们重点探讨课程管理和与其相关的学业成绩考核。

一、医学课程管理

（一）课程管理的定义

课程管理（curriculum management）的概念对于广大的高等教育理论工作者和实践工作进程者来说都不会显得陌生，并且在用法上存在着较大的差异。其概念的差异主要源于对课程

意义的不同认识，实际上课程管理最简洁的定义就是对课程的管理。按照使用时间的先后顺序举要如下：

1. 课程管理的核心部分是课程编制。课程编制是注重于编制技巧的富于独特性的活动，而课程管理是系统地处理编制技法和人、物条件的相互关系，以教育目标为准绳，加以组织的一连串活动的总称。

2. 课程管理是对课程编订、实施、评价的组织、领导、监督和检查。

3. 课程管理广义上讲是指学校对教学工作实施管理，是学校管理者遵循教学规律，行使管理职能，对教学活动各因素进行合理组合，使教学活动有序高效地进行，从而完成教学计划和教学大纲规定的教育、教学任务。

4. 课程管理即部署和组织一定学校的课程设计，指导和检查一定学校课程的设施，领导和组织学校的课程评价。

（二）课程组织

1. 课程组织原则　从课程管理的角度出发，我们认为课程应遵循连续性、顺序性、整合性、衔接性和弹性原则。顺序性即后续课程要建立在先修课程所得经验的基础上，如诊断学的开设要在临床专业课的前面。

课程组织原则的代表有：泰勒（Tyler）的三项基本原则——连续性、顺序性和整合性；奥利佛（Oliver）的三项标准——衔接性、均衡性和连续性；翁斯坦（Ornstein）的六项标准——范围、统整性、顺序性、继续性、衔接性和均衡性。

2. 医学课程组织形式　我国医学院校的课程组织形式主要有两种类型。一种是按照学习要求来组织。其结构要素包括必修课程和选修课程，必修课程又细分为公共必修课程和专业必修课程；选修课程也进一步分为限定性选修课程和非限定性选修课程。另一种是按照课程的功能来组织。其结构要素包括理论类课程与实践类课程两大块，理论类课程又包括共同基础医学教育课程、专业基础医学教育课程和专业医学教育课程。

以 5 年制本科为例，基本都按公共基础课、医学基础课和临床专业课三段组织教学，主干课程均为基础医学和临床医学。少数学校安排了早期接触临床；部分学校以不同方式、不同程度地采用了学分制。

当然，在不断改革发展中，各医学院校进行着不懈的探索。表现在：不断调整人才培养方案，调整课程结构，积极探索综合化课程；更新教学内容，增强课程的前沿性；加强创新与实践能力培养，改进实验课教学；增强教学的主导性，改革教学方法，实现教学现代化等。

（三）课程总体方案评价

课程总体方案评价主要从教育目的、培养目标、课程选择、课程组织等方面进行。通过课程总体方案评价，国家可以掌握大学对国家教育方针政策的贯彻执行；社会可以了解教育与社会实际需要之间的适应程度；学校可以借此完善课程总体方案，进而提高教育质量；学生可以借此选择学校、选择课程，从中获得更好的教育。

二、医学生学业成绩的考核

课程考核是教育教学活动过程中的一个重要环节，是检验教学效果、保证教学质量的重要手段。医学院校建立学生学业成绩全过程评定体系。评定体系包括形成性和终结性评定体系。凡属教学计划规定的课程（包括公共选修课、必修课、专业选修课和必修课等）都要进行学期考试或考查，实习、毕业综合考试、毕业设计、毕业论文等实践性教学环节也要进行考试或考核。对学生考核类型及成绩评定方法要有明确的规定和说明，以便全面评价学生的知识、技能、行为、态度、分析与解决问题能力、临床思维能力及人际沟通能力。

（一）主要课程考核类型

1. 模块式课程考核　医学院校课程设置大致可分为公共基础课、专业基础课、专业课和实习课。按各专业开设课程的特点、性质不同，考核方式进行模块化组合。一般分为公共基础类课程考试模块、专业基础课考试模块、专业课程考试模块、实践类课程考试模块。按照不同的要求，不同的模块有不同成绩构成。

2. 与学分相结合课程考核　学分制是一种弹性教学管理制度，是指以学生取得的学分数作为衡量和计算学生学习量的基本单位。教学计划中开设的每一门课程和各种实践性教学环节都确定相应的学分，学生学完某一课程后通过考核，成绩合格，即可取得学分。学生修满人才培养方案规定的各类课程学分和总学分方能毕业。同时还可以通过学分绩点衡量学生课程学习的质量，在教学过程与管理中贯彻因材施教、以人为本原则，充分发挥学生学习的积极性和主动性，进一步优化学生知识结构，全面提高学生综合素质，培养个性化、多样化。

3. 临床能力考核　对医学生临床能力的评价是医学考试的重要组成部分。由于临床能力的实践性、特殊性和复杂性，考核方法一直是探讨的问题。

（1）客观结构化临床考试（objective structured clinical examination，OSCE）：全面评估学生分析与解决临床问题能力、临床思维和临床实践能力以及沟通交流能力等的多场考核。用于毕业综合考试，配合综合理论笔试来全面评价医学毕业生的临床能力。

（2）标准化病人（standardized patients，SP）考试：培训模拟病人，考核学生，一般由标准分配病人根据事先制订的标准为学生打分。OSCE 中主要使用标准化病人。

（3）计算机模拟考试：基本特点是让计算机充当病人的角色，回答学生提出的问题。它可以是一系列相互联系、动态的，并与图像相结合的病人模拟，已成为目前医学考试的一种重要形式。

（二）课程考核的改革

1. 课程考核形式多样化，成绩构成多元化　在我国，传统的课程考核主要以笔试、闭卷考试为主，开卷、随堂考试形式用于选修课。为充分调动学生自主学习的积极性，减轻学生的负担，必须改革传统的课程考核形式。根据不同课程的性质、特点，灵活运用闭卷、开卷、笔试、口试、网上考试、小论文、小组讨论、答辩、实验（临床技能）操作考核、口试、课后作业等多种考核形式。

成绩构成中形成性考核占有一定的比例。在教与学中灵活运用提问、讨论、作业、测试、自测、自评、互评等动态评价，将形成性评价贯穿教与学全过程，让评价成为促进学生学习最有效的方式之一。

2. 平时考核灵活化，题型内容综合化　平时考核是教师在教学过程中，根据不同阶段的教学要求，灵活采用各种形式的考核相结合、中期考试与期末考试相结合等方式了解学生学习状况，使学生在多样化的动态考试过程中获取教学信息，综合素质获得发展，专业素质得到提升。

对期末终结性闭卷考试加大综合性论述题、分析阐述题和应用性试题等主观性试题比例，减少客观性试题比例，主观题型增加病例分析、综合性分析题等题型。

通过案例讨论、病例分析等开放性、综合性试题，培养学生分析问题、解决问题的能力，提高学生对知识的掌握和综合运用能力。考试内容上，加入学科新进展、相关学科知识。

3. 课程考核反馈制度　教师高度重视对平时考试结果的分析和评价，根据学生考试成绩的分布和对学生平时学习情况的了解，认真分析，向学生及时反馈，进行考核情况分析、点评等。

（三）考核成绩评定

学生成绩根据测验结果进行解释时所参照的标准不同，可以把测验分为常模参照测验和标准参照测验。常模参照测验衡量的是学生的相对水平，因而在评分上也称为"相对评分"。标准（目标）参照测验是用来衡量学生的实际水平的测验，这种方式称为"绝对评分"，即一切按既定的标准评分。目前医学院校一般采用绝对评分来评价学生的课程成绩。

1. 百分制计分　所有考试的课程（包括实训课等）均实行百分制计分，60 分为及格，及格以上取得该门课程的学分。

2. 等级制　医学考试成绩的评定采用等级制，通常使用三、四、五级分制。采用的级数越多，对学生的区分程度越高。选修课一般采用二级制，即及格或不及格记分。一些实践性课程如生产劳动、社会实践、军事训练等的考核成绩也可以用合格或不合格记录成绩。

第四节　医学教育教学理论与教学方法

一、医学教育教学理论

（一）关于教育教学理论的观点

第一种观点把教学理论（teaching theory）界定为一种知识体系或认知体系。有学者从理论的表现形态入手，将教学理论界定为对教学活动系统化了的理论认识，是人们借助一系列概念、判断、推理表达出来的知识体系。

第二种观点把教学理论看作教学论，界定为教育学的一门分支学科，认为教学理论是研究教学情景中教师引导、维持或促进学生学习的行为，构建一种具有普遍性的解释框架，提供一般性的规定或处方，以指导课堂实践的一门学科。

（二）近现代教育教学理论

今天，我们虽然把教学论作为教育学的一个组成部分，可是教学论思想的产生与发展并逐渐形成体系，却早于把它包括在内的教育学。作为高等教育分支的高等医学教育同样适用这些教学理论：

1. 传统教学论　赫尔巴特和凯洛夫为代表的传统教学论有三个共同特点，即重视系统知识的传授、重视课堂教学、重视教师的主导作用。

2. 现代教学论　杜威、布鲁纳和赞可夫为代表的现代教学论重视学生一般能力的培养，重视学生在教学过程中的作用，重视学生独立探索和发现式学习，但对教师的主导作用有所忽视。

3. 行为主义教学理论　美国现代心理学的一个重要流派在行为主义思想的影响下形成了三个代表性的教学理论，分别是：桑代克的联结主义教学理论、华生的行为主义学习理论以及斯金纳的程序教学理论。

4. 认知主义教学理论　以布鲁纳的认知结构教学理论和奥苏贝尔的认知同化教学理论为代表。起源于格式塔心理学，其核心观点为：学习并非是机械的、被动的刺激-反应的联结，学习要通过主体的主观作用来实现。

5. 折中主义教学理论　即把不同理论进行中和。在这一理论流派之中主要包括两个教学理论，分别为：加涅的积累学习教学理论和布鲁姆的掌握学习教学理论。

6. 人本主义教学理论　以罗杰斯的非指导性教学理论以及阿莫纳什维利的合作教学理论为代表。人本主义教学理论以人本主义心理学为基础，认为学习是固有能量的实现过程，强调人的尊严和价值，强调无条件积极关注在个体成长过程中的重要作用，认为教与学的过程就是促进学生个体的发展，发挥学生的潜能，培养学生学习的积极性和主动性。

7. 建构主义教学理论　提倡在教师指导下的、以学习者为中心的学习，也就是说，既强调学习者的认知主体作用，又不忽视教师的指导作用。教师是意义建构的帮助者、促进者，而不是知识的传授者与灌输者。学生是信息加工的主体，是意义的主动建构者，而不是外部刺激的被动接受者和被灌输的对象。建构主义也称作结构主义，其最早提出者是瑞士的心理学家皮亚杰。

二、医学教育教学方法

(一) 教学方法的概念

由于时代的不同，社会背景、文化氛围的不同，研究者研究问题的角度的差异，使得中外不同时期的教学研究者对"教学方法"（teaching method）概念的解说不尽相同，但有统一的认识共性：与教学目的相联系，是实现教学目的不可或缺的工具，包括教师教的方法和学生学的方法，体现了师生在教学中相互联系、相互作用和相互统一的特点。

(二) 古今中外教学方法的回顾

早在古希腊时期，苏格拉底（Sokrates）在教学上运用一种诘问性谈话法，又称产婆术。大致同时期，我国春秋时期的伟大教育家孔子所用的启发式方法以及因材施教的教学实践，至今还有着重要的现实意义；《学记》一书提出的"教学相长"的思想至今仍闪烁着智慧的光辉；此后历代教育家对于教学现象也都有过相当深刻的论述，其中就有朱熹（1130—1200 年）提出的六条"读书法"，即"循序渐进、熟读深思、虚心涵咏、切己体察、着紧用力、居敬持志"。

17 世纪，捷克教育家夸美纽斯（J. A. Comenius）的伟大著作——《大教学论》问世。在书中，他指出教学的主要目的是寻找一种方法，使得教员可以少教，但是学生可以多学，而且还认为他所指出的是"一种简易而又可靠的方法"，是"能够称心地实现出来"。

其后，法国的卢梭（J. J. Rotlsseau）、瑞士的裴斯泰洛齐（J. H. Pestalozzi）、德国的赫尔巴特（J. F. Herlbart）都努力从心理学方面为教学理论寻找依据，并探讨合理的教学方法。

到了现代，从不同的视角开始对教学方法进行分类。以巴班斯基的教学方法分类、威斯顿和格兰顿的教学方法分类、李秉德的教学方法分类、黄甫全教授提出的层次构成分类等为代表。实际上，常用的教学方法主要是：讲授法、讨论法、直观演示法、练习法、任务驱动法、参观教学法、现场教学法等。

(三) 医学教育教学方法

医学院校积极开展以学生为中心、以自主学习为内容的教学方法改革，注重科学思维和学习能力的培养，在基础的教学方法——讲授法、讨论法、自学指导法之上，应用以问题为导向的启发式、研讨式的教学方法。主要是：

1. 以问题为基础的学习（problem based learning，PBL）模式　美国神经病学教授巴罗斯（Barrows）于 1969 年在加拿大麦克玛斯特大学（McMarster）大学首先试行的一种新的教学模式，针对学生在自学中所涉及的各种问题，以培养学生解决实际问题的能力为目标，边实践边学习的一种教学模式。通过问题的提出、讨论和解决，促进学生自主学习、交流和批判性思维等能力的培养。以学生小组讨论的形式，通过解决问题来学习，在教师指导下强调问题解决。坚持实践性、应用性的目标取向，方法上强化讨论，通过基于解决问题为目的的实践活动进行直接学习，充分调动学生学习的积极性和主动性，增强学生的参与意识，培养学生发现问题、解决问题的临床能力。

之后，荷兰国立林葆大学、澳大利亚纽卡斯尔大学、美国新墨西哥大学和哈佛大学医学院等 40 余所院校陆续采用以问题为基础的教学模式（PBL），围绕临床问题进行课程优化整合。经过多年的使用，该教学模式被认为是一种培养学习者自主学习知识和提高临床思维技能的非常有效的方法。

2. 以社区为基础的教学模式　为适应社区卫生保健事业的发展，不少国家亦开始实施面向社区的医学教育和家庭医学课程，广泛吸收医生参加教学活动，是 WHO 推荐的一种为适应和满足社区初级卫生保健需要，致力于实现"人人享有卫生保健"全球目标的医学教育模式。

20 世纪 60 至 70 年代以来，国内外多所医学院校积极开展社区导向医学教育的探索和实践。以培养社区需求的卫生人才为目标，强调学生自主学习、早期接触社区卫生实践。

3. 疾病教学螺旋模式　德国洪堡大学、柏林自由大学等提出的疾病教学螺旋模式（Lehr- und Lernspirale），按各类疾病，从症状观察器官系统的结构功能，生命过程各时期生理变化，疾病的发生、发展与转归，临床实习与病人的交际伦理观念的基本教学螺旋组织教学。此外，据英国丹地迪医学教育中心的研究总结，有些国家还应用了以职业素质为导向（professional-ism-oriented）、以能力为基础（compentency-based）及以职责为基础（task-based）等教学模式，代表了医学教育教学方法改革的一种趋势。

4. 多媒体、网络辅助教学模式　随着教育信息和传播技术的迅速发展，医学教育方法日益超时空化，网络教学的广泛应用正在不断改变着教师传授知识的方式、学生学习的方式。把多媒体、网络与其他教学手段结合起来，进行计算机、网络辅助教学，生动、形象的画面有助于改善教学效果，提高学生的逻辑思维能力。

5. 标准化病人模拟教学（standardized patient learning）　能够真实再现各种临床环境，使教学双方产生身临其境的感受；提高临床分析问题、解决问题能力；缩小理论与实践间的差距，增强医学生的学习效果，提高临床教学质量。当然，模拟系统并不能完全代替临床实践，模拟人的身体结构不同于真人结构，在熟练模拟操作基础上进行临床实践，由简单到复杂，由基础到高端，循序渐进，才能达到预期效果。美国阿肯色大学医学院和香港大学医学院等学校大量应用人体模型和标准化病人进行临床技能培训和考核，体现了对病人的尊重、同情和理解。

第五节　医学教育的改革和发展

一、医学教育面临的挑战

随着经济、社会、科技、文化的不断发展，世界医学领域正在发生着深刻变化，医学的社会性、公平性、整合性，健康需求的广泛性，医学的国际化都在加速发展，医学发展的新趋势对医学教育提出了新挑战。

（一）医学的社会性更加突出，健康需求的广泛性更加凸显

社会的发展，医学、医疗环境的变化，使人们对生命和健康的关注度越来越高，对医务人员的要求越来越高，强烈期望培养出"素质高、能力强"的优秀医师，医学教育的重要性更加凸显，医学与国家卫生事业发展和人民健康联系更加紧密，直接关系人民生活水平的提高，直接影响国家经济社会发展，医学的社会责任更加重大。

随着社会发展和生活水平的日益提高，人们对健康的需求更趋全面、个性与多样，更加注重生理、心理、社会、环境等整体健康。为适应这一需求，医学任务正从以防病治病为主逐步向维护和增进健康、提高人类生命质量为主转变，医学模式正由传统的生物模式向着生物-心理-社会-环境模式转变。

（二）医学公平性更加重要，医学整合性更趋明显

"人人享有基本医疗卫生服务"成为每个人的基本权利，也是世界医学界共同的奋斗目标。能不能以有效的体制机制保证医学的公平性，体现着社会的公平与进步，适应医学发展需求，医学内部各学科之间、医学与人文社会学科之间、医学与其他自然学科之间交叉与整合加速进行，医学正在突破传统的局限，向更加广阔的学科领域发展。

（三）医学国际化加速发展

医学标准日趋国际化、信息技术飞速发展、国与国之间卫生关联性不断上升，使得医学国际化趋势日益凸显。随着世界医学教育联合会制订的《本科医学教育国际标准》、美国纽约中

华医学基金会制订的《全球医学教育最低基本要求》的全面实施，培养具有国际发展意识、国际交往能力和国际职业竞争力的优秀医学人才成为各国的培养目标之一。

（四）科学技术迅猛发展

新兴学科、边缘学科、综合学科不断出现，随着人类基因组计划的完成，基因组、后基因组的突破，生物技术和生物医学工程成为医学的主导技术，推动着医学各领域的发展。医学科学从分化到微观、从综合到微观的发展，医学分子生物学的崛起，改变着医学面貌。现在医学应用高新技术，不断革新诊断和治疗方法，超声波、影像诊断和生物免疫学检验的应用，使诊断的正确性大大提高，内镜手术、心导管治疗及显微外科的应用、人工脏器与器官移植的应用以及各种新药品的不断出现，使许多疾病的治疗有了重大突破。医学进步的同时又面临着新的问题和新的困境：医疗高新技术带来的负面影响，如器官移植、生殖克隆技术等带来的伦理问题等成为新的挑战。

二、现代医学教育思想的形成及其主要内容

（一）教育思想的定义

教育思想（educational thought）的范围很广泛，教育家提出的教育见解、教育主张就是他们教育思想的反映。教育者在对教育对象的教育过程中采取的教育方法，同样是他们教育思想的反映。

由此，教育思想是人们对教育的认识和看法，是在教育发展进程中，不同历史时期、不同国家的教育家，在自己教育实践的基础上，或在总结前人教育经验的前提下，提出的各具特点的教育主张、教育理论和教育方法，并影响某个历史时期或阶段。

（二）现代教育思想

创新是社会发展的动力，而教育创新的首要内容就是教育思想的创新，在原有的传统教育思想不能满足当前时代要求的情况下，教育思想的创新是一种必然要求。只有教育思想的不断创新，才能带动教育的发展。现代教育思想的形成，可以说是在继承与创新中摸索出来的。

1. 新行为主义教育思想　20世纪60年代盛行于美国以及世界上其他国家，主要代表人物是美国心理学家斯金纳（B. F. Skinner）和加涅（R. M. Gagne）。它试图运用新行为主义心理学解决教育和教学问题，提出操作性的学习理论，重视强化在学习中的作用，推行程序教学和教学机器。

2. "教学教育过程最优化"教育思想　20世纪60年代末产生于苏联。巴班斯基是主要代表人物。它强调科学教育应该能够达到在一定条件下可能取得的最优效果和最高水平。在20世纪70至80年代对苏联学校教育产生了很大影响。

3. 终身教育思想　20世纪50年代中期产生于法国，60年代后在世界上得到传播。终身教育已成为当代一种国际性的重要教育思想。法国的朗格朗（P. Lemgrand）是主要代表人物。它强调把教育贯穿于人的一生，注重教育的整体性和民主性，主张采取灵活多样的教育组织形式、教学内容和教学手段。

4. 人本化教育思想　20世纪60至70年代后盛行于美国的一种教育思潮。它继承了西方的人文主义教育传统，深受20世纪复兴的各种人本主义思潮影响，直接以人本主义心理学为理论基础，主张教育应培养整体的、自我实现创造型的人，探讨人本化的课程与方法，提倡学校创造自我的心理气氛。人本化教育思想对当代美国的教育实践以及世界教育产生了很大的影响。

（三）中外近现代医学教育思想的代表

1. 中国近现代医学教育思想（educational thought for medicine）的代表　颜福庆、裘法祖、吴阶平是中国近现代医学史上著名的医学教育家，他们的教育思想是我国医学教育理论建

设中的标志性成果和宝贵财富。

（1）医学教育家、公共卫生学家——颜福庆（1882—1970），潜心医学，非凡一生。重视公共卫生，主张预防为主。他的预防医学思想还体现在重视公共卫生教学和公共卫生实践基地的实习，其传统延续至今。

（2）著名外科学家、医学教育家——裘法祖（1914—2008），早在 1948 年，基于"医学归于大众"的理念，创办国内第一本医学科普刊物《大众医学》，并任主编 10 年，为该杂志撰文。在长期的医学教育实践中，他提出了许多创新性观点，对培养什么人、如何培养人等作了大量精辟的论述。强调做人、做事、做学问全面发展，重视人品和医德医风，实行"高进优教严出"；坚持"三高"，重视"三基"，强调"三严"；实行导师制和交换学生制；实行住院医师培养制度等，对中国的医学教育发展作出了重要贡献。

（3）著名医学科学家、医学教育家——吴阶平（1917—2011），将国际先进的医学教育思想引入我国的医学教育中，形成了适合我国医学教育模式的创新理念，促进了我国医学教育的发展。他认为本领需要知识，知识不是本领，教育要用"学本领"来代替"学知识"。他提倡废除教学工作中的"填鸭式"、"灌输式"教学，主张启发式教学。他告诫青年学生，学习、思考、实践都十分重要，应该尽早结合、不可偏废，只有扎扎实实打好基础，厚积薄发，生命力才会长久。吴阶平关于医学教育目的、医学教育改革、教师素养提高、自觉成长、重视唯物辩证法学习等教育思想，对当今医学教育的改革与发展仍然具有重要的指导意义。其中关于"实践、思考、学习（知识）"三结合思想，是医生提高临床实践能力的关键。

2. 国外近现代医学教育思想的代表　在欧美国家，谈到现代医学思想，当推美国著名的高等教育批评家和改革者——亚伯拉罕·弗莱克斯纳（Abraham Flexner，1866—1959）。在美国医学教育史上，弗莱克斯纳是推动美国医学教育现代化的关键性人物之一。1910 年，受卡内基（Carnegie）基金会的委托，他对北美洲的医学教育现状进行调查后，发表了《美国和加拿大的医学教育：致卡内基基金会关于教育改革的报告》（*Medical Education in the United States and Canada：A Report to the Carnegie Foundation for the Advancemen of Teaching*），即著名的《弗莱克斯纳报告》（*Flexner Report*），引发了美国医学教育深刻的变革，并对世界医学教育产生了深远的影响。

（1）弗莱克斯纳的教育思想：弗莱克斯纳提倡以学生为中心的教学模式，他提倡小班授课、对个体学生的关注和实践教学。弗莱克斯纳提倡小组讨论式教学、减少说教式教学，当今医学教育界所提倡的 PBL、以学生为中心的学习、自主学习等体现了弗莱克斯纳 100 年前的教育思想。

1925，弗莱克斯纳指出："美国以科学为基础的医学，年轻、充满活力和具有实证性，如今令人遗憾的是缺少文化和人文背景。"他认为"医学教育不仅是学习知识，还应当穷其道理；学生只有知其所以然，才是真正的学习"及"医生作为社会工具，其功能很快将成为社会性和预防性的，而非个体性和治疗性的"等思想。

（2）《弗莱克斯纳报告》与医学教育改革：《弗莱克斯纳报告》中所提出的改革建议勾画了当今美国的医学教育模式。20 世纪初的美国医学教育改革非常成功，这在美国医学专业教育发展史上是划时代的，也影响着其他专业教育的改善。

霍普金斯医院最早接受该报告的建议，在北美洲和欧洲掀起了轰轰烈烈的医学教育改革，约翰·霍普金斯模式逐渐在西方医学教育中确立起来。该模式有以下特点：提高了医学院校学生的入学标准；明确指出医学院和大学应在学术和管理上保持密切联系，创立学生学习自然科学知识的环境；加强师资队伍建设，使教师专心于科研和教学工作，把科研放在首位，以科研带动教学；强调实验室工作和学生在门诊和病房的实践学习。

按照霍普金斯的医学教育模式，在美国要想成为医生需要以下几个阶段的学习和培养。首先要进入一所大学学习 4 年的医科预科课程（Pre-Med），然后参加医学院入学考试（the Medical College Admission Test，MCAT），再申请医学院。获得录取后进入医学院学习 4 年，在医学院期间先参加美国医师执照考试（United States Medical Licensing Examination，USMLE）的前两步，1 年实习（internship）后，参加美国医师执照考试的第三步。医学院毕业取得医学博士（MD）学位后，医学生需向经评审具有开展住院医师培训资格的基地提出申请，并经过国家住院医师匹配项目（National Resident Matching Program，NRMP）进行匹配后方可进行住院医师训练（residency）。住院医师训练结束后，参加专科医学会认证考试（Board Certification），取得专科医师资格。有些专科在住院医师训练结束后还要求继续受训，称为总住院医师培训（fellowship）。上述学习和培养过程，如果进展顺利，那么从大学入学开始直到成为有专科资格的医生，最短需要 11 年，最长需要 17 年，如果期间再做几年医学研究，则时间更长，如霍普金斯医院胸外科的培训就包括至少 2 年的实验室工作，总年限至少需要 19 年。美国的医学教育是典型的精英教育。在美国很多医学院，MD 的入学除了上述必需的考试外，还需要在医院或相关实验室做志愿者或工作的经历；需要有一定资质的教授写的推荐信，证明该申请者除工作能力强外，还有良好的社会适应能力，能处理好人际关系，与人相处融洽；此外，面试也很重要，考察申请者有无做医生的潜力。医学院的 MD 学习阶段称为本科医学生（undergraduate medical student），住院医师（resident）和总住院医师（fellow）培训阶段称为研究生医学生（graduate medical student）。

三、医学教育的改革和发展

（一）世界医学教育的改革和发展

世界医学教育会议曾在 1988 年和 1993 年连续两次讨论全球医学教育改革和人才素质要求问题，明确指出"医学教育的目的是培养促进全体人民健康的医生"，"应该促使医学教育在结构、关系、教程和结果上有近期和远期的转变"。国际医学教育学会（Institute for International Medical Education，IIME）提出的"全球医学教育最基本的要求界定了临床医生的最基本能力"，不管是在何处接受教育或实习，都应达到这些标准才算合格的医学人才。世界医学教育联合会（WFME）在 1984 年开始实行的"医学教育重新定向国际合作计划"的过程中，完成了三项标志性的工作：

1. 1988 年世界医学教育联合会（WFME）发表《爱丁堡宣言》，向各国的医学院校提出了明确的 12 项改革目标——扩大实施教育计划场所的范围，使之包括社区的所有卫生资源而不仅仅是医院；保证课程计划的内容反映国家卫生工作的重点以及可供利用的资源；把现在广为应用的被动的学习方法改变为更为主动的学习，包括自我指导和独立学习以及导师辅导等方法，以保证终身连续学习；制订课程计划和考试制度，以保证达到专业才能和社会准则的要求，而不仅仅是对知识的死记硬背；培训教师使他们成为教育家而不仅仅是科学内容上的专家，并对教育上取得的优异成绩给予奖励，如同对生物医学科学研究上或临床工作上取得的优异成绩给予奖励一样；把进一步强调促进健康和预防疾病充实到有关如何处理病人的教学工作中去；在临床上和社区场所中也采用解决问题式的方法，作为学习的基础，以便把科学理论教育和实践教育结合起来；采用不仅注意智能和学业成绩，而且包括对个人素质评价的方法，来选择医学生；鼓励和促进卫生部、教育部、社区卫生服务部门和其他有关团体之间的合作，共同制定政策和计划，并共同加以实施和检查；保证试行使培训学生的人数与国家对医生的需求量相一致的招生政策；增加同其他卫生人员和与卫生有关的专业人员共同学习、共同研究和共同服务的机会，作为协作共事训练的一部分；在继续医学教育工作上，明确职责和资源分配。

2. 1993 年，《世界医学教育峰会的建议》提出五星级医生——卫生保健提供者、临床治疗决策者、健康教育者、社区领导者和服务管理者培养目标。WHO 早在 1992 年就提出了"五星级医生"的概念，即医生应当是保健提供者、决策者、沟通者、社区领导者和管理者，并于 2001 年和世界医学教育联合会（WFME）联合推荐了涵盖"教育计划"等 9 大领域的《本科医学教育国际标准》。此外，国际医学教育专门委员会（IIME）于 2002 年初出台了《全球医学教育最基本要求》，包括"职业价值、态度、行为和伦理"、"医学科学基础知识"、"沟通技能"、"临床技能"、"群体健康和卫生系统"、"信息管理"和"批判性思维" 7 个领域的 60 项反映教育结果的指标，在承认各国家、地区和医学院校自身特殊性的基础上强调了全球医学教育的核心内容。2002 年，教育部批准成立了"医学教育国际标准的本土化研究与实践"课题组；2003 年，教育部设立了《中国医学教育管理体制和学制学位改革研究》项目，包括《中国医学教育质量保证体系研究》的子课题；2008 年，教育部和卫生部联合发布了《本科医学教育标准——临床医学专业（试行）》。中国化的国际标准内涵《中国本科医学教育标准》是参照国际标准制订的我国本土化医学教育标准，是建立我国医学教育认证制度、完善我国医学教育质量保证体系的基本依据。

3. 2003 年，在"为了更好的保健服务"的世界大会上，正式颁布了涵盖医学教育统一体的三个阶段，即本科医学教育、研究生（毕业后）医学教育和继续职业发展的国际标准。

（二）我国医学教育的改革与发展

1. 改革使医学教育质量稳步提高 1999 年以来，我国高等医学教育入学率一路攀升，教育规模也急剧膨胀。据统计，高等医学院校数量和在校生建国初期分别是 44 所、1.52 万人。2007 年，高等本科院校有 281 所，高等职业学校有 350 余所，中等职业技术学校有 1400 余所；普通高等学校本专科医学门类在校学生达到 138.6 万人，中等职业学校医学门类在校学生达到 137.2 万人，成为"世界上规模最大的医学教育"。但是，背后却隐藏着资源危机、质量危机以及制度危机等。为此，医学教育实施了一系列的改革，从管理与财政改革到教学改革，再到 20 世纪 90 年代末实施大规模的课程改革。随着高等医学教育一系列改革计划的实施，对医学教育专业口径过窄、素质教育薄弱、教学模式单一、教学内容陈旧、教学方法过死等状况进行了有效的改革，注重医学生基础理论、基本知识、基本技能的培养，促进了医学生在知识、能力、综合素质和创新思维等方面的发展，使医学教育质量稳步提高。

2. 医学教育改革与卫生体制改革相结合 医学教育改革与医药卫生体制改革紧密结合，为我国医药卫生体制改革和医药卫生事业发展提供了坚定的人才保证。

尽管我国医学教育取得了较大的进步，但与社会的进步、科学技术的发展、卫生事业改革的需要仍不相适应。2008 年的全国医学教育工作会议，是我国医学教育和卫生事业改革处于新的历史起点的一次重要会议，前教育部部长周济在会上说："看病、上学是人民群众最关心的问题，而医学教育正好把这两个方面都包括进去了，因此医学教育怎么重视都不为过。"

进入"十二五"规划发展时期，科技与教育的战略地位进一步凸显，国家相继颁布了《国家中长期科学和技术发展规划纲要》《国家中长期教育改革和发展规划纲要》和《国家中长期人才发展规划纲要》。2011 年，教育部和卫生部再次联合召开全国医学教育改革工作会议，贯彻落实教育规划纲要、人才规划纲要、《中共中央国务院关于深化医药卫生体制改革的意见》和《国务院关于建立全科医生制度的指导意见》，要求"到 2020 年基本实现城乡每万名居民有 2～3 名合格的全科医生，基本适应群众基本医疗卫生服务需求"。

（三）我国医学教育改革发展目标

1. "卓越医生教育培养计划"的社会使命 为了更好地改革医学教育方法，和国际接轨，我国的高等医学教育体系也在不断改革，如 1988 年增加了 7 年制临床医学教育体系，2004 年教育部和卫生部又扩大了 8 年制医学教育试点，并逐渐减少 3 年制临床医学专科和 5 年制临床医学本科的教育规模。2010 年，国务院下发了《国家中长期教育改革和发展规划纲要（2010—2020）》，对医学教育改革提出了要求。2012 年 3 月，教育部下发了《教育部关于全面提高高等教育质量的若干意见》（教高［2012］4号），明确提出：创新人才培养模式，推进医学教育综合改革，实施卓越医生教育培养计划，探索适合国家医疗体制改革需要的临床医学人才培养模式。2012年5月，教育部和卫生部联合下发了《教育部卫生部关于实施临床医学教育综合改革的若干意见》（教高［2012］6号）和《教育部卫生部关于实施卓越医生教育培养计划的意见》（教高［2012］7号），明确提出要开展5年制临床医学人才培养模式改革试点、临床医学硕士专业学位研究生培养模式改革试点、拔尖创新医学人才培养模式改革试点、面向农村基层的全科医生人才培养模式改革试点，实施"卓越医生教育培养计划"。

2012年11月，教育部和卫生部又联合下发了《教育部卫生部关于批准第一批卓越医生教育培养计划项目试点高校的通知》（教高［2012］20号），批准了"卓越医生教育培养计划"项目试点高校125所、改革试点项目178项，包括拔尖创新医学人才培养模式改革试点项目26项、5年制临床医学人才培养模式改革试点项目72项、农村订单定向免费医学教育人才培养模式改革试点项目39项、"3＋2"3年制专科临床医学教育人才培养模式改革试点项目41项。实施周期为10年，要求试点高校根据国情，遵循医学人才成长规律，更新教育教学理念，科学制订医学人才的培养标准，以试点高校的改革为重点，力争取得突破，以点带面，改革人才培养模式，整体推进临床医学教育改革，全面提高医学人才培养质量。

教育竞争的核心是质量竞争，要提高教育质量，培养创新型人才，必须改变现有的人才培养模式，实现医学教育发展的历史性转变。卓越医生教育培养计划由教育部、卫生部决定共同实施，分批进行立项建设，明确指出了改革临床医学人才培养模式，期待着能对我国的医学教育改革作出贡献。

2. 卫生部《"健康中国2020"战略研究报告》提出了总目标："改善城乡居民健康状况，提高国民健康生活质量，减少不同地区健康状况差异，主要健康指标达到中等发达国家水平。"

3. 随着生命科学成为带头学科，医学肩负着研究成果要转化为预测性、预防性、个性化、参与性和数字化的健康管理工程服务的社会使命，直面中国卓越医师培养的教育与卫生发展改革。

（杜振宗）

附录 1 全球医学教育最低基本要求

1999 年 6 月 9 日，经纽约中华医学基金会（China Medical Board of New York，CMB）理事会批准资助，成立了国际医学教育专门委员会（Institute for International Medical Education，IIME）。该委员会的任务是为制订本科医学教育"全球最低基本要求"提供指导。2001 年 11 月，IIME 正式出台"全球医学教育最低基本要求"（又称最低标准）文件，为各国在医学教育标准方面的互认搭建了一个国际性平台。"最低基本要求"包括 7 个宏观的教学结果和能力领域：①职业价值、态度、行为和伦理；②医学科学基础知识；③沟通技能；④临床技能；⑤群体健康和卫生系统；⑥信息管理；⑦批判性思维和研究。位于全球最低基本要求领域中心位置的分别为判性思维、信息管理和沟通技能。

（一）职业价值、态度、行为和伦理

敬业精神和伦理行为是医疗实践的核心。敬业精神不仅包括医学知识和技能，而且也包括对一组共同价值的承诺、自觉地建立和强化这些价值，以及维护这些价值的责任等。医科毕业生必须证明他们已达到以下各点：

1. 认识医学职业的基本要素，包括这一职业的基本道德规范、伦理原则和法律责任；

2. 正确的职业价值包括：追求卓越、利他主义、责任感、同情心、移情、负责、诚实、正直和严谨的科学态度；

3. 懂得每一名医生都必须促进、保护和强化上述医学职业的各个基本要素，从而能保证病人、专业和全社会的利益；

4. 认识到良好的医疗实践取决于在尊重病人的福利、文化多样性、信仰和自主权的前提下医生、病人和病人家庭之间的相互理解和关系；

5. 用合乎情理的说理以及决策等方法解决伦理、法律和职业方面的问题的能力，包括由于经济遏制、卫生保健的商业化和科学进步等原因引发的各种冲突；

6. 自我调整的能力，认识到不断进行自我完善的重要性和个人的知识和能力的局限性，包括个人医学知识的不足等；

7. 尊重同事和其他卫生专业人员，并具有和他们建立积极的合作关系的能力；

8. 认识到提供临终关怀，包括缓解症状的道德责任；

9. 认识有关病人文件、知识产权的权益、保密和剽窃的伦理及医学问题；

10. 能计划和处理自己的时间和活动，面对事物的不确定性，有适应各种变化的能力；

11. 认识对每个病人的医疗保健所负有的个人责任。

（二）医学科学基础知识

毕业生必须具备坚实的医学科学基础知识，并且能够应用这些知识解决医疗实际问题。毕业生必须懂得医疗决定和行动的各种原则，并且能够因时、因事而异地作出必要的反应。为此，医学毕业生必须掌握以下知识：

1. 人体作为一个复杂的、具有适应性的生物系统的正常结构和功能；

2. 疾病发生时机体结构和功能的异常改变；

3. 决定健康和疾病的各种重要因素和影响健康的危险因素，人类同自然和社会环境之间的相互影响；

4. 维持机体平衡的分子、细胞、生化和生理机制；

5. 人类的生命周期及生长、发育、衰老对个人、家庭和社会的影响；

6. 急、慢性疾病的病因学和发生发展过程；

7. 流行病学和卫生管理；

8. 药物作用的原理和使用药物的原则，不同治疗方法的效果；

9. 在急、慢性疾病防治，康复和临终关怀中，恰当地采取生化的、药物的、外科的、心理的、社会的和其他各种干预措施。

（三）沟通技能

医生应当通过有效的沟通创造一个便于与病人、病人亲属、同事、卫生保健队伍其他成员和公众之间进行相互学习的环境。为了提高医疗方案的准确性和病人的满意度，毕业生必须能够做到：

1. 注意倾听，收集和综合与各种问题有关的信息，并能理解其实质内容；

2. 会运用沟通技巧，对病人及他们的家属有深入的了解，并使他们能以平等合作者的身份接受医疗方案；

3. 有效地与同事、教师、社区、其他部门以及公共媒体之间进行沟通和交流；

4. 通过有效的团队协作与涉及医疗保健的其他专业人员合作共事；

5. 具有教别人学习的能力和积极的态度；

6. 对有助于改善与病人及社区之间的关系的文化和个人因素的敏感性；

7. 有效地进行口头和书面的沟通；

8. 建立和妥善保管医疗档案；

9. 能综合并向听众介绍适合他们需要的信息，与他们讨论关于解决个人和社会重要问题的可达到的和可接受的行动计划。

（四）临床技能

毕业生在诊断和处理病例中必须讲求效果和效率。为此，毕业生必须能够做到：

1. 采集包括职业卫生等在内的相应病史资料；

2. 进行全面的体格和精神状态检查；

3. 运用基本的诊断和技术规程，对获得的观察结果进行分析和解释，确定问题的性质；

4. 运用循证医学的原则，在挽救生命的过程中采用恰当的诊断和治疗手段；

5. 进行临床思维，确立诊断和制订治疗方案；

6. 识别危及生命的紧急情况和处理常见的急症病例；

7. 以有效果的、有效率的和合乎伦理的方法，对病人作出包括健康促进和疾病预防在内的处理；

8. 对病人的健康问题进行评价和分析，并指导病人重视生理、心理、社会和文化的各种影响健康的因素；

9. 懂得对人力资源和各种诊断性干预、医疗设备和卫生保健设施的适宜使用；

10. 发展独立、自我引导学习的能力，以便在整个职业生涯中更好地获取新知识和技能。

（五）群体健康和卫生系统

医学毕业生应当知道他们在保护和促进人类健康中应起的作用，并能够采取相应的行动。他们应当了解卫生系统组织的原则及其经济和立法的基础。他们也应当对卫生保健系统的有效果和有效率的管理有基本的了解。毕业生应当能证明他们已达到以下各点：

1. 掌握对一个群体的健康和疾病起重要作用的生活方式、遗传、人口学、环境、社会、经济、心理和文化的各种因素的知识；

2. 懂得他们在预防疾病、伤害和意外事故中，以及在维持和促进个人、家庭和社区健康中应起的作用和应能采取的行动；

3. 了解国际卫生状况、具有社会意义的慢性病的发病和病死的全球趋势、迁移、贸易和环境等因素对健康的影响、各种国际卫生组织的作用等；

4. 认识到其他卫生人员和与卫生相关的人员在向个人、群体和社会提供卫生保健服务中的作用和责任；

5. 理解在健康促进干预中需要各方面共同负责，包括接受卫生服务的人群的合作和卫生保健各部门间以及跨部门的合作；

6. 了解卫生系统的各种基本要素，如政策、组织、筹资、针对卫生保健费用上升的成本遏制、卫生保健服务的有效管理原则等；

7. 了解保证卫生保健服务的公平性、效果和质量的各种机制；

8. 在卫生决策中运用国家、地区和当地的调查资料以及人口学和流行病学的资料；

9. 在卫生工作中，当需要和适宜时乐于接受别人的领导。

（六）信息管理

医疗实践和卫生系统的管理有赖于有效的、源源不断的知识和信息。计算机和通讯技术的进步对教育和信息的分析及管理提供了有效的工具和手段。使用计算机系统有助于从文献中寻找信息，分析和联系病人的资料。因此，毕业生必须了解信息技术和知识的用途及局限性，并能够在解决医疗问题和决策中合理应用这些技术。毕业生应该能够做到以下各点：

1. 从不同的数据库和数据源中检索、收集、组织和分析有关卫生和生物医学信息；

2. 从临床医学数据库中检索特定病人的信息；

3. 运用信息和通讯技术帮助诊断、治疗和预防，以及对健康状况的调查和监控；

4. 懂得信息技术的运用及其局限性；

5. 保存医疗工作的记录，以便于进行分析和改进。

（七）批判性思维和研究

对现有的知识、技术和信息进行批判性的评价，是解决问题所必须具备的能力，因为医生如果要保持行医的资格，他们就必须不断地获取新的科学知识和技能。进行良好的医疗实践，必须具有科学思维能力和使用科学的方法。因此，医学毕业生应该能够做到以下几点：

1. 在职业活动中表现出分析批判的精神、有根据的怀疑、创造精神和对事物进行研究的态度；

2. 懂得根据从不同信息源获得的信息在确定疾病的病因、治疗和预防中进行科学思维的重要性和局限性；

3. 应用个人判断来分析和评论问题，主动寻求信息而不是等待别人提供信息；

4. 根据从不同来源获得的相关信息，运用科学思维去识别、阐明和解决病人的问题；

5. 理解在作出医疗决定中应考虑到问题的复杂性、不确定性和概率；

6. 提出假设，收集并评价各种资料，从而解决问题。

总之，在完成本科医学教育学习时，毕业生应能显示出：

1. 专业能力，这些专业能力将确保在所有环境中领会和关注病人的适应性，在卫生保健监控下提供最佳服务；

2. 把对疾病和损伤的处理与健康促进和疾病预防相结合的能力；

3. 团队中协作共事和在需要时进行领导的能力；

4. 对病人和公众进行有关健康、疾病、危险因素的教育、建议和咨询的能力；

5. 能认识自身不足、自我评估和同行评估的需要，能进行自导学习和在职业生涯中不断自我完善的能力；

6. 在维护职业价值和伦理的最高准则的同时，适应变化中的疾病谱、医疗实践条件和需求、医学信息技术发展、科技进步、卫生保健组织体系变化的能力。

附录 2　本科医学教育全球标准

世界卫生组织（WHO）和世界医学教育联合会（WFME）为提高医学教育质量，适应社会和大众的需求，向全球医学教育界推荐"本科医学教育的国际标准"。这项标准是由世界医学教育联合会（WFME）起草，经 3 年的时间征求各方意见后，于 2001 年 6 月正式确定。该标准定位为本科医学教育，坚持核心内容的统一性，亦承认各国各校之间的差异。

定义

世界医学教育联合会（WFME）推荐如下本科医学教育的国际标准，它分为 9 个主领域和 36 个亚领域。

领域是根据医学教育结构和过程中明确的组成部分来定义，主领域包括如下方面：

1. 宗旨及目标
2. 教育计划
3. 学生考核
4. 学生
5. 教学人员/教员
6. 教育资源
7. 教育计划评估
8. 管理和行政管理
9. 持续更新

亚领域是每个领域中的具体方面，与操作指标相对应。每个亚领域都有其特定的标准，分为两个层次：

● 基本标准：指从一开始每个医学院校都必须遵守的标准以及评估过程中每个医学院校都必须显示出的成就。基本标准用"必须"来表示。

● 高质量标准：表示该标准与国际公认的最佳医学院和本科医学教育一致。医学院校应能证明他们已全部或部分地达到了该标准，或已经及正在采取积极行动来达到这些标准。因各校的发展阶段、资源及教育政策不同，达标情况也各有不同，即使是最负盛名的学校也可能达不到所有标准。

● 注释：用来深入阐述或举例说明该标准中的用语。

1　宗旨及目标

1.1　宗旨及目标报告

基本标准：

医学院必须确定其宗旨及目标，并使学校全体师生员工及有关各方周知。办学宗旨及目标应说明其教育过程是培养学生成为初步合格的医生，具有在医学某一领域进一步深造的功底，并能在卫生保健系统承担医生的各项工作。

高质量标准：

宗旨及目标内容应该包括对社会职责、科研、社区参与，及参加毕业后医学培训的能力要求。

注释：

- 宗旨及目标的报告可包括有关本校、本国及地区性政策的一般及特殊问题。
- 某一领域可以是某一医学学科或研究领域。
- 毕业后医学培训包括开业前培训、职业技能培训、专科培训及继续医学教育/进修。

1.2　参与制订宗旨及目标

基本标准：

医学院的宗旨及目标报告必须由主要利益方确定。

高质量标准：

宗旨及目标报告的制订应该以广泛的利益方的意见为基础。

注释：

- 主要利益方包括院长、院务委员会/理事会的成员、大学、政府主管部门及行业本身。
- 广泛的利益方包括教师、学生、社区、教育及卫生保健机构、行业组织及毕业后教育人员的代表。

1.3　学术自治

基本标准：

医学院必须具备管理人员与教员/教学人员能自行对之负责的政策。在政策允许的范围内，他们有权制订课程计划，并能自主分配实施计划所需资源。

高质量标准：

全体教学人员都应该围绕实际教学活动努力工作，教育资源应根据教育需要分配。

1.4　教育结果

基本标准：

医学院必须确定学生在毕业时应达到的并与其今后的学习和未来的工作相应的能力。

高质量标准：

学生在毕业时应该具备的能力和在毕业后培训中需具备的能力之间的联系应具体化。毕业生能力的测定及相关信息应作为反馈意见用于完善教育计划。

注释：

- 教育结果以学生毕业前必须达到的能力来定义。
- 对医学认识及医疗实践的能力包括对基础、临床、行为和社会科学的知识与理解，其中包含与医疗实践相关的公共卫生、人口医学及医学伦理学；态度及临床技能（诊断确定、操作程序、交流技能、疾病治疗与预防、健康促进、康复、临床思维及问题解决）；以及进行终身学习及在职进修的能力。

2　教育计划

2.1　课程计划模式及教授方法

基本标准：

医学院必须有明确的课程计划模式及使用的教授方法。

高质量标准：

所订的课程计划及教授方法应该确保学生能对自己的学习过程负责，并为他们终身自学打下基础。

注释：

- 课程计划模式包括学科、课程体系、以问题及社区为中心的教学模式等。
- 教授方法包括教与学的方法。
- 课程计划及教授方法以扎实的学习为准则，应培养学生以专业人员与未来的同事的身份参加发展医学科学的能力。

2.2   科学方法

基本标准：

医学院必须在整个教学期间讲授科学方法及循证医学原理，其中包括分析及批判性思维。

高质量标准：

课程计划中应该包含培养学生科学思维及研究方法的部分。

注释：

- 科学思维及研究方法的培训可包括学生的选修课题研究项目。

2.3   基础生物医学课程

基本标准：

医学院必须明确并在课程计划中安排适量的基础生物医学科学课程，这些课程要有助于学生理解学习和应用临床医学的科学知识、概念和基本方法。

高质量标准：

生物医学科学在课程计划中所占分量应当适合于科学、技术和临床科学的发展以及社会对卫生保健的需求。

注释：

- 根据当地的需要和利益及传统，基础生物医学通常包括解剖学、生物化学、生理学、生物物理学、分子生物学、细胞生物学、遗传学、微生物学、免疫学、药理学及病理学等。

2.4   行为和社会科学以及医学伦理学课程

基本标准：

医学院必须明确并在课程计划中安排适量的行为科学、社会科学、医学伦理学和卫生法学，使学生具有良好的交流能力，作出正确的临床决策和进行合乎伦理道德的实践。

高质量标准：

行为科学、社会科学和医学伦理学在课程计划中所占的分量，应当适合于医学科学的发展和日益变化的人口、文化背景以及社会的卫生保健需求。

注释：

- 根据当地的需要和利益及传统，行为和社会科学包括有代表性的心理学、医学社会学、生物统计学、流行病学、卫生学和公共卫生以及社区医学等。
- 行为和社会科学以及医学伦理学应向学生传授有关的知识、概念、方法、技能和态度，以便理解健康问题的起因、分布和后果的社会经济、人口、文化等决定因素。

2.5　临床医学和技能

基本标准：

医学院必须确保学生能接触病人，获得足够的临床知识和技能，从而能在毕业时承担适当的临床职责。

高质量标准：

每个学生都应该早期接触病人，参与病人的医护工作；根据教学计划的阶段应当有序地安排不同的临床技能培训内容。

注释：

● 根据当地的需要和利益及传统，临床医学通常包括内科学（及其各分支）、外科学（及其各分支）、麻醉学、皮肤病学及性病学、诊断放射学、急诊医学、全科/家庭医学、老年病学、妇产科学、实验医学、神经科学、神经外科学、肿瘤学和放射治疗学、眼科学、骨科学、耳鼻喉科学、儿科学、病理解剖学、理疗及康复医学，以及精神病学等。

● 临床技能包括采集病史、体检、诊断处理、急诊处理及与病人交流的能力。

● 适当的临床技能包括健康促进、疾病预防和病人医护。

● 参与病人医护包括有关社区工作及与其他卫生人员协同工作。

2.6　课程计划结构、组成和期限

基本标准：

医学院必须在课程计划大纲中陈述课程的内容、程度及安排顺序，还有其他课程计划的要素包括核心课和选修课之间的平衡，健康促进、预防医学和康复医学的作用，以及与非公认的传统医学或替代疗法的关系。

高质量标准：

课程计划应该将基础学科与临床学科整合。

注释：

● 核心课程和选修课程指一种既包含必修成分又有选修成分的课程模式，二者之间的比例不固定。

● 学科整合包括课程组成部分的横向（并行课程）和纵向（先后课程）的整合。

2.7　教育计划管理

基本标准：

课程计划委员会必须被赋予责任及权威规划并实施课程计划，以保证学校目标的实现。

高质量标准：

课程计划委员会应当具备足够资源，规划并实施教与学的方法、学生考核、课程评估，更新课程计划。课程计划委员会中应该有教师、学生和其他利益方的代表。

注释：

● 课程计划委员会的权利高于各学科或学科利益，在学校领导机构和政府规定的规章制度范围内对课程计划进行控制。

● 其他利益方包括教育过程的其他参与者、其他卫生行业的代表或大学其他系科的代表。

2.8　医疗实践与卫生保健体系的联系

基本标准：

教育计划必须与毕业后学生将要进入的培训或工作阶段有行之有效的联系。

高质量标准：

课程计划委员会应该从毕业生将从事工作的环境中搜集信息，应该根据社区及社会反馈调整教育计划。

注释：

● 毕业后培训包括开业前的培训及专科培养。

● 行之有效的联系要明确定义并描述在不同阶段的培训和实践中教育计划的组成及其相互关系，并应注意到当地的、国家的、地区的和全球的相关情况。

3　学生考核

3.1　考核方法

基本标准：

医学院必须对考核学生的方法有明确的规定和说明，包括通过考试的标准。

高质量标准：

考核方法的信度和效度应当有评定并记录在案，不断开发新的考核方法。

注释：

● 考核方法的规定可以包括说明考试与考查的搭配、考试和其他测试的数量、笔试和口试的搭配、使用多选题与问答题，以及特殊类型考试的使用，如客观结构临床考试。

● 对考核方法的评估包括对考核方法如何促进学习的评估。

● 新的考核方法可以包括使用校外考官。

3.2　考核和学习之间的关系

基本标准：

考核原则、方法及实施必须完全符合教育目标，并促进学习。

高质量标准：

考试的数量和性质应该以课程计划内不同课目间的综合考试予以调整，以鼓励进行融会贯通地学习。应该减少学习额外知识的要求，防止课程计划超负荷。

注释：

● 调整考试数量和质量要考虑避免考试对学习的负面作用。

4　学生

4.1　招生政策及录取

基本标准：

医学院必须有招生政策，包括对学生录取过程的清晰陈述。

高质量标准：

应当根据有关的社会和行业方面的资料，定期地审查招生政策，以履行医学院的社会职责，满足社区和社会的健康需求。应当说明录取、教育计划及毕业生应达到的质量之间的关系。

注释：

● 学生录取过程包括说明招生原则、遴选方法，包括申诉机制。

● 招生政策的审查以及学生的录取要包括录取标准的完善，既要反映有潜力成为医生的学生潜能，又要照顾到不同医学领域所要求的能力的差异。

4.2　新生录取

基本标准：

必须根据医学院在不同教育和培训阶段的接收能力而确定新生的规模。

高质量标准：

应该与有关的利益方协商审核招生规模和招生要求，并根据满足社区和社会的需要而作定期调整。

注释：

● 社区和社会的需要可以根据性别、种族和其他社会要求而作通盘考虑，包括对处于弱势的学生施行特殊招生政策。

● 利益方包括那些在国家卫生部门负责人力资源的人士。

4.3　学生支持与咨询

基本标准：

医学院必须提供学生支持服务包括咨询。

高质量标准：

应当根据对学生成长的了解来提供咨询服务，要有针对性以满足社会和学生个人需求。

注释：

● 社会和个人需求包括学业的帮助、就业指导、健康问题和经费问题。

4.4　学生代表

基本标准：

医学院必须有政策规定学生代表参与课程计划的制订、管理和评估，以及其他与学生有关的事宜。

高质量标准：

应当鼓励学生开展活动，成立学生组织，并为之提供设备及场所。

注释：

● 学生活动和组织包括学生自我管理、学生代表参与教育委员会和其他相关团体，以及社会活动。

5　教学人员/教员

5.1　聘任政策

基本标准：

医学院必须有教员聘任政策，它要列出能胜任课程计划教学要求的教学人员的类型、职责和人员比例，如医科教学人员和非医科教学人员的搭配、全职和兼职教员的比例等。必须详细规定教员的职责，并对其工作加以监督检查。

高质量标准：

应当制定一项政策以明确选择教师的标准，包括医、教、研的业绩，以及与落实办学宗旨、经济考虑及对当地影响的关系。

注释：

● 教学人员/教员的搭配包括既有基础又有临床教学任务的教员、既在大学又在卫生保健部门担任职务的教员，以及双职位的教员。

● 对地方的影响包括性别、民族、宗教、语言和其他有关的问题。

● 业绩可从正式资格证书、专业经验、研究成果、教学、同行认可等方面来衡量。

5.2　师资政策及人才培养

基本标准：

医学院必须有一项师资政策，表明要保持教学、科研和服务职能的平衡，确保对有价值的业务活动的认可，并适当地强调科研造诣和教学资格。

高质量标准：

师资政策应当包括教师培训和人才开发以及教师鉴定，课程计划中不同部分要求的师生比例以及各相关机构中要有教师代表的问题应当予以考虑。

注释：

● 服务职能包括卫生保健系统中的病床工作以及行政管理和领导职务。

● 对有价值的业务活动的认可应通过奖赏、晋升和（或）酬金来实现。

6　教育资源

6.1　基础设施

基本标准：

医学院必须有足够的基础设施供师生们使用，确保课程计划得以实现。

高质量标准：

应该根据教育的发展对设施定期进行更新及添加，以改善学生的学习环境。

注释：

● 基础设施包括讲演厅、辅导讨论室、实验室、图书馆、信息技术设施和娱乐设施等。

6.2　临床教学资源

基本标准：

医学院必须确保学生有足够的临床经历和必要的资源，包括足够的病人及临床培训设施。

高质量标准：

临床培训设施应予开发以保证临床培训符合地域上相关区域的人口的需要。

注释：

● 临床培训设施包括医院（适当的一级、二级和三级医院群体）、门急诊、诊所、初级卫生保健环境、卫生保健中心和其他社区保健环境及技能实验室。

● 用于临床培训的设施应当定期评估以保证在医学培训计划实施时的适宜性和质量。

6.3　信息技术

基本标准：

医学院必须有一项政策，使信息和通讯技术能有效地用于教学领域并评估相关状况。

高质量标准：

师生们应当能够利用信息和通讯技术进行自学、获取信息、治疗和管理病人及开展卫生保健工作。

注释：

● 关于涉及使用计算机、校内外网络以及其他信息和通讯技术的政策应包括协调图书馆服务。

● 使用信息和通讯技术还可以是循证医学教育及为学生准备继续教育和职业培训的内涵。

6.4 研究工作

基本标准：

医学院必须有一项促进建立科研和教育相互关系的政策，必须说明学院的科研设施及优先研究领域。

高质量标准：

科研和教育活动之间的相互作用应该在课程计划和对现实教学的影响中反映出来，应当鼓励学生参加医学研究与开发，并为之提供方便。

6.5 教育专家

基本标准：

医学院必须有一项在医学教育及开发教学方法中使用教育专家的政策。

高质量标准：

应该有联系教育专家的途径，并证实在师资培养和医学教育的学科研究中使用了医学教育专家。

注释：

● 教育专家是处理医学教育问题、过程和实践的专门人才，包括具有医学教育研究经历的医师、教育心理学家和社会学家等。它可由学院的某一教育单位提供，也可以从另一国家或国际机构获得。

● 医学教育科研研究的是教与学方法的有效性及学校学习的大环境。

6.6 教育交流

基本标准：

医学院必须有与其他教育机构合作及学分互认的政策。

高质量标准：

应当提供适当资源以促进教员和学生进行地区及国际间的交流。

注释：

● 学分互认可通过医学院之间积极的相互认可课程来实现。

● 其他教育机构包括其他医学院或公共卫生学院、其他系，以及其他卫生和卫生相关行业的教育机构。

7 教育计划评估

7.1 教育计划评估机制

基本标准：

228

医学院必须建立教育计划评估机制，以监督课程计划及学生学习进展，并保证能及时发现问题和解决问题。

高质量标准：

教育计划评估应该涉及教学过程的背景、课程计划的特殊内容以及总体结果。

注释：

● 教育计划评估机制需要使用可靠而有效的方法和医学课程计划的基本资料。医学教育专家参与评估会更有助于较全面地了解学校的医学教育质量的事实依据。

● 相关问题包括向课程委员会提出的问题。

● 教育过程的背景包括医学院的机构和资源，以及学习环境和文化氛围。

● 教育计划评估的特殊内容包括课程说明和学生的成绩表现。

● 总体结果可通过如职业选择及毕业生成绩等指标来衡量。

7.2 教师和学生的反馈

基本标准：

必须系统地搜集、分析教师和学生的反馈并作出答复。

高质量标准：

教师和学生应当积极参加教育计划评估的规划，并将评估结果用于计划改进。

7.3 学生成绩

基本标准：

学生成绩必须与课程计划及医学院的宗旨与目标联系起来分析。

高质量标准：

学生成绩应该与学生背景、条件及入学资格联系起来分析，并且为负责学生录取、课程计划设计及学生咨询的委员会提供反馈信息。

注释：

● 学生成绩的测量包括平均学习期限、分数、考试及格与不及格率、完成学业率及留学率、学生对教学条件的看法的报告以及学生用于特别感兴趣领域的时间等方面的信息。

7.4 利益方的参与

基本标准：

医学院的管理层及师生必须参与教育计划评估。

高质量标准：

应该使广泛的利益方获知课程和计划的评估结果，他们对课程计划的适宜性和改进的意见应当予以考虑。

注释：

● 广泛的利益包括教育和卫生保健机构的领导、社区代表、职业组织以及从事毕业后教育的工作者。

8 管理和行政

8.1 管理

基本标准：

必须明确医学院的管理机构和职能，包括它们在大学内的地位。

高质量标准：

管理机构应该采取委员会模式，并有教学人员、学生及其他利益方的代表。

注释：

● 委员会模式可包括一个有权制订和管理医学课程计划的委员会。

● 大学内的关系及其领导结构应予明确说明，如果医学院是某大学的一部分或附属于该大学。

● 其他利益方包括卫生保健部门和社会公众。

8.2　学术领导阶层

基本标准：

必须明确说明医学院的学术领导阶层实施医学教育计划的职责。

高质量标准：

应该根据办学宗旨及目标的完成情况定期评估学术领导阶层。

8.3　教育预算和资源配置

基本标准：

医学院必须有明确的方针规定教育计划和资源配置的责任与权力，包括专项的教育经费。

高质量标准：

应该有足够的自主权以适当的方式管理资源，包括教员的报酬，以实现学院的整体目标。

注释：

● 教育预算视每所学院及每个国家的预算惯例而定。

8.4　行政管理人员及经营

基本标准：

医学院的行政管理人员必须适合于实施学院的教育计划及其他活动，确保资源的良好经营及配置。

高质量标准：

管理应该包括质量保障项目，经营管理应接受定期审核。

8.5　与卫生部门的相互作用

基本标准：

医学院必须与社会及政府的卫生及卫生相关部门形成建设性的相互关系。

高质量标准：

与卫生部门的合作应当是正式有效的。

注释：

● 卫生部门包括公共的以及私立的卫生保健服务体系、医学研究机构等。

● 卫生相关部门依问题和当地结构而定，包括涉及健康促进及疾病预防（如负有环境、营养及社会职责）的机构及协调机构。

9　持续更新

基本标准：

作为呈动态发展的学院，医学院必须启动定期审查及更新机构与职能的程序，必须弥补已经证实的不足。

高质量标准：

更新过程应该基于前瞻性研究及分析，应该根据以往经验、目前活动及未来远景，对医学院的政策和实践作出修正。要做到这些，应该处理如下事宜：

- 医学院的宗旨和目标要适应科学、社会经济和文化的发展。

- 根据经证实的毕业生将进入的环境所需，调整所要求的毕业生应具备的能力，这种调整应包括能够胜任毕业后的职责的临床技能及公共卫生培训，以及参与病人医护。

- 调整课程计划模式及授课方式，确保它们的适应性及相关性。

- 调整教学计划的组成及相互关系，以便与生物医学、行为医学、社会科学和临床科学的发展保持同步、与人口变化和人口健康/疾病谱以及社会经济和文化条件的变化相一致。这种调整应确保新的相关知识、概念和方法及时补充，而陈旧的应被去除。

- 根据教育目标、学习目的和方法完善考虑原则、方法及次数。

- 招生政策和录取方法要适应人们期望值和环境的变化，适应人力资源的需求以及医学前期课程和教育计划要求的改变。

- 根据医学院不断变化的需要，调整教员的聘任政策。

- 根据医学院不断变化的需要更新教育资源，即招生数量、教员的规模及素质、教育计划和当代教育原则。

- 完善课程监督和评估。

- 改进组织结构，完善管理原则，以适应不断变化的环境和医学院的需要。就长期来说，应使不同利益群体获益。

附录 3 本科医学教育标准——
临床医学专业（试行）

前 言

医学教育的根本目的是为社会提供优质的医药卫生人力资源。加强医学教育质量保证工作，是培养高质量人才、为人民提供更好的卫生保健服务和构建以人为本的和谐社会的需要。

1998 年，经世界卫生组织和世界医学协会批准，世界医学教育联合会建立了"医学教育国际标准"项目。2001 年 6 月，世界医学教育联合会执行委员会通过并发布了《本科医学教育全球标准》。在这个标准的基础上，世界卫生组织西太区办事处制订的区域性医学教育标准《本科医学教育质量保证指南》也于 2001 年 7 月出版。

2002 年，教育部召开医学教育标准国际研讨会，研究国际医学教育标准，部署国际标准"本土化"的研究工作。会后，教育部、卫生部设立专门项目，委托中国高等教育学会医学教育专业委员会组建了"中国医学教育质量保证体系研究课题组"。课题组以《中华人民共和国高等教育法》《中华人民共和国执业医师法》为依据，在总结我国医学教育合格评估、优秀评估、教学工作水平评估和七年制医学教育教学与学位授予工作评估经验的基础上，提出了本科临床医学专业都必须达到的各项教育要求，研究拟订了《本科医学教育标准——临床医学专业（试行）》。本标准已经教育部、卫生部批准。

本标准以修业五年为基本学制的本科临床医学专业教育为适用对象，只对该专业教育工作的基本方面提出最基本要求。本科医学教育是整个医学教育连续体中的第一个阶段，其根本任务是为卫生保健机构培养完成医学基本训练，具有初步临床能力、终身学习能力和良好职业素质的医学毕业生；为学生毕业后继续深造和在各类卫生保健系统执业奠定必要的基础。医学毕业生胜任临床工作的专业能力要依靠毕业后医学教育、继续职业发展和持续医疗实践才能逐渐形成与提高。本标准全国通用，但承认不同地区和各个学校之间的差异，尊重各个学校自主办学的权利。本标准转变指导方式，不提出具体的教学计划、核心课程、教学方法等方面的强制性规定，为各学校的个性发展及办学特色留下充分的改革与发展的空间。本标准反映了医学教育面对的国际趋势、国内环境和社会期待，是制订教育计划的依据和规范教学管理的参照系，各医学院校都应据此制订自己的教育目标和教育计划，建立自身教育评估体系和教育质量保障机制。本标准用于医学教育的认证工作，一般情况下该过程包括学校自评、现场考察、提出认证建议和发布认证结论等实施步骤，不适用于医学院校的排序。

"中国医学教育质量保证体系研究课题组"在研究拟订《本科医学教育标准——临床医学专业（试行）》过程中，以教育部有关医学教育政策为依据，借鉴了 1994 年以来各项教育评估的指标体系。同时，为促进我国医学教育能与世界医学教育协调发展，课题组以世界医学教育联合会 2003 年版本的《本科医学教育全球标准》、世界卫生组织西太平洋地区《本科医学教育质量保障指南》和国际医学教育组织《全球医学教育最基本要求》为参照，并参考了有关国家的医学教育的标准与要求。

第一部分　本科临床医学专业毕业生应达到的基本要求

医学毕业生的质量是衡量医学院校教育质量的最终标准。本科临床医学专业教育的目标是培养具备初步临床能力、终身学习能力和良好职业素质的医学毕业生。毕业生作为一名医学从业人员，必须有能力从事医疗卫生服务工作，必须能够在日新月异的医学进步环境中保持其医学业务水平的持续更新，这取决于医学生在校期间获得的教育培训和科学方法的掌握。

一、思想道德与职业素质目标

（一）遵纪守法，树立科学的世界观、人生观、价值观和社会主义荣辱观，热爱祖国，忠于人民，愿为祖国卫生事业的发展和人类身心健康奋斗终生。

（二）珍视生命，关爱病人，具有人道主义精神；将预防疾病、驱除病痛作为自己的终身责任；将提供临终关怀作为自己的道德责任；将维护民众的健康利益作为自己的职业责任。

（三）树立终身学习观念，认识到持续自我完善的重要性，不断追求卓越。

（四）具有与病人及其家属进行交流的意识，使他们充分参与和配合治疗计划。

（五）在职业活动中重视医疗的伦理问题，尊重病人的隐私和人格。

（六）尊重病人个人信仰，理解他人的人文背景及文化价值。

（七）实事求是，对于自己不能胜任和安全处理的医疗问题，应该主动寻求其他医师的帮助。

（八）尊重同事和其他卫生保健专业人员，有集体主义精神和团队合作开展卫生服务工作的观念。

（九）树立依法行医的法律观念，学会用法律保护病人和自身的权益。

（十）在应用各种可能的技术去追求准确的诊断或改变疾病的进程时，应考虑到病人及其家属的利益，并注意发挥可用卫生资源的最大效益。

（十一）具有科学态度、创新和分析批判精神。

（十二）履行维护医德的义务。

二、知识目标

（一）掌握与医学相关的数学、物理学、化学、生命科学、行为科学和社会科学等基础知识及科学方法，并能用于指导未来的学习和医学实践。

（二）掌握生命各阶段的人体的正常结构和功能、正常的心理状态。

（三）掌握生命各阶段各种常见病、多发病的发病原因，认识到环境因素、社会因素及行为心理因素对疾病形成与发展的影响，认识到预防疾病的重要性。

（四）掌握生命各阶段各种常见病和多发病的发病机制、临床表现、诊断及防治原则。

（五）掌握基本的药理知识及临床合理用药原则。

（六）掌握正常的妊娠和分娩、产科常见急症、产前及产后的保健原则，以及计划生育的医学知识。

（七）掌握全科医学基本知识，掌握健康教育、疾病预防和筛查的原则，掌握缓解与改善疾患和残障、康复以及临终关怀的有关知识。

（八）掌握临床流行病学的有关知识与方法，理解科学实验在医学研究中的重要作用。

（九）掌握中国中医学（民族医学）的基本特点，了解中医学（民族医学）诊疗基本原则。

（十）掌握传染病的发生、发展以及传播的基本规律，掌握常见传染病的防治原则。

三、技能目标

（一）全面、系统、正确地采集病史的能力。

（二）系统、规范地进行体格及精神检查的能力，规范书写病历的能力。

（三）较强的临床思维和表达能力。

（四）内、外、妇、儿各类常见病、多发病的诊断、处理能力。

（五）一般急症的诊断、急救及处理能力。

（六）根据具体情况选择使用合适的临床技术，选择最适合和最经济的诊断、治疗手段的能力。

（七）运用循证医学的原理，针对临床问题进行查证、用证的初步能力。

（八）从事社区卫生服务的基本能力。

（九）具有与病人及其家属进行有效交流的能力。

（十）具有与医生、护士及其他医疗卫生从业人员交流的能力。

（十一）结合临床实际，能够独立利用图书资料和现代信息技术研究医学问题及获取新知识与相关信息，能用一门外语阅读医学文献。

（十二）能够对病人和公众进行有关健康生活方式、疾病预防等方面知识的宣传教育。

（十三）具有自主学习和终身学习的能力。

第二部分　本科临床医学专业教育办学标准

四、宗旨及目标

（一）宗旨及目标

在执行国家教育方针的过程中，医学院校（指独立设立的医学院校和综合大学中的医学院）必须依据社会对医学的期望和区域发展需要，明确其办学宗旨和目标。包括：办学定位、办学理念、发展规划、培养目标和质量标准等。

（二）宗旨及目标的确定

医学院校的办学宗旨和目标的确定需通过各方面人员的认真讨论，得到上级主管部门的同意，使全校师生周知。

【注释】

● 教育宗旨和目标可以包括本地区、本校的政策和特殊性问题。

● 各方面人员包括学校的领导、医学院的行政管理人员、教职人员、学生、用人部门以及政府主管部门或学校的主办者。

（三）学术自治

医学院校要依据修订本科专业教学计划的原则意见，根据各自的发展要求，制订课程计划及实施方案，合理规划人员聘用和教育资源配置。综合大学中的医学院应该得到大学社会人文学科及自然学科的学术支持，同时努力加强大学各学科间的融合。

（四）教育结果

医学院校必须根据上述毕业生应达到的基本要求，制订合适的培养目标和教育计划，通过教育计划的实施和学业成绩评定，确定学生在有效修业期内完成学业并达到上述要求，颁发毕业证书、授予医学学士学位。

五、教育计划

医学院校制订的教育计划要与培养目标相适应，注重课程设置与教学方法的协同，调动教师的主观能动性，促进学生主动学习的积极性。

（一）课程计划

1. 医学院校必须依据医疗卫生服务的需要、医学科学的进步和医学模式的转变，制订符合本校实际的课程计划。

2. 制订课程计划需要教师、学生的参与和理解。

3. 课程计划要明确课程设置模式及基本要求。

4. 医学院校应积极开展纵向和（或）横向综合的课程改革，将课程教学内容进行合理整合。课程计划必须体现加强基础、培养能力、注重素质和发展个性的原则，课程设置应包括必修课程和选修课程，两者之间的比例可由学校根据实际确定。

（二）教学方法

医学院校必须积极开展以"学生为中心"和"自主学习"为主要内容的教育方式和教学方法改革，注重批判性思维和终身学习能力的培养，关注沟通与协作意识的养成。

【注释】

● 教学方法包括教与学的方法，鼓励应用引导式、问题式、交互式等模式。

● 进入生物医学课程、临床医学课程教学阶段，鼓励采取小班、小组方式教学。

（三）科学方法教育

医学院校要在整个教学期间实施科学方法及循证医学原理的教育，使学生养成科学思维，掌握科学研究方法。

（四）思想道德修养课程

医学院校必须在课程计划中安排思想道德课程。

（五）自然科学课程

课程计划中必须安排自然科学课程，为医学生学习医学科学的基础理论、基本知识、基本技能打下基础。

【注释】

● 自然科学课程通常包括数学及物理、化学等。

（六）生物医学课程

课程计划中必须安排适量的生物医学课程，为医学生学习临床专业课程打下坚实基础。

【注释】

● 生物医学课程通常包括人体解剖学、组织学与胚胎学、生物化学、生理学、分子生物学、细胞生物学、病原生物学、医学遗传学、医学免疫学、药理学、病理学、病理生理学等课程的内容，还包括体现这些生物医学内容的整合课程等形式的课程。

（七）行为科学、人文社会科学以及医学伦理学课程

1. 课程计划中必须安排行为科学、社会科学和医学伦理学课程，以适应医学科学的发展和医疗卫生服务需求。

2. 课程计划中要安排人文素质教育课程。

【注释】

● 行为科学、人文社会科学以及医学伦理学课程通常包括心理学、社会医学、医学社会学、医学伦理学、卫生经济学、卫生法学、卫生事业管理等学科的内容。

● 人文素质教育课程通常包括文学艺术类、医学史等知识内容。

（八）公共卫生课程

课程计划中必须安排公共卫生课程，培养学生的预防战略和公共卫生意识，使其掌握群体保健的知识和技能。

【注释】

● 公共卫生课程通常指预防医学和（或）卫生学等课程，涵盖流行病学、卫生统计学、健康教育、初级卫生保健以及劳动卫生与职业病学、卫生毒理学、环境卫生学、营养与食品卫生学、儿少卫生学、妇幼保健学等有关内容。

（九）临床医学课程

1. 课程计划中必须安排临床医学课程及临床实践教学，提倡早期接触临床，利用模拟教学进行临床操作基本技能的初步训练。

2. 课程计划中必须制订临床毕业实习大纲，安排不少于48周的毕业实习，确保学生获得足够的临床经验和能力。

【注释】

● 临床医学课程通常包括诊断学、内科学（包括传染病学、神经病学、精神病学）、外科学、妇产科学、儿科学、眼科学、耳鼻咽喉科学、口腔医学、皮肤性病学、麻醉学、急诊医学、康复医学、老年医学、中医学、全科医学、循证医学等课程的内容和临床见习，还包括体现这些临床医学内容的整合课程等形式的课程。

● 临床能力包括病史采集、体格检查、辅助检查、诊断与鉴别诊断、制订和执行诊疗计划、临床操作、临床思维、急诊处理、沟通技能等。

（十）课程计划管理

1. 医学院校必须有专门的职能机构负责课程计划管理，这一职能机构承担在医学院校领导下的课程计划制订操作、信息意见反馈、规划调整等具体工作，主持课程计划的实施。

2. 课程计划管理必须尊重教师、学生和其他利益方代表的意见。

（十一）与毕业后和继续医学教育的联系

教育计划必须考虑到与毕业后医学教育的有效衔接，并使毕业生具备接受和获取继续医学教育的能力。

六、学生成绩评定

（一）学业成绩评定体系

医学院校必须建立学生学业成绩全过程评定体系和评定标准，积极开展考试方法的研究，应用和借鉴各种先进的考试方法，如多站的客观结构化临床考试、计算机模拟病例考试等。对学生考核类型及成绩评定方法有明确的规定和说明，以便全面评价学生的知识、技能、行为、态度和分析与解决问题的能力、获取知识的能力及人际交流能力。

【注释】

● 评定体系包括形成性和终结性评定。形成性评定包括测验、观察记录、查阅实习手册等，终结性评定包括课程结束考试及毕业综合考试等。

（二）考试和学习之间的关系

评价活动必须围绕培养目标和课程的目的与要求，有利于促进学生的学习。提倡进行综合考试，以鼓励学生融会贯通地学习；提倡学生自我评估，以促进学生主动学习能力的形成。

【注释】

● 考试频次和类型应注意发挥对学习的导向作用，避免负面作用。

（三）考试结果分析与反馈

在所有考试完成后必须进行基于教育测量学的考试分析，要将分析结果以适当方式反馈给有关学生、教师和教学管理人员，并将其用于改进教与学。

【注释】

● 考试分析包括整体结果、考试信度和效度、试题难度和区分度，以及专业内容分析。

（四）考试管理

管理部门必须制订有关考试具体的管理规章制度、建立专门的组织、规定相应的人员负责。医学院校应该对教师开展考试理论的培训，以提高命题、考试质量。

七、学生

（一）招生政策

1. 医学院校的招生工作必须根据教育主管部门的招生政策，制订本校招生的具体规定。

2. 招生规模必须依据社会需求、教育资源、行政法规合理确定。

3. 招生章程必须向社会公布，包括院校简介、招生计划、专业设置、收费标准、奖学金、申诉机制等。倡导通过网络向考生说明课程计划。

【注释】

● 高等学校本科招生工作在国家招生计划调控下，在当地教育行政主管部门的领导下进行。

● 教育资源应考虑到毕业后医学教育对临床教育资源的占用。

（二）新生录取

1. 医学院校必须贯彻国家的招生政策。

2. 在保证招生质量的前提下，注意学生群体的多样性，不存有歧视和偏见。

（三）学生支持与咨询

1. 医学院校必须建立相应机构，配备专门人员对学生提供必需的支持服务。

2. 必须就课程选修、成绩评定向学生提供咨询和指导服务，对学生在学习、心理、就业、生活、勤工助学等方面予以指导。

【注释】

● 学生支持服务包括医疗卫生，就业指导，为残障学生提供合理的住宿，认真执行奖学金、贷学金、助学金、困难补助等助学制度，为学生提供经济帮助。

（四）学生代表

1. 医学院校必须吸收和鼓励学生代表参与学校管理、教学改革、课程计划的制订和评估以及其他与学生有关的事务。

2. 支持学生依法成立学生组织，指导鼓励学生开展社团活动，并为之提供必要的设备和场所。

【注释】

● 学生组织包括学生自我管理、自我教育、自我服务的相关团体。

八、教师

（一）聘任政策

医学院校必须实施教师资格认定制度和教师聘任制度，配备适当数量的教师，保证合理的教师队伍结构，适应教学、科研、社会服务的需求；必须明确规定教师职责；被聘任教师必须具有良好的职业道德及与其学术等级相称的学术水平和教学能力，承担相应的课程和规定的教学任务；必须定期对教师的业绩进行评估检查。

【注释】

● 教师数量必须符合学校的办学规模和目标定位，满足教学、科研、教学改革的需要。

● 教师队伍结构包括医科教学人员与非医科教学人员、全职与兼职教师、教师职务及学位比例等。

（二）师资政策及师资培养

医学院校必须保障教师的合法权利和有效履行教师职责。有明确的师资政策并能有效执行，保证教学、科研、服务职能的平衡，认可和支持有价值的业务活动，确保人才培养的中心地位；必须建立教师直接参与教育计划制订和教育管理决策的机制，使教师理解教学内容和课程计划调整的意义；必须制订教师队伍建设计划，保证教师的培养、考核和交流，为教师提供专业发展机会。

【注释】

● 服务职能包括卫生保健系统中的临床服务、学生指导、行政管理及其他社会服务工作。

● 对有价值的业务活动的认可应通过奖励、晋升或酬金来实现。

● 师资交流应包括教师在本学科领域内、学科领域间以及校际、国际交流，特别强调医学院内临床医学与基础医学教师间的沟通交流。

九、教育资源

（一）教育预算与资源配置

1. 医学院校必须有足够的经济支持，有可靠的经费筹措渠道。教育经费投入应逐年增加，教学经费投入必须保证教育计划的完成。

2. 依法建立健全财务管理制度，明确教育预算和资源配置的责任与权利，严格管理教育经费，提高教育投资效益。

【注释】

● 学校收取的学费应当按照国家有关规定管理和使用，其中教学经费及其所占学校当年会计决算的比例必须达到国家有关规定的要求。

● 教育经费预算视各医学院校或区域的预算惯例而定。鉴于医学教育成本较高，医学院校学生人均拨款额度标准应高于其他学科。

（二）基础设施

1. 医学院校必须有足够的基础设施供师生的教学活动使用，对基础设施定期进行更新及添加，确保教育计划得以完成。

2. 使用先进的科学仪器装备实验室，保证医学实验教学、技能训练的完成。

【注释】

● 基础设施应包括各类教室及多媒体设备、小组讨论（学习）室、基础实验室和实验设备、临床示教室、临床模拟技能实验室及设备、教学考核设施、图书馆、信息技术设施和因特网接入、文体活动场所、学生公寓等。

（三）临床教学基地

1. 医学院校必须拥有不少于1所三级甲等附属医院，医学类专业在校学生与病床总数比应达到1∶1。

2. 建立稳定的临床教学基地管理体系与协调机制，确保有足够的临床教学基地满足临床教学需要。

3. 加强对临床教学基地的教学基础设施的建设。

4. 加强与城市社区卫生服务中心、乡镇卫生院、疾病预防与控制机构建立良好稳定的业务关系，为全科医学和公共卫生的教学提供稳定的基地。

5. 临床教学基地必须成立专门机构，配备专职人员，负责临床教学的领导与管理工作，建立完善的临床教学管理制度和教学档案，加强教学质量监控工作，特别是加强对临床能力考试的管理。附属医院和教学医院病床数必须满足临床教学需要。

【注释】

● 临床教学基地按与医学院的关系及所承担的任务，基本上可以分为附属医院、教学医院和实习医院三类。教学医院必须符合下列条件：有省级政府部门认可为医学院校临床教学基地的资质；学校和医院双方有书面协议；有能力、有责任承担包括部分临床理论课、见习和实习在内的全程临床教学任务；有临床教学规章制度、教学组织机构和教学团队；有一届以上的毕业生证明该医院能够胜任临床教学工作。

（四）图书及信息服务

医学院校必须拥有并维护良好的图书馆和网络信息设施，必须建立相应的政策和制度，使现代信息和通讯技术能有效地用于教学，使师生能够利用信息和通讯技术进行自学、获得信息、治疗管理病人及开展卫生保健工作。

（五）教育专家

1. 医学院校必须有教育专家参与医学教育的决策、教育计划的制订和教学方法的改革。

2. 建立与教育专家联系的有效途径，能证实在师资培养和医学教育中发挥教育专家的作用。

【注释】

● 教育专家是医学院校研究医学教育问题、过程和实践的专门人才，包括具有医学教育研究经历的教师、管理专家、教育学家、心理学家和社会学家等。教育专家可由学校的某一教育单位提供，也可以从其他高校或机构聘请。

（六）教育交流

1. 医学院校可与其他高等教育机构建立合作及学分互认的机制。

2. 必须提供适当资源，促进教师和学生进行地区及国家间的交流。

【注释】

● 学分互认机制可通过医学院校之间的认可课程来实现。

十、教育评价

（一）教育评价机制

1. 医学院校必须建立教育评价体系，使领导、行政管理人员、教师和学生能够积极参与教育评价活动，形成有效的教育质量监控运行机制，以确保课程计划的实施及各个教学环节的正常运行，并能及时发现问题和解决问题。

2. 教育评价必须覆盖各个教学环节，其重点是对教育计划、教育过程及教育结果状况的检测。

（二）教师和学生的反馈

医学院校必须确定相应机构，系统地搜集和分析教师与学生的反馈意见，以获得有效的教学管理信息，为改进教学工作提供决策依据。

（三）利益方的参与

1. 医学院校的教育评价必须有领导、行政管理人员、教职人员和学生参与。

2. 教学评价必须有政府主管部门、用人单位、毕业后教育机构的积极参与，并考虑他们对教育计划提出的改进意见，让他们获知教育评价的结果。

（四）毕业生质量

1. 医学院校必须建立毕业生质量调查制度，从医学毕业生工作环境中搜集改进教育质量的反馈信息。

2. 必须将毕业生的工作表现、业务能力、职业素质及就业情况等有关信息，作为调整教育计划和改进教学工作的主要依据。

十一、科学研究

（一）教学与科研的关系

1. 医学院校必须明确科学研究是学校的主要功能之一，设立相应管理体系，制订积极的科研政策、发展规划和管理办法。

2. 必须为教师提供基本的科学研究条件，营造浓厚的学术氛围，提倡创新和批判性思维，促进教学与科研相结合。

3. 提倡教师将科研活动、科研成果引入教学过程，通过科学研究培养学生的科学思维、科学方法及科学精神。

4. 必须加强对医学教育及管理的研究，为教学改革与发展提供理论依据。

（二）教师科研

医学院校教师应当具备相应的科学研究能力，承担相应的科研项目，取得相应的科研成果。

【注释】

● 科研项目、科研成果：包括国家级、省（市）部级以及校级科研项目与成果、教学研究项目与成果。

（三）学生科研

1. 医学院校必须将科学研究活动作为培养学生科学素养和创新思维的重要途径，采取积极、有效措施为学生创造参与科学研究的机会与条件。

2. 课程计划中必须安排适当的综合性、设计性实验，为学生开设学术讲座、组织科研小组等，积极开展有利于培养学生科研能力的活动。

十二、管理和行政

（一）管理

1. 举办医学教育的高等学校必须建立医学教育管理机构，承担实施教学计划等职能。

2. 建立科学的教学管理制度及操作程序。

3. 设立学术委员会、教学委员会等组织，审议教学计划、教学改革及科研等重要事项。

（二）医学院校领导

医学院校必须明确主管教学的领导在组织制订和实施教育计划、合理调配教育资源方面的权利。

（三）行政管理人员

医学院校必须建立结构合理的行政管理队伍，行政管理人员必须承担相应的岗位职责，执行相应的管理制度，确保教学计划及其他教学活动的顺利实施。

（四）与卫生部门的相互关系

医学院校必须主动与社会及政府的卫生相关部门加强联系和交流，争取各方面对人才培养的支持。

【注释】

● 卫生相关部门包括卫生保健服务体系、医学研究机构、健康促进组织、疾病控制机构和卫生行政管理及协调机构等。

十三、改革与发展

（一）发展规划

医学院校必须定期回顾和检查自身发展规划。

（二）持续改革

医学院校必须依据国家医药卫生服务体系改革及医学科学发展，不断进行教学、科研和医疗服务的改革，以适应社会不断发展变化的需要。

【注释】

● 医学院校必须随着社会的发展、科学的进步和文化的繁荣，在总结和分析的基础上，定期审查和修订学校既定的政策、制度、规划等，不断完善学校管理体制。

● 医学院校必须定期调整培养目标、教育计划、课程结构、教学内容和方法，完善考核方法，以适应不断变化的社会需求。

● 医学院校必须依据教师数量和结构、经费投入、教学设施等教学资源配置和卫生人力需求情况，定期调整招生规模，使医学类专业保持适宜的招生数量，以促进医学教育的可持续发展。

主要参考文献

[1] 孙宝志. 临床医学导论 [M]. 4 版. 北京：高等教育出版社，2013.

[2] 雷寒，胡大一. 临床医学导论 [M]. 北京：人民卫生出版社，2012.

[3] 燕铁斌. 康复护理学 [M]. 北京：人民卫生出版社，2012.

[4] 杨秉辉，祝墡珠. 全科医学概论 [M]. 3 版. 北京：人民卫生出版社，2012.

[5] 傅华，段广才，黄国伟. 预防医学 [M]. 5 版. 北京：人民卫生出版社，2012.

[6] 赵同刚，达庆东，汪建荣. 卫生法 [M]. 3 版. 北京：人民卫生出版社，2012.

[7] 谢锦灵. 卫生法律法规 [M]. 北京：科学出版社，2012.

[8] 吴崇其. 中国卫生法学 [M]. 3 版. 北京：中国协和医科大学出版社，2011.

[9] 吕秋香，杨捷. 卫生法学 [M]. 北京：北京大学医学出版社，2011.

[10] 孙宝志，赵玉虹. 实用医学教育学 [M]. 北京：人民卫生出版社，2011.

[11] 肖波，刘献增. 癫痫治疗学 [M]. 北京：人民卫生出版，2010.

[12] 王建华，王子元，袁聚祥，等. 预防医学 [M]. 2 版. 北京：北京大学医学出版社，2010.

[13] 孟群. 中外住院医师/专科医师培训制度概况 [M]. 北京：中国协和医科大学出版社，2010.

[14] 郑平安. 卫生法学 [M]. 2 版. 北京：科学出版社，2010.

[15] 邓长生. 诊断学 [M]. 北京：人民卫生出版社，2009.

[16] 杨毅. 康复医学概论 [M]. 上海：复旦大学出版社，2009.

[17] 中华人民共和国卫生部. 2009 中国卫生统计年鉴 [M]. 北京：中国协和医科大学出版社，2009.

[18] 夏征农. 辞海 [M]. 6 版. 上海：上海辞书出版社，2009.

[19] 南登昆. 康复医学 [M]. 北京：人民卫生出版社，2008.

[20] 王宁华. 康复医学概论 [M]. 北京：人民卫生出版社，2008.

[21] 文历阳. 医学导论 [M]. 3 版. 北京：人民卫生出版社，2008.

[22] 傅华，段广才，黄国伟，等. 预防医学 [M]. 5 版. 北京：人民卫生出版社，2008.

[23] 王振方，郑建中，谢军，等. 医学导论 [M]. 河北：河北人民出版社，2008.

[24] 赵同刚. 卫生法 [M]. 3 版. 北京：人民卫生出版社，2008.

[25] 陈汉平. 针灸之道——陈汉平文集 [M]. 上海：上海中医药大学出版社，2007.

[26] 刘典恩，孙建国. 医学概论 [M]. 北京：科学出版社，2007.

[27] 王亚峰，化前珍. 人文社会医学概论 [M]. 北京：人民军医出版社，2007.

[28] 孙吉林，尹岭. 脑磁图 [M]. 北京：科技文献出版社，2005.

[29] 刘虹，张宗明，林辉. 医学哲学 [M]. 南京：东南大学出版社，2004.

[30] 张大庆. 医学史 [M]. 北京：北京大学出版社，2003.

[31] 罗长坤. 医学史 [M]. 北京：北京大学医学出版社，2003.

[32] 广州中医药大学《中医基础理论体系现代研究》编委会. 中医基础理论体系现代研

究——基础与临床 [M]. 广州：广州科技出版社，2002.

[33] 邓铁涛，陈群，郭振球，等. 中医诊断学 [M]. 上海：上海科学技术出版社，2002.

[34] 路德如，陈永清. 基因工程 [M]. 北京：化学工业出版社，2002.

[35] 何国平，喻坚. 实用护理学（上册）[M]. 北京：人民卫生出版社，2002.

[36] 孙广仁，刘家义，张安玲，等. 中医基础理论——难点解析 [M]. 北京：中国中医药出版社，2001.

[37] 冯玉栋，苗双虎，雒保军，等. 现代医学论 [M]. 四川：成都科技大学出版社，1998.

[38] 任迎秋. 中医基础理论 [M]. 上海：上海科学技术出版社，1989.

[39] 廖绮霞. 生物 - 心理 - 社会 - 伦理医学模式的探讨 [J]. 卫生软科学，2013，27（1）：22-23.

[40] 刘典恩，吴炳义，王小芹. 生态医学模式及其主要特征探析 [J]. 医学与哲学，2013，34（1A）：14-19，93.

[41] 李恩. 中医肾藏象理论传承研究方法（一）[J]. 现代中西医结合杂志，2012，21（1）：1-2.

[42] Hanjo Lehmann. 一个西方人对中医的思考：阴阳和五行学说的哲学和医学解读（英文）[J]. 中西医结合学报，2012，10（3）：237-248.

[43] 耿强，徐家丽，马建新，等. 临床医学专业课间见习模式改革的实践与探索 [J]. 中国医学创新，2012，9（28）：74-75.

[44] 刘红敏，黄小蕾，张延新，等. 依托课程标准构建基于工作过程的课程评价体系 [J]. 中国高等医学教育，2012，（1）：65-66.

[45] 陈汉平. 论针灸学发展 [J]. 上海中医药大学学报，2011，25（3）：3-5.

[46] 陈丽慧，王雅静. 西方古今教学理论纵横 [J]. 赤峰学院学报：科学教育版，2011，3（8）：215-217.

[47] 郑少燕，杨锦华，边军辉. 面向国际化挑战改革医学教育模式 [J]. 中国大学教学，2011，8：25-27.

[48] 陈楷. 准生命理论、准生命模型与生命波动论 [J]. 医学与哲学：人文社会医学版，2011，32（3）：80-81.

[49] 祁爱蓉. 脾肾相关理论在 IgA 肾病中的临床应用 [J]. 中华中医药学刊，2010，29（8）：1586-1587.

[50] 陈汉平. 知为针者信其左——关于针灸临床研究的若干建议 [J]. 上海针灸杂志，2010，29（1）：9-10.

[51] 甘煜东，徐达传，丁晶. 浅谈医学模式的转变及其辩证关系 [J]. 医学与社会，2010，23（9）：12-14.

[54] 李祥子，冯志君，尉艳. 换位教学法在医用无机化学教学中的应用 [J]. 中华医学教育杂志，2010，1：94-95.

[55] 孙明霞. 从健康的视域探析人的价值的发展与实现 [J]. 中国医学伦理学，2010，23（4）：34-35.

[56] 张凤，乔宇琪，邵莉，等. 医学生早期接触临床的意义与方法 [J]. 中国高等医学教育，2010，12：71-72.

[57] 张秀军，于玉领，沈琼，等. 医学本科生早期接触科研训练的探索研究 [J]. 中国高等医学教育. 2010，3：54-55.

[58] 李鸿娥，王艳冬，刘金地，等．记中国第一所公立护士学校——北洋女医学堂 [J]．卫生职业教育，2010，28（14）：35-37．

[59] 袁媛．中国医学教育之发端：天津总督医学堂 [J]．自然辩证法通讯，2010，32（1）：63-68．

[60] 陈挥，魏洲阳，倪葆春．中国近代医学教育的先驱 [J]．上海交通大学学报：医学版，2010，30（11）：1309-1312．

[61] 王丹．教育国际化与医学高等教育 [J]．重庆医学，2009，38（11）：1408-1409．

[62] 杨哲明．李鸿章与近代医学在中国的传布 [J]．长庚人文社会学报，2009，2（2）：299-340．

[63] 王勇．中国近代医学的开拓者刘瑞恒先生 [J]．南京医科大学学报：社会科学版，2009，9（1）：86-88．

[64] 柏志全．王立伟．陈立新，等．实施境内外医学生创新教育实践 [J]．中华医学教育杂志，2009，28（2）：22-23，43．

[65] 中华人民共和国卫生部．第三次全国死因调查主要情况 [J]．中国肿瘤，2008，5：344-345．

[66] 陈方才，王汉华．健康、亚健康与疾病 [J]．旅行医学科学，2008，14（2）：5-8．

[67] 梁谋，刘新祥，毛以林，等．刘新祥教授从脾肾论治慢性肾衰竭的经验 [J]．湖南中医药大学学报，2007，27（2）：54-55．

[68] 陈汉平．以先进文化引领中医针灸学术发展 [J]．上海针灸杂志，2007，26（1）：1-2．

[69] 王英斌，王英果，苏天照，等．再论准生命 [J]．医学与哲学：人文社会医学版，2007，28（4）：79-81．

[70] 张桂芝，董兆举．对医学模式历史演进的若干思考 [J]．医学与社会，2006，19（6）：1-3．

[71] 杜志章，尚先梅．评关于"后生物医学模式"的争鸣 [J]．中国社会医学杂志，2006，23（4）：195-197．

[72] 王东红．人文关怀视野中的医院发展 [J]．医学与哲学，2005，8：47-48．

[73] 管华，王兵．当代医学的哲学难题 [J]．医学与哲学，2005，8：50-52．

[74] 刘珊，张成普．病人的权力与维护 [J]．医学与哲学，2004，6：51-52．

[75] 樊嘉禄，刘燕．模棱两可的"准生命"[J]．医学与哲学．2004，25（8）：80-81．

[76] 沈黎．幽谷伴行——浅谈社会工作在临终关怀中的介入 [J]．社会福利，2004，2：18-21．

[77] 刘宝存．美国研究型大学本科生科研的组织与管理 [J]．江苏高教，2004，6：117-120．

[78] 刘虹，孙慕义．论准生命 [J]．医学与哲学，2003，24（10）：24-27．

[79] 王小万．"以病人为中心"医疗服务模式的理念与发展 [J]．医学与哲学，2002，3：24-27．

[80] 吴孟超，高也陶．临床医学与人文素质 [J]．医学与哲学，2002，9：1-4．

[81] 丁焱．临终关怀发展中的伦理问题 [J]．中华护理杂志，2000，10：43-45．

[82] 程薇．临终关怀服务在综合性医院中的实践 [J]．实用护理杂志，2000，1：44-45．

[83] 兰迎春．我国卫生工作方针的历史沿革 [J]．卫生经济研究，1999，11：11-13．

[84] 陈家旭．中医肝本质现代研究进展 [J]．中国中医基础医学杂志，1998，4（7）：58-62．

[85] 朱敖荣，胡志，叶宜德，等. 论调整我国新时期卫生工作方针 [J]. 中国农村卫生事业管理，1996，16 (1)：27-29.

[86] 彭瑞聪，常青，阮芳赋. 从生物医学模式到生物心理社会医学模式 [J]. 自然辩证法通讯，1982，2：25-30.

[87] Anderson Ronald，Kravits Joanna，Odin W. Equlity in Health Services：Empirical Analyses in Social Policy [J]. Medical Care，1977，15 (5)：452.

[88] Kasl SV，Cobb S. Health behavior，illness behavior and sick role behavior [J]. Arcbives of Everionmental health，1966，12：246-266.

中英文专业词汇索引